Barlach und Goethe

Barlach und Goethe

Herausgegeben
von Jürgen Doppelstein

E. A. Seemann Leipzig

Dieses Buch erschien anläßlich der zum 50-jährigen Bestehen der Ernst Barlach Gesellschaft unter Mitwirkung der Ernst Barlach Stiftung, Güstrow durchgeführten Ausstellung „Barlach und Goethe – Zur künstlerischen Goethe-Rezeption bei Ernst Barlach".

Herausgeber: Jürgen Doppelstein

Redaktion: Jürgen Doppelstein – Heike Stockhaus

Graphische Gestaltung und Satz: Susanna Förster, Wedel

Satzbelichtung: screenline, Hamburg

Für die freundliche Überlassung der Fotos danken wir allen Leihgebern und den Fotografen: Uwe Seemann, Güstrow – Heinz-Peter Cordes, Hamburg – Hans Cordes, Hamburg

Druck und Bindung: Westermann Druck, Zwickau

Titelbild: Ernst Barlach, Faust und Mephistopheles, Kohle 1922/23 oder später

Gedruckt auf alterungsbeständigem Papier mit chlorfrei gebleichtem Zellstoff

Printed in Germany

Die Deutsche Bibliothek – CIP-Einheitsaufnahme
Barlach und Goethe : [anläßlich der zum 50-jährigen Bestehen der Ernst Barlach Gesellschaft Hamburg unter Mitwirkung der Ernst Barlach Stiftung Güstrow durchgeführten Ausstellung „Barlach und Goethe – Zur künstlerischen Goethe-Rezeption bei Ernst Barlach"] / hrsg. von Jürgen Doppelstein. – Leipzig : Seemann, 1997

ISBN 3-363-00665-9

NE: Doppelstein, Jürgen [Hrsg.]; Austellung Barlach und Goethe – Zur künstlerischen Goethe-Rezeption bei Ernst Barlach <1997, Wedel u.a.>; Ernst Barlach Gesellschaft

Inhaltsverzeichnis

Vorwort

Für Ernst Barlach, der seine gesamte künstlerische Betätigung als eine Auflehnung gegen die Unzulänglichkeit, Verlogenheit und Schwäche des Menschen begriffen hat, kam die Auseinandersetzung mit der überragenden historischen Erscheinung Goethes einer Offenbarung gleich. Die künstlerische Beschäftigung mit Goethe zieht sich wie ein roter Faden durch sein gesamtes Werk. Bereits in jungen Jahren hat Barlach kreativ auf das Vorbild Goethe reagiert. Daraus sind später die unterschiedlichsten plastischen, zeichnerischen, druckgraphischen und literarischen Arbeiten geworden.
Dieses Buch will erstmals einen weitgehenden Überblick über die künstlerische und literarische Goethe-Rezeption Barlachs geben. Dabei werden aber weniger die theoretischen Fragestellungen einer Rezeptions-Ästhetik, als vielmehr die Überlegungen nach dem spezifischen Zugang von Ernst Barlach zu dem von Goethe hinterlassenen Material im Vordergrund stehen. Barlachs künstlerische Auseinandersetzung mit Goethe ist weder eine reine Widerspiegelung literarischer Stoffe, noch eine bloße Manifestation der in diesen Stoffen angelegten Tiefenstrukturen, sondern sie stellt ein ganz eigenes, hochkomplexes bildnerisches und literarisches Kommunikationsangebot dar.
Daher geht es dem Herausgeber besonders auch darum, das bisher wenig bekannte Bild- und Text-Material zu diesem Themenkomplex zusammenzufassen und allgemein zugänglich zu machen. Nur so ist die Breite der Beschäftigung Ernst Barlachs mit der klassischen Größe Goethes und seine tiefe geistige Übereinstimmung mit der durch Goethe repräsentierten Humanität zu dokumentieren.

Jürgen Doppelstein im Januar 1997

Barlach und Goethe I
Texte

Jürgen Doppelstein

„Das Werdende, das ewig wirkt und lebt“

Barlach und Goethe: Eine Annäherung in zehn Schritten.

I. Der Mensch schwankt zwischen Gut und Böse. Er bewegt sich ständig zwischen Allmachtsvorstellung und tragischer Niederlage. Er leidet darunter, der unbeschränkten Phantasie nur höchst beschränkte Möglichkeiten ihrer Verwirklichung zur Seite stellen zu können. Eingesperrt zwischen den Verheißungen Gottes und dem dunklen Locken des Mephistopheles „war vorauszusehen, daß er zugleich das Vollkommenste und Unvollkommenste, das glücklichste und unglücklichste Geschöpf werden müsse,“ [1] schreibt Goethe in seiner Faust-Konzeption am Schluß des 8. Buches von „Dichtung und Wahrheit“.
Mit seiner Fausttragödie rekonstruiert Goethe die mittelalterliche Teufelsepisode des „Volksbuches vom Doctor Faust“ [2] und macht sie damit für die gesamte europäische Kunst lebendig.[3] Nie gab es danach eine literarische Gestalt, die Dichtung und Kunst so beschäftigt hat, wie diese Figur des Doktor Faust. Die ersten Szenen in Goethes „Faust“ sind erfüllt von heidnisch-magischer Naturbeschwörung und Doktor Faust ist ihr unglücklicher Herrscher. Schon während der ersten Zauberhandlung, der Beschwörung des Erdgeistes, tritt für Faust nicht Triumph, sondern große Niederlage und tragische Wende ein. Auch wenn er für einen Moment die Schönheit und Größe magischer Schöpfungsvisionen erleben darf, so muß er mit den Worten „Welch Schauspiel! Aber ach! Ein Schauspiel nur!“ [4] seine eigene Ohnmacht eingestehen, die ihn zurückwirft in das Nichts eines Jedermann.[5]
So wie schon Prometheus lehnt sich auch Faust gegen Gott auf und versucht, ein neues, ein erweitertes und vom Schöpfer unabhängiges Menschenbild zu etablieren. Den Möglichkeiten der Selbsterkenntnis und den Wegen der Selbstverwirklichung scheinen keine Grenzen gesetzt. Zwischen Gott und Mensch, zwischen irdischer Begrenzung und dem Wunsch nach Entgrenzung, zwischen Sinnlichkeit und geistigem Prinzip ist Faust der Archetyp menschlicher Entwicklungsmöglichkeit schlechthin. Ein Visionär, der sich selbst dem Teufel verschreibt, wenn er ihm nur die Flucht aus dem Kerker der Wissenschaften hinaus in das Leben verspricht. Mephisto garantiert ihm denn auch, seinen unbefriedigten Taten- und Wissensdrang zu stillen und ihn zum Gipfel aller Sinneslust zu führen. Nach seinem Tode dann, will Faust ganz dem Mephisto gehören: „Werd’ ich zum Augenblicke sagen: Verweile doch! du bist so schön! | Dann magst du mich in Fesseln schlagen | Dann will ich zugrunde gehn.“ [6]
Goethe schreibt der Kunst die wunderbare Wirkung zu, dem Menschen die heilende Katharsis zu leisten, die ihm sonst verweigert bleibt. Damit überträgt er dem Künstler die Allmacht des Magiers, der den Menschen das Äußerste erleben läßt, um ihn dann gereinigt und beseelt zu entlassen. Nichts, so meint er, läßt sich ohne Poesie in der Welt bewirken. Die Poesie ist ihm wie das Märchen. Und die Märchen sind ihm wie eine magische Verwandlung.
Das mit der Faust-Figur verknüpfte Grundthema ist der ins Unendliche verlaufende Prozeß des Werdens, das in der Auseinandersetzung mit dem alles beherrschenden naturwissenschaftlichen Denken bis in die Gegenwart hineinreicht und darüber hinaus bis zu den letzten Fragen nach den ordnungsstiftenden Kräften des Daseins führt.[7] Im Fall des Faust wird das Werden durch eine Wette mit dem Teufel initiiert. Nur scheinbar geht Faust dabei nach den Regeln eines herkömmlichen Teufelspaktes vor, wonach der Teufel im Diesseits gibt und der Mensch im Jenseits mit der ewigen Verdammnis bezahlt. Faust formuliert dem Mephisto Wettbedingungen, die den Wettausgang offen halten. Gegenstand der Wette ist das nie zu befriedigende Streben[8], das alle zeitlichen Beschränkungen überwindet und allein hinzielt auf die Vollendung im vollkommen erfüllten und unbeschreiblich schönen Augenblick.[9]

II. Für die Zeit Ernst Barlachs, die Zeit nach der Reichsgründung von 1871, bildet sich aus einer höchst divergierenden Goethe-Rezeption eine regelrechte Goethe-Euphorie heraus. Das imperiale Reichsdenken nimmt Goethes „Faust“ in Besitz und macht ihn zu einem visionären Leitwort nationalen Selbstbewußtseins und ideologischer Selbstverherrlichung, das von den Schützengräben des Ersten Weltkrieges, über die nationalen Manifeste der Weimarer Zeit bis in den Nationalsozialismus hineinreichen wird. In weiten und nicht nur national gesinnten Kreisen wird Goethes „Faust“ neben Siegfried, dem Helden des Nibelungenliedes, zum Ahnherrn deutschen Geistes schlechthin deklariert.[10] Alle Kritik an dieser über Jahrzehnte anhaltenden „faustischen Hochstimmung“ in Deutschland wird zurückgedrängt. Diese kann sich unaufhaltsam fortsetzen und in ihr erzieht man die heranwachsenden Generationen.[11]
Der jugendliche Barlach ist ein stürmisches Temperament. In der Auseinandersetzung mit dem Faust-Stoff scheint sich für den sonst nicht sonderlich Lesefreudigen ein herausragendes Bildungserlebnis zu vermitteln. „Lesen tue ich nicht viel, nur Goethe packt mich immer und immer wieder mit seinem ‚Faust‘; oft brüte ich den ganzen Abend über eine[r] einzige[n] Zeile und komme doch nicht darüber weg. Gretchen ist *das* Kunstwerk dieser Erde, es ist das Weib, wie es der Schöpfer gemacht, wie nach meiner Erfahrung kein zweites je geschildert worden“,[12] schreibt der 23-jährige Barlach 1893 an den Freund Friedrich Düsel. Diese euphorische Briefstelle deutet einerseits auf die Faszination, die von der auf Emanzipation des individuellen Bewußtseins gerichteten Grundhaltung des Faust-Stoffes auf Barlach ausgegangen sein muß. Andererseits ist naheliegend, daß sich Barlach bei der jungenhaft-prahlerischen Hervorhebung der weiblichen Qualitäten des Gretchens von der enttäuschten Liebe zu Anna Spieckermann, der Cousine Friedrich Düsels, leiten ließ, über die er rückblickend 1894 schreibt: „Ich hing an dieser Liebe mit allen Fasern des Herzens, sie ward mir so eigen, daß jetzt noch bei entsprechender Gelegenheit ihr Name mir auf der Zunge liegt und ich die Zähne öffne, ihn vor mich hin zu murmeln.“[13] Sicher scheint, daß die Schuld-Sühne-Verstrickung, die in der nicht sanktionierten Liebesbeziehung zwischen Faust und Gretchen angelegt ist, für den sexuell frustriert aus der Liebesbeziehung zu Anna Spieckermann hervorgegangenen Ernst Barlach eine große Suggestivkraft besessen hat.[14]

III. Es ist Erich Schmidt, Lehrer und Doktorvater des Freundes Friedrich Düsel gewesen, der 1887 den „Urfaust“ in einer Abschrift der Hofdame Luise von Göchhausen aufgefunden und veröffentlicht hat. So existiert auch auf der rezeptionsgeschichtlichen Ebene des Faust-Materials ein interessantes Detail, das in direkter Beziehung zur Biographie Ernst Barlachs steht. Friedrich Düsel hat sich mehrfach in Aufsätzen mit dem „Urfaust“ auseinandergesetzt und diese dem Freund zugeleitet. In seiner Begeisterung über das von Düsel vorgestellte Material bleiben Barlach oft nur die Superlative, wenn er zum Beispiel in einem Brief vom 23. April 1894 an den Freund schreibt: „ [...] obgleich ich naturgemäß sehr neugierig bin, etwas [mehr] vom ‚Urfaust‘ zu hören als Deine sehr gut gemachten Bemerkungen [...] über diese ergreifendste und schönste, eine Riesenmenge bestgeordnester Leidenschaft enthaltende Stelle der ergreifendsten und natürlichsten Dichtung der Welt“ und weiter unten fortfährt: „Wenn ich den Absatz lese: ‚Stumm liegt die Welt wie das Grab!‘ [...] so freue ich mich, [...] unserer gleichen Genußfähigkeit intimer Poesie und sehe im Geiste die entsprechende düstre, schauerliche Landschaft [...], das muß die Vorstellung sein, die der Gemütsstimmung Gretchens entsprechen würde. Stumm liegt die Welt wie das

Grab – dumpfe, schweigende Öde des Todes.“[15] In ihrer Mischung aus Euphorie, Todessehnsucht und „wertherscher Jünglings-Romantik“ ist diese Briefstelle nicht nur für das Goethe-Bild des jungen Barlach interessant, belegt sie doch exemplarisch die Bereitschaft Barlachs, sich in Bezug auf Goethe eher einer schwärmerisch-affirmativen Zuneigung als einer kritisch-distanzierten Betrachtung hinzugeben, die sich durch nahezu alle Lebensphasen hindurch erhalten soll.

In seiner Stilisierung der Gretchen-Figur verfällt Ernst Barlach ganz der im 19. Jahrhundert gängigen psychologischen Zergliederung einer Person. Gretchen, die zutiefst Unglückliche, deren Entwicklung und Entscheidung genau zu jener Grenze führen soll, an der das Menschliche aufhört und das Göttliche beginnt, scheint ihm zur Polarisations- und Identifikationsfigur zu werden, an der sich sein seelischer Zustand, seine unterdrückte Hoffnung, seine stummen Ängste und seine verborgenen Regungen manifestieren. Der Geist des vorherrschenden Kleinbürgertums, der in seiner unaufgeklärten Rechtschaffenheit und seiner bedrückenden Engherzigkeit das soziale Leben der Zeit dominiert, hat auch Barlachs Einstellung zur Frau bestimmt und diese Einstellung artikuliert sich in der Formel: Aus Liebe entsteht Leid, aus Liebe entsteht Schuld. Das ist die so allgemeine wie traurige Erfahrung der gefühlsenthusiastischen jungen Generation der Jahrhundertwende, zu der auch Ernst Barlach gehört. Obwohl die Liebe nichts als sich selber will, schlägt sie zwangsläufig um in Schuldverstrickung. Damit ist die Liebe die bitterste Form des Tragischen.[16]

„Es war ein König in Thule | Gar treu bis in das Grab“[17]: In dieser von Gretchen gesungenen Gedichtzeile der Ballade des Königs in Thule findet sich ihre Sehnsucht nach Liebe und Treue nachvollziehbar objektiviert. Das ferne Thule steht dabei als Metapher für ein Land der „konkreten Utopie“, in dem wahrhaftige Liebe und Treue dauerhaft bestehen können. Doch mit Gretchen fühlt auch der junge Barlach die sagenhafte Ferne Thules und erkennt die Unerreichbarkeit künftigen Glücks.[18]

IV. Im zweiten Teil der Faust-Tragödie hat der zwischen Geist und Körper oszillierende Faust den mittelalterlichen Vorstellungsraum des ersten Teils verlassen. Er tritt jetzt mehr und mehr als Repräsentant einer sich modern wandelnden Welt auf. Und Goethe führt die Figur nun als autonomen, ausschließlich sich selbst verantwortlichen Künstler, als fragwürdige Händel treibenden Kaufmann, als imperialistischen Politiker und schließlich als rücksichtslos eine neue Gesellschaft formierenden Kolonisator vor. Faust entwickelt sich unter dem Einfluß des Mephistopheles nun mehr und mehr zum Typus des ungezügelten und skrupellosen Tatmenschen, so wie er uns heute in sämtlichen Lebensbereichen entgegentritt und der, um des persönlichen Vorteils willen, mühelos alle moralischen Bedenken fallen läßt. Doch das vergleichende und prüfende Denken erlischt nicht völlig, es bleiben die Spannungsfelder der Reflexion, die es ihm nicht ermöglichen, sich völlig von der Frage nach einem Woher und einem Wohin zu befreien.

Für Ernst Barlach kommt es 1897 zu der ersten zeichnerischen Beschäftigung mit einer Szene aus dem „Faust II“.[19] Eingebettet in eine stilisierte Rahmengirlande führt uns der Künstler in einer Kohlezeichnung die Wagner-Homunkulus-Szene aus dem 2. Akt des „Faust II“ vor. Auf der rechten Bildhälfte erscheint der dem Betrachter zugewandte, ganz der Beschreibung der literarischen Vorlage aus dem ersten Teil der Faust-Tragödie entsprechend gekleidete Mephisto als schlanker Junker[20], der, erwartungsvoll die Hände reibend, dem Famulus Wagner in „goldverbrämtem Kleide“ und „Mäntelchen von starrer Seide“ gegenübersteht. Als Gelehrter mit einem weiten, pelzbesetzten Mantel, tritt uns Wagner als Halbprofil im Gewand eines mittelalterlichen Scholastikers entgegen, der, während sich von unten in heftig-ausladenden Sprüngen ein Pudel dem Geschehen zu nähern versucht, vor sich eine rauchende Alchimistenphiole hält, in der sich ein kleiner, nackter und offensichtlich noch ungeborener Mensch bewegt, der Homunkulus. Während Faustens Abwesenheit hat er sich emanzipiert, der wissenschaftliche Gehilfe Wagner und erscheint nun als ein weder durch Moral noch durch Konvention zurückzuhaltender Forscher, der über alle Formeln und Bausteine des Lebens verfügt, um damit in der Retorte einen künstlichen Menschen zu erzeugen. Auf den Spuren des Paracelsus ist Wagner zum weltberühmten Professor geworden und mit Hilfe der chemischen Körperbildung soeben dabei, ein Menschlein zu schaffen. Wagner folgt damit einer im 13. Jahrhundert aufgekommenen Vorstellung, man könne auf der Grundlage der Dreiheitsidee der Geist, Seele und Körper symbolisierenden Prinzipien von Schwefel, Quecksilber und Salz einen künstlichen Menschen herstellen: „Es trübt, es klärt sich; also muß es werden! | Ich seh in zierlicher Gestalt | Ein artig Männlein sich gebärden. | Was wollen wir, was will die Welt nun mehr? | Denn das Geheimnis liegt am Tage. Gebt diesem Laute nur Gehör, | Er wird zur Stimme, wird zur Sprache.“[21] Wie Goethe später sagt, war dieses Menschlein als reine Verwirklichung seiner selbst geplant. Er ist der Geist der reinen Möglichkeit. Er ist die irreale Existenz, die hofft, überall aufgenommen und geliebt zu werden, überall Leben zu erleben. Dem Teufel selbst gleicht er an geistiger Klarheit, er ist der „Geist, der schon weiß und schon begreift“.[22]

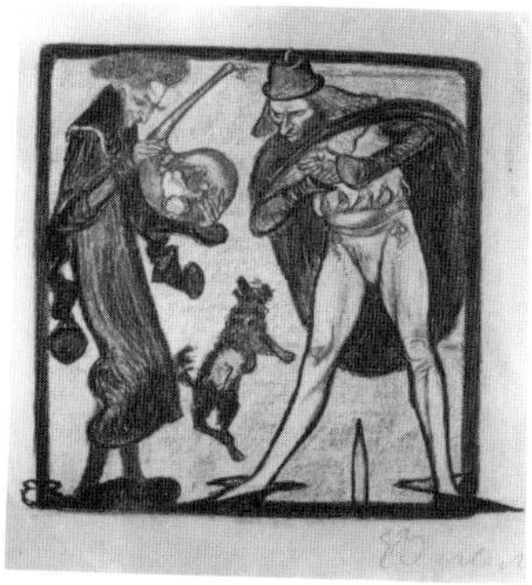

Mephistopheles und Wagner
Kohle, 1897

Für Barlach ist es aber vor allem die Macht des Bösen, aus der die Geburt des Homunkulus hervorgebracht wird. Die zeichnerische Darstellung dieser Geburtsstunde bleibt zwar einerseits ganz nah an der textlichen Vorlage, geht andererseits bei der komplexen Darstellung des Bösen in seiner Trinität aus weltlicher (Junker), geistiger (Gelehrter) und sinnlicher (Pudel) Macht auch wieder weit über diese hinaus. In dieser Darstellung ist bereits der Kern seines zukünftigen Denkens angelegt: Der Mensch ist dem Bösen als beliebig formbares Wesen übereignet.[23]

Immer neu geht Barlach später auf die Frage nach der Herkunft und der Bedeutung des Bösen in der Welt ein. Diese Kernfrage frühchristlich-gnostischen Denkens wird ihm zum Hauptanliegen. Ihm ist die menschliche Seele der Schauplatz auf dem sich der Kampf zwischen Gut und Böse abspielt. Es kommt aber für den Menschen nicht nur darauf an, den „alten Adam“ abzustreifen und dadurch als neue und geläuterte Existenz in Erscheinung zu treten, sondern es kommt vor allem darauf an, daß der Mensch den weltumspannenden Kampf zwischen Gut und Böse schaue, erkenne und letztlich damit Gott gewinne.[24]

Faust verkörpert prototypisch die dualistischen Gegensatzpaare Gut und Böse, Denken und Handeln, das Geistige und das Physische, Besonnenheit und aktive Teilnahme und damit das, „was die Welt | Im Innersten zusammenhält“.[25] „Die Natur ist so [...]“, sagt Goethe zu Boisserée, „Es ist eine Orgel, auf der unser Herrgott spielt, und der Teufel tritt die Bälge dazu.“[26] Das Geistige und das körperliche Prinzip, „faustisch zerspalten“, das ist der unüberwindliche Widerspruch, mit dem der Mensch zu leben hat. Aber, so fährt Goethe fort: „Diese beiden Welten gegeneinander zu bewegen (= sie zusammenzuführen, zu vereinigen), ihre beiderseitigen Eigenschaften in der vorübergehenden Lebenserscheinung zu manifestieren, das ist die höchste Gestalt, wozu sich der Mensch auszubilden hat.“ In seiner ruhelosen Suche nach dem Wesentlichen in der Welt und dem Urgrund allen Seins folgt Goethe der dialektischen Methode Platons, die in der Fülle des Einzelnen das Wesentliche zu entdecken sucht.[27]

Die Instanz, die das Werden letztlich bestimmt, ist bei dem jungen Barlach noch vorläufig und mit der Nennung des Bösen als letzte Ursache (oder „erstes Bewegendes") keinesfalls gültig beschrieben. Da muß noch etwas anderes, da muß eine positive Kraft als Letztes, als Unbeschreibliches sein. Später geht Barlach noch häufig auf dieses Letzte ein: „Die Rolle des ‚Herrn' ist wohl sehr, sehr heikel, m. E. kann sie nicht unfeierlich genug gelöst werden [...] um so kräftiger wird die Vorstellung des Geschehens, des ‚Werdens' werden, das als dunkle Gewalt schaltend und gestaltend im Hintergrunde der Vorgänge gedacht ist. Was so unfaßbar ist, kann man nur als Selbstverständlichkeit hinnehmen wie Sonnenauf- und -niedergang."[28] Das Unfaßbare ist als Selbstverständlichkeit hinzunehmen, davon ist Barlach überzeugt. Vor einer direkten Benennung des letzten Grundes, des Unfaßbaren hält ihn jedoch eine unüberwindliche Scheu zurück, denn „[...] macht der liebe Gott einmal Bankrott. ‚Dann glauben wir nichts mehr.' Darum: Wer formuliert dem Menschen einen neuen Gott, einen der nicht Bankrott machen kann?"[29] Barlach glaubt mit Goethe an ein mögliches Zusammenführen des Menschen mit dem göttlichen Prinzip, an ein über die Welt Hinausgelangen des Menschen. Er spürt, daß es eine Erlösung geben muß: „Ich bin zu einseitig Mensch [...], sehe mit einer hellseherischen Unerbittlichkeit im Menschen die Hälfte von etwas Anderem".[30] Und wenn er dem äußeren Dualismus (Gott – Mensch) eine zweite Ebene des inneren Dualismus, der inneren Zerrissenheit seiner Seele gegenübersetzt, ist auch er ganz der, um mit Goethe zu sprechen, „faustisch Zerspaltene": „Wenn ich mit mir, wie Faust mit Mephisto, durch Himmel und Hölle spaziere, so hat's kein Mensch photographiert".[31]

1915 schreibt Barlach an Less Kaerrick: „Da sagt mir jemand etwas ins Ohr wie in einer Ursprache, [...] Gretchen – eine Puppe – richtig! [...] (aber) sie ist leer [...]".[32] Jahre nach dem Entstehen des Homunkulus-Blattes, wird jetzt bei Barlach nicht nur eine Differenzierung des Gretchenbildes („... sie ist eine unmögliche Frau Dr. Faust"[33]), sondern auch die Beruhigung und Überwindung einer an die Konflikthaftigkeit der Faust-Figur gebundenen Weltsicht spürbar. Mehr und mehr richtet er seinen Blick jetzt auf das Grundlegende seiner Existenz als Mensch und Künstler. Besonders in seiner Plastik, die in ihrer kompakten Körperhaftigkeit den Weg einer materiellen Überwindung des dualistischen Prinzips andeutet, sieht er sein Bemühen um die Darstellung eines ganzen, ungeteilten Menschen verwirklicht. Doch der Weg ist bitter und schmerzhaft: „Gab ihm ein Gott zu sagen, was er leidet?"[35]

Auch Barlachs Blick auf Goethe wird sich klären und differenzieren. Er ist ihm nicht mehr der in den Olymp aufgestiegene Dichter-Heros der Jugendjahre, sondern das exemplarische Beispiel dafür, daß der Mensch auch ohne beständigen Gott den Weg der Erlösung zu finden vermag, wenn er sich dem anhaltenden Prozeß der Erneuerung und Wandlung stellt. Die Erlösung ist nach Goethe nicht „von Ewigkeit her beschlossen, sondern als ewig notwendig gedacht" und muß sich „durch die ganze Zeit des Werdens und Seins [...] immer wieder erneuern".[36] Wenn auch in Barlach das subjektiv empfundene „Unvermögen" weiterlebt, und er sich nicht dauerhaft aus dem „Zwiespalt" seines „Glaubens und Ahnens"[37] zu befreien vermag, so sieht er doch immer mehr, daß auch in seinem Leben als Künstler die Möglichkeiten angelegt sind, diesen „Zwiespalt" zu überwinden und einen Weg zu gehen, der ihn aus der Enge des Zweifels „unsichtbar in eine andere Welt" ragen läßt, wie die „Tasten einer Orgel", die sich die „Riesen in Ton- und Seelengewalt zu Sklaven und Dienern machen."[37]

V. Barlachs Grundthema ist das vereinsamte und vereinzelte Individuum, das an der Sinnlosigkeit seiner Existenz zu verzweifeln droht. Barlachs Ausgestoßene und Vereinzelte sind zugleich aber auch die Bewahrer humanistischer Ideale, die sie für sich selbst zu verwirklichen hoffen, ohne dabei restlos auf den Glauben an eine Veränderung menschlicher Lebensbedingungen verzichten zu wollen. Dieses Grundthema findet sich nicht nur im bildnerischen,[38] sondern vor allem auch in seinem dramatischen Werk und dort exemplarisch vielleicht in den Stücken: „Der arme Vetter“[39] und „Der blaue Boll“[40] wieder.

In der Personenkonstellation des „Blauen Boll“ existieren in der Figur der Grete, die mit ihren verjüngenden und sinnlichen Reizen den Gutsbesitzer Boll in schwerwiegende Anfechtungen verwickelt, Anklänge an den Faust und seine Beziehung zur Margarethe. Boll ist wie Faust, wenn auch auf einer anderen Ebene als dieser, ein Werdender, an dem sich der Prozeß der Entwicklung beispielhaft darstellen läßt. Die Einzelszenen des Dramas sind dabei so aneinandergereiht, daß sie die verschiedenen Stadien der Wandlung Bolls miteinander verknüpfen. „Der blaue Boll“ ist jedoch keine Tragödie, wie der Faust, „in dem die tragischen Paradoxien [...] geheimnisvoll aufgelöst werden,“[41] es ist ein expressionistisches Stationendrama, in dem die Figuren einen inneren Prozeß der Wandlung und Entwicklung durchlaufen, der sie mehr und mehr ihr unauflösliches Verschmolzensein mit einem Göttlichen erkennen läßt.[42]

Im „Armen Vetter“, der einige Jahre früher erscheint, hebt Barlach leidenschaftlich auf die Betonung der Individualität des Künstlers ab, der durch das Aussprechen der Wahrheit immer tiefer in die Wirklichkeit eindringt und dabei radikal mit Schema, Dogma und Konvention der bürgerlichen Gesellschaft bricht.[43] Hier weist „Der arme Vetter“ aber nicht nur deutliche Analogien zum „Faust“, sondern auch zur Figur des Werther auf, der an der Übermacht bürgerlicher Borniertheit vollkommen gescheitert ist.

Es ist Ostern, Tag der Auferstehung des Herrn, Tag der Abkehr vom Freitod und Neubeginn des Faust. Ostern ist aber auch der Tag der spirituellen Neugeburt, mit der Ernst Barlach seine Personen im Drama „Der arme Vetter“ konfrontiert. Unverkennbar tritt im „Armen Vetter“ erstmals bei Barlach eine konkrete Verarbeitung der dramatischen Muster des „Faust I“ auf.[44] Jedoch wandelt Barlach die Erfahrung des Faust, den der Osterspaziergang, die Natürlichkeit des einfachen Volkes und die damit verbundenen Kindheitserinnerungen vom Selbstmord abhalten, in ihr Gegenteil. Der zunächst mißglückte Selbstmord des Hans Iver wird, anders als Faust, durch die Konfrontation mit der Sinnlosigkeit und Leere der Existenz der ihm begegnenden Osterleute erst nachträglich bestätigt. Und so schließt sich das Stück zwischen Anfang und Ende kreisbogenförmig zusammen.[45] Iver stirbt an seinen Verletzungen. Die zwischen Anfang und Ende verlaufenden Stationen[46] zögern den Tod des Iver zwar hinaus, dieser erlebt jedoch seinen Wunsch nach dem Tod durch die Begegnung mit den verschiedenen Repräsentanten der Normalität um so deutlicher. Lena Isenbarn, in der sich vage die Züge des Gretchens wiederfinden, erkennt schrittweise die wahre Identität ihres Verlobten Siebenmark als die eines skrupellosen und geldsüchtigen Kleinbürgers und entscheidet sich für den tödlich verletzten Iver. Im Tod von Hans Iver findet die Wandlung und das Werden der Lena Isenbarn ihre Entsprechung. Durch Ivers Tod hindurch kann Lena zur „Magd eines hohen Herrn“ werden.

Hier findet sich ein deutlicher Verweis zum sich positiv wandelnden Schicksal des Gretchens in der Schlußszene des „Faust I“, die sich über die grausame Realität er-

hebt, und der eine Stimme von „oben“ die Rettung aus der Gewalt des Bösen verkündet. Eine weitere, vielleicht noch engere Bezugnahme der Lena-Isenbarn- zur Gretchen-Figur liegt in der moralischen Determinierung der beiden Frauen. Beide sind sie die großen Gegenspielerinnen des Bösen und des Verwerflichen. Schon Mephistos Worte, daß er über diese keine Gewalt habe, läßt das Gretchen als seine eigentliche Kontrahentin erscheinen. Denn indem sie Fausts sinnliche Begierde weckt, droht sie zugleich auch Mephisto damit, die Gewalt über Faust zu verlieren. Doch selbst in tiefster Abkehr von der Moral einer überkommenen Lebensordnung, selbst als Sinnbild für die Macht des Geschlechtlichen, scheint Gretchen den Bezug zu ihrer höheren, ethischen Bestimmung nie ganz aufzugeben. Und vor dem letzten Zugriff des Bösen flieht sie in genau diese Ordnung zurück. Diesem Wesenszug der Margarethe entspricht auch die Haltung der Lena Isenbarn, die, da sie den toten Iver nicht mehr erreichen kann, von der Seite des weltlichen Siebenmark in eine andere Sphäre entflieht. Aus Ekel vor der allgemeinen Niedrigkeit der Welt flieht sie in die rettenden Arme eines „hohen Herrn“, dem sie fortan als „Nonne“ dienen will.[47] Ist Gott (das Göttliche) in der Figur des „Armen Vetter“ zuvor auf die Erde herabgestiegen, so wird jetzt durch die Verbindung zwischen „Nonne“ und „hohem Herrn“ das Menschliche zum Göttlichen und damit die Erde zum Himmel zurückgeführt. Im Schicksal der Lena manifestiert sich, daß rechte Lebenseinstellung und Tugend der einzige Weg zur Überwindung der Materie und zur Überwindung des Bösen sind, an dessen Endpunkt der himmlische Lohn der Unsterblichkeit liegt.[48]
Es gibt, wie schon erwähnt, im „Armen Vetter“ neben den Bezügen auf die Faust Tragödie auch Anklänge an Goethes Roman „Die Leiden des jungen Werther“. Analog zu diesem finden wir im „Armen Vetter“ die ästhetische Auseinandersetzung mit einer persönlichen Krise, deren Ursache im gesellschaftlich-sozialen Umfeld zu suchen ist. Barlach gestaltet wie Goethe den Protest gegen eine Gesellschaft, die sich der sinnerfüllten Entfaltung des Einzelnen verschließt. Aber auch wenn weder Goethe noch Barlach enden wie ihre Helden, so hat sich zumindest Barlach in seiner spezifischen Lebenssituation immer wieder in Analogie zu seinem Helden Hans Iver gesehen. In einem Brief an Paul Th. Hoffmann sagt er: „Zum guten Teil bin ich persönlich der ‚Arme Vetter‘..., wenn ich auch ohne Brustschuß über die Jahre hinwegkam.“[49] Aber selbst aus der Tragik einer tiefen persönlichen Krise heraus, und in einer solchen befand sich Barlach während der Arbeit am „Armen Vetter“, ist er, wie in so vielen seiner Texte, zu Humor und spielerischer Distanz befähigt. Es kann kein Zufall sein, daß ihm da wieder Goethe einfällt: „Es ist Frühling und ich bin wieder unbeweibt. Ist das die Erklärung für diese Entdeckerunermüdlichkeit der letzten Schönheiten in allem? ... Würde es anders werden, wenn ich als Werther die Lotte heimführte?“[50]

VI. Nach überwundener Erkrankung ging Goethe 1770 nach Straßburg, um sein Studium zu beenden. Das Leben in der stark studentisch geprägten Metropole des Elsaß, die Dichtergemeinschaft mit den Stürmern und Drängern und vor allem die Bekanntschaft mit Herder, der seine Aufmerksamkeit auf Shakespeare, Homer und Ossian lenkt und ihn die Dichtung in einem universalen Verständnis als Welt- und Völkergabe begreifen lehrt, leitet eine entscheidende Wendung in Goethes Schaffen ein. Die Werke dieser Zeit[51] liefern die ästhetische Gestaltung eines tief empfundenen Widerspruchs zwischen der beengenden, kläglichen Realität des deutschen Alltags und den freiheitlichen Idealen der oppositionell gestimmten Intellektuellen. Die junge expressionistische Künstlergeneration, der auch Barlach angehört, wendet sich um die Jahrhundertwende besonders emphatisch der Dichtung des Sturm und Drang zu. Man fühlt Übereinstimmung und sieht Identifikationsmöglichkeiten in der Leidenschaftlichkeit und der Betonung der Individualität des Menschen. Für den jungen Barlach muß sich der Goethe dieser Zeit als in jeder Weise interessantes Vorbild gezeigt haben. 1899 kommt es nach mehreren, stark voneinander abweichenden zeichnerischen Vorentwürfen zu einer ersten plastischen Goethe-Arbeit. Es entsteht der (leider nicht erhaltene) „Entwurf für ein Straßburger Goethe-Denkmal",[52] das den jungen Goethe schräg-hinten auf einen Stock gestützt, nach oben, in den offenen Himmel, blicken läßt. Der Kunstkritiker Karl Scheffler berichtet später darüber: „Im Atelier sah ich das Modell eines Denkmals des jungen Goethe für Straßburg, eine Wettbewerbsarbeit, die keinen Preis erhielt – selbstverständlich möchte ich sagen. Barlach hatte den Goethe der Straßburger Jahre dargestellt, wie er sich, mit einem Krückstock den Rücken stützend, weit zurückbiegt, um frei zu den Sternen emporblicken zu können. Es war etwa die Stimmung aus „Wanderers Sturmlied". Dieser Entwurf war verbissen originell, mehr poetisch als plastisch, und doch auch wieder plastisch in der Art gotischer Volkstümlichkeit, in ihm war von fern bereits das Sternguckermotiv[53] angeschlagen, das einer der besten Plastiken der späten Jahre zugrundeliegt."[54]

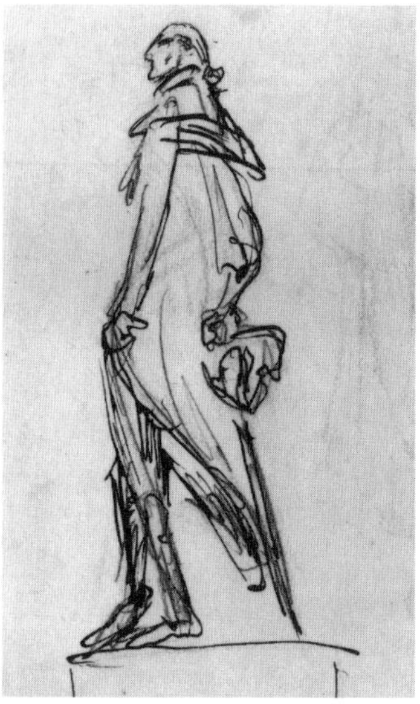

Entwurfskizze zum
Goethedenkmal für Straßburg
Feder über Blei, 1899

Drei Jahre später (1902) trifft Barlach in Hamburg mit dem jungen Töpfermeister Richard Mutz zusammen. Ganz den Prinzipien des Jugendstil folgend, versucht Mutz in seinen keramischen Arbeiten eine Einheit von Kunst und Handwerk zu erreichen. Die Zusammenarbeit zwischen Mutz und Barlach ist auf die Zeit seiner zweiten Wedeler Jahre (1902–1904) zu datieren. Auch die kleine, hier entstehende, grün glasierte Keramik „Ruhender junger Goethe"[55] läßt den jungen Goethe, wie beim „Straßburger Goethe-Denkmal", schräg nach oben in den Himmel blicken. Zeigt der „Entwurf für ein Straßburger Goethe-Denkmal" den jungen Goethe aber noch in realistisch-abbildhafter Form, so findet sich bei dem „Ruhenden jungen Goethe" erstmals ein Stilmittel, das prädisponierend für die gesamte reife Barlach-Plastik werden soll: Die mit einem weiten Tuch oder Umhang verhüllte Körperform. Bereits Jahre vor der Zäsur der Rußlandreise findet sich damit im „Ruhenden jungen Goethe" erstmals eine deutliche Abkehr von der Linienführung des Jugendstils, hin zu einer blockhaft geschlossenen Form. Aber nicht nur die kleine Goethe-Plastik, sondern sämtliche plastischen Mutz-Arbeiten Barlachs drängen zu einer stark kompakten Gesamtkontur. Die menschliche Erscheinungsform wird nun mehr und mehr aus ihrer „natürlichen" Physiognomie herausgelöst und auf einfachste geometrische Urformen zurückgeführt. Dominierend wird jetzt eine vielleicht am ehesten der Kugel vergleichbare geschlossene Grundform. Stärker als alle anderen Körper symbolisiert die Kugel das geistige Prinzip, die Abgeschlossenheit, die Verinnerlichung und die Konzentration auf einen stark sich selbst tragenden Mittelpunkt. Die entscheidende Eigenschaft der Kugel ist jedoch, daß sie von allen anderen Körpern die geringste Berührungsfläche, nämlich allein den Punkt, bietet. Ob als Planet oder Atom, die Kugel bildet das große Gegenüber, das Symbol für die absolute Isolation im Raum, das sich gegen jede Form von Anhaftung wendet. In ihr findet sich das Wesen des Tao der chinesischen Philosophie, der Urgrund des Seins und die rechte Lebenseinstellung des Menschen genauso wieder, wie der Wille zum bedingungslosen Annehmen der eigenen Natur.[56] Die in sich ruhende Isoliertheit der Barlachschen Plastik, die in dieser Form erstmals beim „Ruhenden jungen Goethe" deutlich wird, ist aber nicht absolut zu verstehen. Das Leben, das allen seinen Figuren innewohnt, zeigt sich als ein Leben mit dem Willen zur Aktivität, das als

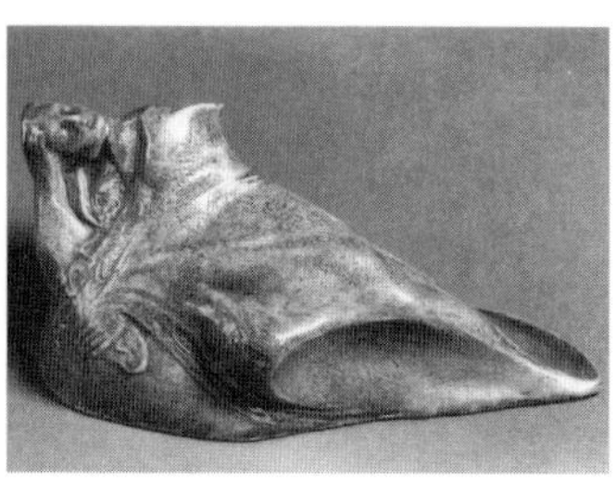

Ruhender junger Goethe
Mutz-Keramik, 1903/04

Vorbild für eine veränderte Haltung des Menschen beunruhigen und damit eingreifen und wandeln will. Aus dem Widerspruch zwischen Abgeschlossenheit einerseits und dem mal leisen, mal lauten Aus-sich-herausdrängen andererseits entsteht damit eine den Barlachschen Figuren inhärente Lebendigkeit, die ihnen ihre unvergleichliche Wirkung verleiht und die im „Ruhenden jungen Goethe", bereits einige Jahre vor der eine grundlegende Stilwende bewirkenden Rußland-Reise Barlachs, ihre plastische Artikulation erfährt.[57]

VII. Ernst Barlach ist ein „Mischtalent", wie Karl Scheffler es nennt. Kennzeichnend für die Ausprägung dieser Misch- und Mehrfachbegabung ist beispielsweise die Tatsache, daß Barlach seine immer auch bildnerisch vorgeprägten literarischen Vorlagen kongenial illustriert. Und so entspringt es wie einem inneren Zwang, der Deutlichkeit und semantisch klar umgrenzten Bedeutung des Wortes immer auch das Offene und Anschauliche des Bildes zur Seite zu stellen.
Bei den Dichtungen fremder Autoren, denen Ernst Barlach bildnerisch Gestalt gibt, handelt es sich immer auch um das Absichern und Ausformulieren eigener Grundüberzeugungen. Ob nun bezogen auf das Schillersche „Lied an die Freude", das ihn zu dem euphorischen Ausruf: „Freude, als Sinn, Zweck, Wesen der Welt"[58] veranlaßt, oder ob Barlach die tiefe Seelenverwandtschaft mit dem Kleistschen Michael Kohlhaas artikuliert, den sein verletztes Rechtsgefühl zum Räuber und Mörder macht, immer zeugen seine Illustrationsthemen für eine ausgeprägte Identifikationsbereitschaft mit literarischen Vorlagen und Stoffen. In den frühen zwanziger Jahren findet die bildnerische Auseinandersetzung Barlachs mit Goethe durch die Entstehung zweier großer graphischer Illustrationszyklen ihren künstlerischen Höhepunkt. 1923 erscheint im Paul Cassirer Verlag die Mappe „Goethe, Walpurgisnacht"[59] mit 20 Holzschnitten von Ernst Barlach.
In der von Goethe im „Faust I" beschriebenen Walpurgisnachtszene, in der die Hexen auf ihren Besen ausreiten, um auf dem Blocksberg (Brocken) zum nächtlichen Teufelskult zusammenzukommen, erblickt Barlach einen Illustrationsstoff, der ihm passender[60] wohl kaum begegnen konnte. „Lange Beine, dicke Bäuche! | Und die Wurzeln, wie die Schlangen, | Winden sich aus Fels und Sande, | Strecken wunderliche Bande, | Uns zu schrecken, uns zu fangen."[61] Für Barlach, dem das Mystisch-Hintergründige ein Teil seines eigenen Wesens bildet, ist die finstere und spukhafte Atmosphäre der Hexennacht zugleich das Symbol für die überwältigenden und unheimlichen Stimmungen der Natur selbst. „Aus belebten derben Masern | Strecken sie Polypenfasern | Nach dem Wandrer. [...] Und die Funkenwürmer fliegen | Mit gedrängten Schwärmezügen | Zum verwirrenden Geleite."[62] Barlach gelingt es denn auch, vor dem Hintergrund der stürmischen Blocksbergszene Gestalten der eigenen Phantasie mit den „Goetheschen Hexen" im Bild überzeugend zusammenzufügen. Die Vorarbeit zu dieser Folge zieht sich über mehrere widerspruchsvolle Jahre hin. Im Dezember 1919 entstehen erste Zeichnungen und schon am 14.4.1920 schreibt Barlach an den Freund Reinhard Piper: „Der ‚Walpurgisnacht', für die ich Material gesammelt, bin ich gram geworden, da ist zuviel Romantik"[63]. Doch mit Beginn der eigentlichen Arbeit am Holz klingt er wieder ganz anders: „Momentan schneide ich Holzstöcke zur ‚Walpurgisnacht', damit wird die Polarnacht in Güstrow für mich hell und verliert ihren Schrecken."[64] 1922 können dann 20 Holzschnitte vollendet werden. C. D. Carls sagt dazu: „Goethes nächtliche Fahrt der Hexen dient Barlach als willkommener Anlaß, gleichfalls seine Fahrt zum nebelumhüllten Blocksberg zu machen und der heimlichen Neigung zur Phantastik und zum Grotesken, die ein Teil seines Wesens ist, Redefreiheit zu geben. Ein Wind fährt über

die Erde, bläht die Gewänder und bringt in alles eine flackernde Bewegung. Nur in einigen Blättern wird es plötzlich still, unheimlich still.“[65]
In Goethes Walpurgisnachtszene wird eine Natur vorgeführt, die sich gleichsam im Fieberzustand befindet und die sich in ihrer Hemmungslosigkeit und Entgrenzung als phantastischer Gegenentwurf zu einer nach festen Gesetzen verlaufenden Schöpfungs- und Entwicklungsordnung verstehen läßt. Und Barlach reagiert begeistert auf dieses Thema. Mit einer Vielzahl, mal fein-gebrochenen, mal wuchtig und tiefdringenden Schnitten löst Barlach die festen Konturen der Gestalten auf, verbindet ihre Schwarzflächigkeit mit dem Hintergrund und relativiert die Unterscheidung zwischen Figur und Umwelt durch zahlreiche parallel verlaufende Linien. Das eine geht ganz im anderen auf. Durch die sich im Hintergrund verwirbelnden Gewänder und die sich mit den Himmelsfärbungen vermischenden Haare wird nicht nur die dynamische Erregtheit der Szene und die stürmische Unheimlichkeit der nächtlichen Vorgänge bis aufs höchste Maß gesteigert, sondern mehr noch, die Figuren werden eins mit dem höllischen Treiben. Im Stieben der Elemente und im Tanz der Geister löst sich das Persönliche der Gestalten weitgehend auf, die von dem Geschehen ganz überflutet und fortgerissen werden. „Da sieh nur hin! du siehst das Ende kaum. | Einhundert Feuer brennen in der Reihe; | Man tanzt, man schwatzt, man kocht, man trinkt, man liebt; | Nun sage mir, wo es was Bessers gibt?“[66]
Es geht Barlach in seiner Illustration der „Walpurgisnacht“ weniger um eine textbezogene Bildhaftmachung des literarischen Materials, als eher um die Sichtbarmachung und Belebung einer Welt, die zwischen Realität und Unwirklichkeit liegt. Er stellt damit der Dichtung eine gleichwertige Bildumsetzung zur Seite, in der nicht der Handlungsfortgang bebildert, sondern die spukhaft phantastische Stimmung zum eigentlichen Inhalt wird. In ihr spiegelt sich das Halbbewußte der Traum- und Triebwelt als wilde Lüsternheit, die offensichtlich auch genußvoll erlebt werden kann. „Einst hatt' ich einen schönen Traum: | Da sah ich einen Apfelbaum, | Zwei schöne Äpfel glänzten dran, | Sie reizten mich, ich stieg hinan. | Der Äpfelchen begehrt ich sehr, | Und schon vom Paradiese her. | Von Freuden fühl' ich mich bewegt, | Daß auch mein Garten solche trägt.“[67] Viel stärker noch als der lyrische Text werden die Illustrationen Barlachs mit der Energie intimster Wunschregungen und sexueller Phantasien aufgeladen.[68] Während Gretchen sich „fernab von Thule“[69] im Zustand tiefster Verlassenheit befindet, ist Faust in der vom Trieb beherrschten Welt der Teufelsmesse angekommen. Einmal frei von den Konventionen bürgerlicher Begrenztheit und ihrer beklemmenden Sexualmoral, einmal alle soziale Kontrolle hinter sich lassend, zeigt sich, wie sehr die Tiefenschichten des Menschen von wild-diabolischer Natur sind. In diesem Zustand der Entgrenzung einer taumelnden Hexenorgie findet auch Ernst Barlach den großen Gegenentwurf zur Enge der nachwilhelminischen Spießerwelt. Im Stil eines Hieronymus Bosch oder eines „Höllen-Breughel“ hat er seine Phantasie jetzt vollständig befreit und diesen, innerhalb seines Gesamtwerkes ohne Beispiel dastehenden Holzschnittzyklus zur Walpurgisnacht geschaffen.

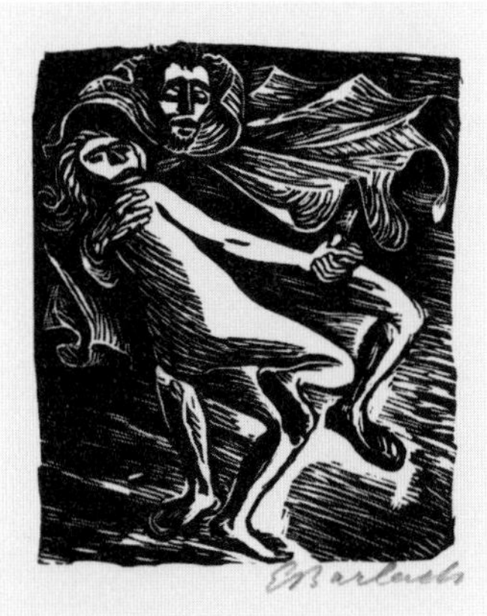

Faust, tanzend mit der Jungen
Holzschnitt, 1923

VIII. Die Arbeiten an dem Walpurgisnacht-Zyklus sind noch nicht ganz beendet, da erhält Barlach einen weiteren Illustrationsauftrag aus dem Verlag Paul Cassirer. Er soll an dem Projekt eines Mappenwerkes beteiligt werden, in dem sich graphische Künstler der Gegenwart vereinigen, um Illustrationen zu Goethes Gedichten zu schaffen. Es erscheint 1924 im Verlag Paul Cassirer eine Mappe mit 31 (35) Lithographien zu den Goethe-Gedichten in einer Auflage von 100 Exemplaren.[70] Wie sonst kaum hält Barlach seine dramatische Intensität in den Illustrationen zu den Goethe-Gedichten zurück.

Elmar Jansen sagt dazu: „Barlach konzentriert seine ganze Empfänglichkeit darauf, sich der poetischen Heiterkeit anzunähern und der strömenden, leuchtenden Metaphorik dieser Sprache gerecht zu werden.“ [71] Aber Barlach leistet mehr. Wie häufig es ihm jedoch gelingt, sich dem unmittelbaren geistigen Ineinander der literarischen Vorlagen nicht nur anzunähern und der immanenten Dramatik des lyrischen Materials nicht nur gerecht zu werden, sondern dem ein wirklich gültiges künstlerisches Bild gegenüberzustellen, wird vor allem in der Zusammenschau zwischen den zeichnerischen Vorstufen, der Druckgrafik und der eigentlichen literarischen Vorlage sichtbar. Erst in dieser direkten Gegenüberstellung vermag der Betrachter den ambivalenten Bildfindungsprozeß des Illustrators nachzuerleben. Von den wenigen Landschaftsdarstellungen, die sich, sieht man von den frühen Skizzen aus Friedrichroda ab, im bildnerischen Gesamtwerk von Barlach finden, sind denn auch die Eindrücklichsten gerade in dieser Illustrationsfolge verwirklicht worden. So zum Beispiel das Blatt „Mondaufgang“ [72], das sich auf das Gedicht „An den Mond“ bezieht. „Füllest wieder Busch und Tal | Still mit Nebelglanz, | Lösest endlich auch einmal | Meine Seele ganz.“ [73] Das Gedicht setzt den Menschen im Angesicht der Natur den unterschiedlichsten Gefühlen aus. Das Subjekt wird förmlich austapeziert mit den verschiedenen Naturphänomenen, die das Gedicht weihevoll vorführt. An ihnen dann darf der Mensch seine Assoziationsfähigkeit überprüfen. Barlach ist, wie man weiß, kein „Landschafter“, der sich dem landschaftlichen Reiz zu unterwerfen vermag. Für ihn ist Landschaft und Natur nicht identisch. Er sucht in dem Gedicht das Größere, das Übergreifende, das Kosmische. Nicht der Harmonie, dem Hilfreich-Heilsamen, sondern dem Ängstigenden und Spukhaften einer Vollmondnacht gilt sein Interesse. Aus der Selbsterkenntnis, die das schauende Individuum angesichts der Natur erfährt, soll das Urwissen vom Universum entwickelt werden. „Nicht der Mensch in der Landschaft, sondern der Mensch im Kosmos ist sein Thema“. [74] Nicht die „marmorkühle“ Abgeklärtheit Goethes, sondern die düster-expressive Leidenschaft des die Natur beschwörenden Künstlers bricht hier heraus. [75]

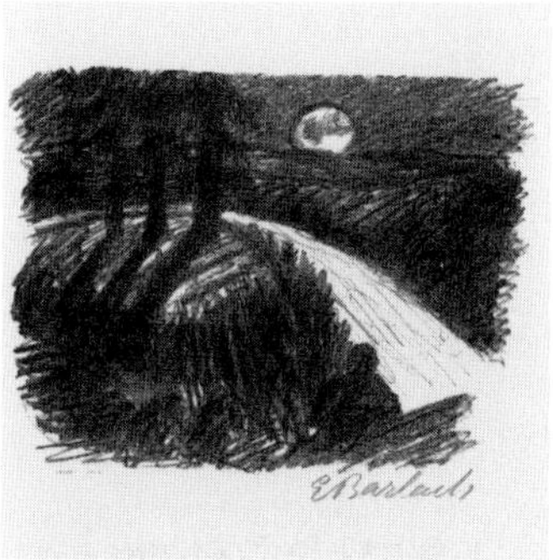

An den Mond 1
Mondaufgang
Lithographie, 1924

Ganz anders bei dem Gedicht „Harzreise im Winter“: „Mit dem tausendfarbigen Morgen | Lachst du ins Herz ihm“, [76] hier wird jetzt das Weiche, das Schwebende der dichterischen Vorlage von Barlach durch die überzeugende Darstellung der schwerelosen Leichtigkeit des Reiters zu einem allgemeingültigen Stimmungsbild für das Seelenerlebnis des sich in der Landschaft bewegenden Menschen hin entwickelt. Mensch und Natur klingen so fein, so harmonisch zusammen, daß die „Goldwolken“ [77]-Stimmung des Liedes von Barlach im Bild noch übertroffen wird. Aber auch in den Bildübersetzungen des „Erlkönigs“ [78] oder des „getreuen Eckarts“ [79] oszillieren die Gegensätze aus Spukhaftem einerseits und erlösendem Ausweg andererseits so fein, daß die Barlachsche Interpretation und Übertragung ins Bild deutlich über den Text hinausgeht und eine wirkliche Bereicherung der dichterischen Vorlage darstellt. Hier zeigt sich, daß Barlachs Phantasie von dem Eindruck Goethescher Dichtung stärker angezogen wurde, als von irgendeinem anderen literarischen Material. Die Arbeit an den Goethe-Gedichten hinterläßt auch in seinem zeichnerischen Duktus tiefe Spuren. Unter dem Eindruck dieser Lyrik verändert sich Barlachs zeichnende Hand erheblich. Er wird freundlicher, offener, weicher und arbeitet nun mit Grauwerten und Tonabstufungen, die so zart sind, daß er das bis dahin auch in Zeichnung und Druckgraphik immer dominierende Überdeutliche und Drastische der Plastik nahezu vollkommen verliert. [80] Besonders in den Illustrationen zu Goethes Gedichten zeigt sich nun, wie sehr Goethe ihm alle Phasen seines Lebens immer wieder „belächelt“ und „mit Helle erfüllt“ und ihm zu einer Heiterkeit verholfen hat, die, wie er sagt, „aus mir selbst nur zähflüssig quillt“, [81] „Goethe zu lesen lohnt [...]. Es erfrischt enorm.“ [82]

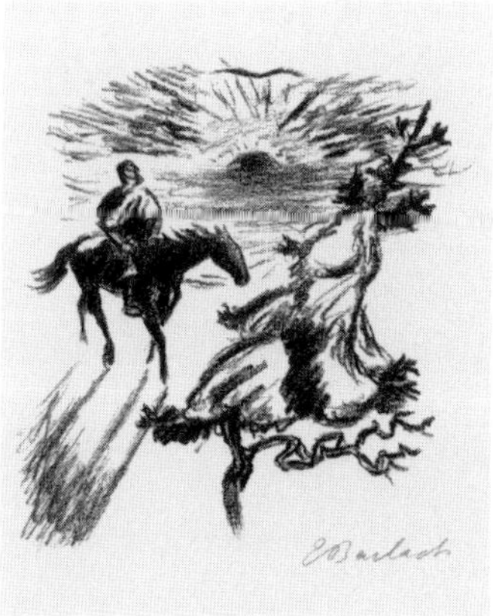

Harzreise im Winter 1
Einsamer Reiter
Lithographie, 1924

So haben Barlach und mit ihm Künstler und Schriftsteller seiner Zeit immer wieder von der universalen geistigen Kraft Goethes profitiert. Da sind die Goethe-Adaptionen eines Lovis Corinth in seinem Bildzyklus zur „Geschichte des Gottfrieds von Berlichingen" und dem „Reineke Fuchs", da sind die Faust-Illustrationen Max Slevogts und Max Beckmanns, und da ist das eindrucksvolle Gretchen-Porträt der Käthe Kollwitz, die das Thema vollständig aus seinem literarischen Kontext herausgelöst hat, um es als Metapher für einen menschlichen Grundzustand neu zu gewinnen. Aus der Betrachtung dieser Bildschöpfungen drängt sich zugleich aber auch die Frage auf, was es denn überhaupt mit der Fülle von Goethe-Illustrationen auf sich habe, ob Goethe denn all dieser Bildwerke bedarf, oder ob nicht viel mehr der literarische Text rein und uninterpretiert als einzige („inbild") – konstituierende Grundlage vor den Leser zu treten habe, ohne daß bereits ein Bildkünstler die Phantasie des Lesers (suggerierend) vorgeprägt hat. Da mögen die einen behaupten, daß die Illustration in besonderer Weise geeignet sei, literarische Sprachbarrieren und Schwellenängste gegenüber der Literatur zu beseitigen und die Puristen dagegenhalten, daß nur der reine Text und nichts als der Text zu dem herausfordert, was wir „Lesen" nennen.[83] „Das ist keine Frage", sagt Goethe, denn „die vollkommenere Einbildungskraft eines [...] Künstlers zwingt uns, die Situationen so gut zu denken, wie er sie selber gedacht hat. Und wenn ich nun gestehen muß, daß (ein Künstler) meine eigene Vorstellung bey Scenen übertroffen hat, die ich selber gemacht habe, um wieviel mehr werden nicht die Leser alles lebendig und über ihre Phantasie hinausgehend finden!"[84] Goethe gesteht damit dem Bildkünstler nicht nur eine eigene, sondern eine vielfach auch über das vorgefundene Textmaterial hinausgehende Einbildungs- und Gestaltungskraft zu, die in ihrer konkreten Bildhaftigkeit die Vorstellungen des Autors sogar zu übertreffen vermag. Goethe war sehr wohl bewußt, daß die „Welt" seine literarischen „Späße [...] über kurz oder lang auf manche Weise benutzen wird"[85] und hat sie daher schon vorab legitimiert.
Barlach spürte, daß sich Goethe in besonderer Weise dem bildkünstlerischen Schaffen gegenüber geöffnet hat und seine Bildübertragungen folgen dem Text oft bis in alle Einzelheiten. Für jede Vorstellung des Dichters stellt sich ein bildnerisches Äquivalent ein. In dieser Fähigkeit der Sichtbarmachung selbst komplexester literarischer Konstruktionen feiert Barlachs Goethe-Illustration wahre Triumphe. Er hätte diese Werke aber nicht schaffen können, wäre da nicht die uneingeschränkte Bereitschaft zum Lesen und zur schöpferischen Versenkung in die literarische Vorstellungswelt Goethes gewesen.

X. Faust muß schmerzhaft erkennen, daß die menschliche Erkenntnisfähigkeit an immer neue Grenzen stößt. Bei aller scheinbaren Unbegrenztheit erweist sich seine Vernunft doch immer nur als begrenzt. Und so werden ihm die letzten Wahrheiten des Lebens und der Ursprung des Kosmos dauerhaft verborgen bleiben. Jeder neue Versuch, die Grenzen der Erkenntnisfähigkeit eigenmächtig zu erweitern, schleudert ihn zurück in die ganze Kümmerlichkeit seiner menschlichen Existenz. Schlußendlich wird Faust jedoch zu der Einsicht geführt, daß der Sinn seines Lebens nicht im Auffinden der letzten Erkenntnis, sondern allein im Streben danach begründet liegen soll: „Gerettet ist das edle Glied | Der Geisterwelt vom Bösen, | Wer immer strebend sich bemüht, | Den können wir erlösen."[86] Hinter diesen Versen, die am Schluß des zweiten Teils der Tragödie von Engeln gesungen werden, während sie mit Fausts Unsterblichkeit in höhere Sphären entschweben, liegt denn auch die Wahrheit der gesamten Faustdichtung begründet: Allein im tätigen, auf Veränderung,

Wachstum und Werden gerichteten Streben kann der Mensch dauerhafte Befriedigung und damit Erlösung aus dem „Zwiespalt" seines „Glaubens und Ahnens" finden. Und so wendet sich das Ende der zwölftausendzeiligen Faustdichtung wieder ihrem Beginn, dem „Prolog im Himmel" zu. Bevor sich dort die Engel verteilen, der Himmel schließt und Mephisto abtritt, ruft der Herr aus: „Das Werdende, das ewig wirkt und lebt, | Umfass' euch mit der Liebe holden Schranken, | Und was in schwankender Erscheinung schwebt, | Befestiget mit dauernden Gedanken."[87]

Auch das Werk Barlachs ist durchzogen von Engeln und Bildern schwebender Gestalten. Immer ist diesen Darstellungen das Motiv des „Neuen Tages" mitgegeben, dem die Vorstellung der Erweckung und Erlösung aber auch die des drohenden Gerichts zugrunde liegt. Auf dem Blatt eines frühen Entwurfes zu diesem Thema notiert Ernst Barlach: „Der Bläser setzt an! aus der Verzweifl(ungs)tiefe reißt ihn d(er) nächste Moment".[88] Und so führt denn auch die Lithographie „Der neue Tag" von 1932 zwei hornblasende Gestalten vor, die mit emphatischer Kraft aus dem Gegenlicht eines neuen Tages von einem Berggipfel herabtönen, als wollten sie die träge und sündige Menschheit aus ihrem Tiefschlaf wecken. Diese Figuren haben jeden „Zwiespalt des Glaubens" hinter sich gelassen und sind über alle Zweifel erhaben. Barlach wird definitiv! „Horchet! horcht dem Sturm der Horen! | Tönend wird für Geistesohren | Schon der neue Tag geboren."[89]

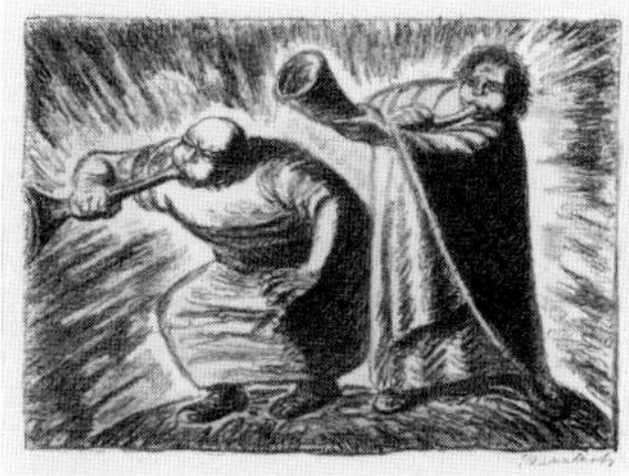
Der neue Tag
Lithographie, 1932

Goethe hat die Horen als die Göttinnen der Naturkräfte aus der griechischen Mythologie, als die Töchter des Zeus und der Themis verstanden, die in der Malerei der Neuzeit zusammen mit Diana als geflügelte Begleiterinnen des Apoll erscheinen. Bei Barlach dagegen, der sich in seiner Darstellung des „Neuen Tages" explizit auf die Horen aus dem ersten Akt des „Faust II" bezieht, der vielleicht aber auch von einer Stelle aus dem 2. Buch des Moses inspiriert wurde, („Wenn das Lärmhorn anhaltend ertönt, sollen sie gegen den Berg hinan steigen").[90] Bei Barlach jedenfalls werden aus den griechischen Göttinnen zwei archaisch gekleidete Männer, deren furchterregende Instrumente eher an die Lauthörner und Hall-Posaunen erinnern, mit denen das Volk Israel auf seinem Zug in das gelobte Land unter Führung des Josua die Mauern von Jericho zum Einsturz brachte, als daß daraus die Musik erklingen könnte, mit der sich die Kunde vom „neuen Tag" verbreiten wird.[91]
Aber ob nun als Horen, die, wie in einem letzten Anruf an den Geist Goethes, die Wächter neben dem Tor zu einer neuen Welt verkörpern, oder als Racheengel, die mit ihren Posaunen die heraufziehende Apokalypse vorbereiten, schon Jahre zuvor haben die „hornblasenden Gestalten" in einem ganz anderen, zumal spannungsreich-humorigen Kontext der Dramen Barlachs ihre Konkretisierung erfahren. Im „Blauen Boll", in dem das Werden des Boll auf groteske Weise in endzeitliche Zusammenhänge gerückt wird, findet sich der nachfolgende Dialog zwischen Boll und seiner Frau: „Aber höre mal, weißt du, was ich dachte, als ich vorher um die Ecke bog, das lohnt zu erzählen! Wenn da auf dem Turme mit einem Male die Tanten stehen und tuten mit aller Wucht auf uns los? ..." Frau Boll: „Gott, Kurt, wo kommst du auch alles auf! Welche Tanten?" Boll: „Na, ich meine Engel – schrecken doch mal am jüngsten Tag all die tauben Toten aus den Gräbern – was für eine Gewalt von Geheul und Geschrei dann auf dem Markt anginge, dachte ich. Gott im Himmel, da heißt es nicht: zum Essen, zum Essen – da heißt es: keine Verwesung vorgeschützt – ran mit Jedermann! Wohl dem, der dann sagen kann: Was fragst du mich, ich bin ein anderer! Seht zu, Kinder, seht zu, wie ihrs macht, aber werdet andere, daß sie euch nicht fragen können."[92]

Anmerkungen

1 Johann Wolfgang von Goethe: Werke. Hamburger Ausgabe in 14 Bänden, hrsg: von Erich Trunz, Hamburg 1948 – 1964, Bd. 9, S. 352. (künftig zitiert als Hamburger Ausgabe)

2 Der historische Dr. Johann Georg Faust hat etwa zwischen 1480 und 1540 bei Mannheim gelebt. 1587 erschien bei Johann Spiess in Frankfurt am Main das älteste, erhaltene Faustbuch.

3 Vgl.dazu: Wolfgang Wegner: Die Faustdarstellung vom 16. Jahrhundert bis zur Gegenwart. Amsterdam 1962. Und Ausstellungskatalog: Freies Deutsches Hochstift – Frankfurter Goethe Museum: Goethe in der Kunst des 20. Jahrhunderts. Frankfurt 1982.

4 Hamburger Ausgabe, Bd. 3, S. 22, V. 454 – 457. „Welch Schauspiel! Aber ach! Ein Schauspiel nur! | Wo faß ich dich, unendliche Natur? | Euch Brüste, wo? Ihr Quellen alles Lebens, | An denen Himmel und Erde hängt, (...)"

5 Vgl. dazu: Adolf Muschg: Tragische Literaturgeschichte. Bern 1948 ff, S. 50 – 56.

6 Hamburger Ausgabe, Bd. 3, S. 57, V 1699 – 1702.

7 Vgl. dazu: Hans Joachim Schrimpf: Johann Wolfgang Goethe, Faust. In: Harro Müller Michaels (Hrsg.): Deutsche Dramen, Interpretationen zu Werken von der Aufklärung bis zur Gegenwart. Band I, Königstein/Ts. 1985, S. 87 – 127.

8 Aristoteles hat das Streben als Grundstruktur menschlichen Handelns charakterisiert. Es tritt als sog. Wirkursache auf, durch deren Tätigkeit ein Seiendes oder eine seiner Eigenschaften aus der Möglichkeit in die Wirklichkeit überführt oder hervorgebracht wird.

9 Vgl. dazu: Werner Keller: Faust, Eine Tragödie. In: Goethes Dramen, Hrsg. von Walter Hinderer. Stuttgart 1992, S. 298ff.

10 In einer anonym erschienenen Rezension aus: Franz Peter, Die Literatur der Faustsage. Leipzig 1851, schreibt Ferdinand Brockerhoff: „Faust hat unseres Erachtens für die neuere, mit der Reformation anhebenden Epoche der deutschen Bildungsgeschichte eben die selbe Bedeutung, welche Siegfried, der Held des Nibelungenliedes, für eine frühere Periode selbst in Anspruch nehmen darf. Der Eine wie der Andere ist ein treuer und scharfer Ausdruck des spezifischen deutschen Volksgeistes; in beiden ist das ihn beseelende Prinzip der freien, unendlichen Persönlichkeit in verschiedenen Formen ausgeprägt worden. Faust ist im Wesentlichen nichts als eine höhere Potenz des Siegfried; was dieser für die Sphäre der sinnlichen Unmittelbarkeit, ist jener für die des denkenden Geistes; der tiefere Grund, die eigentliche Wurzel des deutschen Wesens, das Gemüt mit seinem unendlichen Inhalte und dem nimmer rastenden Schöpfungsdrange, ist beiden gemeinsam. Es scheint uns nicht zweifelhaft, daß eine Darstellung, welche die Sagen von Siegfried und Faust in allen ihren wechselnden Formen umfaßte und den ganzen Reichtum der sich an sie anknüpfenden Anschauungen und Gedanken aufnähme, den wesentlichen Gehalt der historischen Entwicklung des deutschen Geistes ziemlich vollständig zu Tage legen würde." Hier zitiert nach: Karl Robert Mandelkow: Goethe in Deutschland, Rezeptionsgeschichte eines Klassikers. München 1980, Bd. I, S. 245.
Dieser Verweis ist für die Betrachtung der Werkgeschichte Ernst Barlachs insofern von Interesse, als Ernst Barlach neben dem Faust auch dem Nibelungenlied einen eigenständigen Illustrationszyklus gewidmet hat. Siehe dazu: Ernst Barlach: Das zeichnerische Werk. Bearbeitet von Friedrich Schult, Hamburg 1971, S. 191ff. (Künftig zitiert als: Schult III).

11 Vgl. dazu: Hans Schwerte: Faust und das Faustische, Ein Kapitel deutscher Ideologie. Stuttgart 1962, S. 148f.

12 Ernst Barlach: Die Briefe in zwei Bänden. Hrsg. von Friedrich Droß, München 1968, Band I, S.194. (künftig zitiert als Briefe I oder Briefe II).

13 Ebenda S. 205.

14 Ebenda S. 150. „leidenschaftliche, tiefe Liebe, die ich fast fünf Jahre zu Anna im Herzen getragen. [...] Wie kann sie mir gleichgültig werden, die mich das Leben kennen gelehrt." Über Anna Spiekermann berichtet die Tochter: „Sie interessierte sich sehr für Musik und Literatur. Unvergeßlich war ihr folgendes Erlebnis: Als sie sich schon in Pension des Fräuleins von Thaden in Lübeck befand, klopfte es eines Abends bei stürmischem Herbstwetter an das Parterrefenster ihres Zimmers; Ernst stand draußen und rief „Anna! Anna!" Er hatte den weiten Weg von Schönberg nach Lübeck zu Fuß zurückgelegt. Bei der damaligen Sittenstrenge war es ein Ding der Unmöglichkeit, den Freund in der Pension zu empfangen. Von ihrer Jugendliebe zu Barlach hat sie mir (später) häufig erzählt. [...] Sie lebte (nach 1946) mehr aus der Erinnerung an ihre schöne Jugendzeit, und es mehrten sich die Fälle, daß sie von Barlach sprach. Zum Beispiel winkte sie, am Fenster stehend, in Richtung Ratzeburg seinem Grabe zu und sagte häufig: „Auf meinen Knien würde ich ihm Abbitte tun!" zitiert nach Briefe I, S. 754. Vgl. auch die Zeichnung: Ernst Barlach, Anna Spiekermann, Feder und Sepia, 1890. In: Schult III. A.a.O. S. 18. Die Zeichnung zeigt die junge Anna sinnend auf einer Bank. Der Stamm der großen Eiche neben ihr trägt die eingeschnitzten Initialen EB.

15 Briefe I, S. 210f.
Für diesen wie für die anderen zu diesem Versuch herangezogenen Briefe gilt, daß sie ein individuelles, situationsbezogenes und stimmungsabhängiges Zeugnis eines vergangenen Momentes darstellen und sich jeder Verallgemeinerung widersetzen. Besonders der Briefwechsel mit dem Freund Friedrich Düsel sollte in seiner besonderen und einzigartigen Subjektivität respektiert und in seinen eigenständigen und intimen Qualitäten gewürdigt werden, ohne der Verlockung zu verfallen, ihn als kulturhistorischen oder biographischen Steinbruch zu mißbrauchen. Um die Aussagefähigkeit der literarischen Textsorte Brief für das Verhältnis von Barlach zu Goethe zu beschreiben, bedarf es eines kurzen Blickes auf den vollen Umfang der erhaltenen Briefkommunikation, die in der bis heute gültigen Edition des Piper-Verlages von 1969 1591 Briefe ausweist. Davon beziehen sich etwa 40 Briefe aller Schaffens- und Lebensphasen direkt oder indirekt auf die Auseinandersetzung Barlachs mit Goethe. Goethe zieht sich demnach, ganz anders als in seinem übrigen literarischen Werk, wie ein roter Faden durch die briefliche Kommunikation. So erscheint es dem Verfasser angebracht, die Zurhandnahme der Briefe in Bezug auf die Wertung des Goethe-Bildes bei Barlach als ein zulässiges Verfahren zu betrachten.

16 Vgl. die Lithographie: „Der König in Thule 1“. In: Ernst Barlach: Das graphische Werk. Bearbeitet von Friedrich Schult, Berlin 1957, S. 153. (künftig zitiert als Schult II).

17 Hamburger Ausgabe, Bd. 1, S. 79ff. Vgl. auch: Deutsche Gedichte und ihre Interpretationen, Hrsg. von Marcel Reich Ranicki, Frankfurt am Main und Leipzig 1994, S. 61ff.

18 Der in der Antike erstmals von Pytheas beschriebene und zu Beginn des 20.Jh. von völkischen Gruppen mißbrauchte Mythos vom sagenhaften Thule steht im Blochschen Sinne als Hoffnung oder als „konkrete Utopie“ auf ein künftiges Leben in Freiheit und Selbstbestimmung. Vgl. Ernst Bloch: Das Prinzip Hoffnung. Frankfurt 1959, Erster Band, S. 204 ff.

19 Vgl. die Zeichnung: Mephistopheles, Wagner und der Homunkulus. Mischtechnik (Feder, Kohle, Blei) 1897. In: Schult III, S. 30, Nr. 107.

20 Hamburger Ausgabe, Bd. 3, S. 52, V. 1533 – 1539. „Wir werden, hoff ich, uns vertragen; | Denn dir die Grillen zu verjagen, | Bin ich als edler Junker hier, | In rotem, goldverbrämtem Kleide, | Das Mäntelchen von starrer Seide, | Die Hahnenfeder auf dem Hut, Mit einem langen, spitzen Degen, (...)“.

21 Hamburger Ausgabe, Bd. 3, S. 211, V. 6872 – 6878.

22 Vgl. dazu: Victor Lange: Faust. Der Tragödie zweiter Teil. In: Interpretationen, Goethes Dramen. Hrsg. von Walter Hinderer. Stuttgart 1992. S. 364f. Siehe auch: Hamburger Ausgabe, Bd. 3, S. 215ff, (klassische Walpurgisnacht). Definition und Bestimmung des Homunkulus stellt bis heute eines der Hauptprobleme der Faustforschung dar.

23 Hier kommt Barlach der Gedanke, daß nicht das Göttliche, sondern das Böse den Urgrund allen Seins bilden könnte. Das Böse und nicht das Göttliche wäre damit das „Proton kinun“ („erstes Bewegendes“) des Aristoteles. Vgl. Aristoteles: Hauptwerke. Ausgewählt und übersetzt von Wilhelm Nestle, Stuttgart 1934, S. 47ff.

24 Vgl. Martin Grabmann: Thomas von Aquin, München und Kempten 1946. Die Scholastiker vertraten die Ansicht, daß mit Hilfe der Aristotelischen Logik ein Gottesbeweis möglich sei. „Erkennen“ bedeutet danach: Die von Gott regierte Wirklichkeit in Sätzen und Schlußfolgerungen abzubilden. Vgl. dazu Ernst von Aster: Geschichte der Philosophie. Stuttgart 1932, S. 136f.

25 Hamburger Ausgabe, Bd. 3, S. 20, V. 382 – 383. „Das ich erkenne, was die Welt | Im Innersten zusammenhält“.

26 Hamburger Ausgabe, Bd. 12, S. 343.

27 An der Idee des Schönen führt Platon aus, wie man zur Schau der Urgründe alles Werdens gelangen kann: „Ja, das Erreichen, die Schönheit an sich schauen zu dürfen, lauter, rein, ungetrübt, ohne all die irdische Nichtigkeit von Fleisch und Blut, die göttliche Schönheit in ihrer einzigen Eigenart, was liegt nicht darin! Welch ein Leben, auf sie hinblicken, sie betrachten mit dem Auge, das sie schauen darf, ihre Gegenwart genießen. Begreifst du, daß hier allein, wenn das Organ, dem sie sichtbar ist, die Schönheit schaut, der Mensch dazu gelangt, nicht Scheinbilder der Tugend zu zeugen, sondern warhaftige, denn die Wahrheit ist es, die er erfaßt. Und wenn es wahre Tugend ist, die er in sich erzeugt und erzieht, dann hat er erreicht, daß Gott sein Wohlgefallen an ihm hat, und wenn es je ein Mensch geworden ist, wird auch er unsterblich.“ Platon I, S. 383. Zitiert nach: Hans Leisegang: Die Gnosis. Stuttgart 1985, S.11.

28 Briefe II, S. 76.

29 Ernst Barlach: Das dichterische Werk in drei Bänden. Hrsg. von Friedrich Droß. München 1959, Bd. I, S. 42. (Künftig zitiert als Das dichterische Werk I; II; III).

30 Briefe II, S. 593 ff.

31 Briefe I, S. 447.
32 Ebenda S. 450.
Barlach fährt im Brief fort: „Mit meiner Fausterei ist es nicht besser, meine Erkenntnis soll in Plastik ausgesprochen werden, ich dachte mir dabei den Stoff als Gegenstand und fand das Licht, oder anders gesagt, es gibt für mich keine zentrale Idee, ich will nicht verstehen, ich will vergehen, will nicht erkennen und bekennen, aber wie soll ich das erklären. Ich träumte heute etwas wie im Gehen in einem Raum mit Aussicht auf einen fernen Gebirgsrücken, das ist gleichgültig, aber ich war in einer Freude ohne Sinn, Zweck und Ziel (ohne alle Ekstase!). Das einfache Sein, ohne Beziehungen, die menschliche nur Gut-Böse-Existenz bringt mich oft dahin, sozusagen haltzumachen und auf den nächsten Augenblick zu warten, der alles entschleiert, da soll nichts bewiesen oder verbessert oder versinnbildlicht werden, da ist eine heilige Freude, da ist Gott."
33 Ebenda.
34 Briefe II, S. 350.
35 Hambuger Ausgabe, Bd. 9, S. 353.
36 Briefe II, S. 337.
37 Das dichterische Werk III, S. 161.
38 Hier am Beispiel der Figur des „Sterndeuters" exemplifiziert, der als der wahre Visionär den Himmel nach dem aufziehenden Morgen absucht. Ernst Barlach, Das plastische Werk. (Werkverzeichnis Bd. I) Hrsg. von Friedrich Schult. Hamburg 1959. Nr. 98 und 100. (künftig zitiert als Schult I)
39 Der arme Vetter. Drama in fünf Akten von Ernst Barlach. In: Ernst Barlach, Das dichterische Werk I, Die Dramen. München 1956. S. 97. Das Drama erschien 1918; Uraufführung war in den Hamburger Kammerspielen am 20.3.1919.
40 Ebenda S. 385. Der Blaue Boll. Drama in sieben Bildern von Ernst Barlach. Das Drama erschien 1926; Uraufführung war in Stuttgart am 13.10.1926.
41 Vgl. Benno von Wiese: Die deutsche Tragödie von Lessing bis Hebbel. Hamburg 1967, S. 649
42 Vgl. Gisela von Bradke: Das Werden im Drama Ernst Barlachs. (Diss. phil.) Stuttgart 1974, S. 203.
43 Bei aller Verschiedenheit der Gesichtspunkte und aller Distanz der Autoren zueinander gingen auch die Hauptwerke Wilhelm Raabes, Thomas Manns, Hermann Hesses und viele andere Werke der Zeit auf die Grundsituation des gescheiterten Künstlers/Intellektuellen ein. In seinem „Steppenwolf" schreibt der „unpolitische" Hermann Hesse 1927: „Wir Geistigen alle waren in der Wirklichkeit nicht zu Hause, waren ihr fremd und feind, darum war auch in unserer deutschen Wirklichkeit, in unserer Geschichte, unserer Politik, unserer öffentlichen Meinung die Rolle des Geistes eine so klägliche. Nun ja, oft hatte ich diesen Grundgedanken durchdacht, nicht ohne zuweilen eine heftige Sehnsucht danach zu fühlen, einmal Wirklichkeit mitzugestalten, einmal ernsthaft und verantwortlich tätig zu sein, statt bloß immer Ästhetik zu treiben und geistiges Kunstgewerbe. Es endet aber immer mit der Resignation, mit der Ergebung ins Verhängnis. Die Herren Generäle und Schwerindustriellen hatten ganz recht: es war nichts los mit uns ‚Geistigen', wir waren eine entbehrliche, wirklichkeitsfremde, verantwortungslose Gesellschaft von geistreichen Schwätzern. Pfui Teufel! Rasiermesser!".
44 Ernst Barlach, Der arme Vetter. In: Walter Muschg: Pamphlet und Bekenntnis. Olten 1968, S. 332.
45 Vgl. dazu: Ernst Barlachs Drama: Der arme Vetter. Aufnahme, Kritik, Wirkung. Ein Kapitel deutscher Theatergeschichte, hrsg. von Ulrich Bubrowski, S. 235ff, die sich auf die Kritiken der Inszenierung des „armen Vetter" unter Leopold Jessner am Staatlichen Schauspielhaus Berlin 1923 beziehen. Vgl. auch: Günter Albus: Ernst Barlach, Der arme Vetter, Interpretation und Versuch einer Wertung. In: Weimarer Beiträge, Jg. 12, Berlin 1966. S. 883 f.
46 Wie „Der blaue Boll" so ist auch „Der arme Vetter" in seinem Aufbau ein expressionistisches Stationendrama.
47 Vgl. Herbert Kaiser: Der Dramatiker Ernst Barlach. München 1972, S. 19 ff. Und: Manfred Durzak: Das expressionistische Theater. München 1979, S. 30 ff.
48 Vgl. dazu: J.J. Bachofen: Mutterrecht und Urreligion. Unter Benutzung der Auswahl von Rudolf Marx herausgegeben von Hans G. Kippenberg, Stuttgart 1984, S. 51.
49 Paul Theodor Hoffmann: Ernst Barlach, Religiöser Sucher auf dem Weg zu neuer Lebensprägung. In: Neues Altona 1919 – 1929, zehn Jahre Aufbau einer deutschen Großstadt, Jena 1929, S. 373. Zitiert nach: Günter Albus: Ernst Barlach, Der Arme Vetter. A.a.O. S. 880.
50 Ernst Barlach: Geborgenheit. In: Das dichterische Werk II. A.a.o., S.332.
51 „Die Leiden des jungen Werther"; „Götz von Berlichingen"; „Clavigo"; „Stella"; „Urfaust" etc.
52 Schult I, S. 38, Nr. 17.

53 Vgl. Anmerkung 38.
54 Karl Scheffler: Die fetten und die mageren Jahre. München 1946, S. 129 f.
55 Schult I, S. 51, Nr. 44.
56 Vgl. Lao-Tse: Tao-Te-King. Das heilige Buch vom Weg und von der Tugend. Stuttgart 1983.
57 Vgl. dazu den Ausstellungskatalog: Im Zauberwald, Der junge Barlach. Ernst Barlach Haus, Stiftung Hermann F. Reemtsma, Hamburg 1988, Nr. 73.
58 Briefe I, S. 730. Vgl. auch: Schult II, S. 161ff. Die hier nur andeutungsweise zu leistende Interpretation der druckgraphischen Goethe-Zyklen folgt über weite Strecken der grundlegenden Forschungsarbeit zur Illustrationsgraphik Ernst Barlachs, die von Gisela Lautz-Oppermann zwischen 1950 und 1952 veröffentlicht wurde. Gisela Lautz Oppermann: Die Illustrationsgraphik Ernst Barlachs und deren Stellung zum Gesamtwerk. (Diss. phil.) Marburg 1950, S. 103ff. Und Dieselbe: Ernst Barlach, Der Illustrator. Wolfshagen – Scharbeutz 1952.
59 Ebenda Schult II, S. 126 – 136.
60 Siehe dazu: Briefe I, S. 694. Hier zeigt Ernst Barlach am Beispiel der „Walpurgisnacht", daß die Übergabe eines Werkes an die Öffentlichkeit für ihn immer auch von Angst begleitet war.
61 Hamburger Ausgabe, Bd. 3, S. 123, V. 3893 – 3897.
62 Ebenda V. 3898 – 3905.
63 Briefe I, S. 578.
64 Ebenda, S. 688.
65 Carl Dietrich Carls: Ernst Barlach, Das plastische, graphische und dichterische Werk. Berlin 1968, S. 123.
66 Hamburger Ausgabe, Bd. 3, S. 127, V. 4056 – 4059.
67 Ebenda S. 129, V. 4128 – 4135.
68 Vgl. Siegmund Freud: Über Psychoanalyse. Fünf Vorlesungen. Gesammelte Werke. Bd. VII. London 1942, S.58.
69 Siehe Anmerkung Nr. 18.
70 Schult II, S. 138 – 156.
71 Goethe Gedichte. Mit Steinzeichnungen von Ernst Barlach. Nachwort von Elmar Jansen. München 1988. S. XVIII. (Elmar Jansen hatte auch die Reprint-Ausgabe des 1924 im Verlag Paul Cassirer erschienen Originals nachgestaltet. Diese erschien 1970 im Verlag Edition Leipzig (DDR) und wurde vom Rembrand Verlag in (West)-Berlin übernommen. Die leicht verkleinerte Buchausgabe im Schuber erschien 1978 und die Taschenbuchausgabe mit einem erweiterten Kommentar im Piper Verlag München 1988).
72 Schult II, S. 14, Nr. 232.
73 Hamburger Ausgabe, Bd. 1, S. 128f.
74 Gottfried Sello: Ernst Barlach als Illustrator. In: Philobiblon, Jahrgang IV/3, Sept. 1960. S. 227.
75 Siehe dazu: Gisela Lautz-Oppermann a.a.O.
76 Hamburger Ausgabe, Bd. 1, S. 50.
77 Ebenda S. 52.
78 Ebenda S. 154.
79 Ebenda S. 286.
80 Vgl. Elmar Jansen. In: Goethe Gedichte. A.a.O.
81 Das dichterische Werk II, S. 409f.
82 Briefe II, S. 663.
83 Vgl. Hans-Georg Gadamer, Bildkunst und Wortkunst. In: Was ist ein Bild? Hrsg. von Gottfried Boehm. München 1994. S. 90 – 104.
84 J.P. Eckermann, Gespräch mit Goethe in den letzten Jahren seines Lebens. Hrsg. von H.H. Houben. Leipzig 1918. Zitiert nach: Christian Lenz, Die Zeichnungen Max Beckmanns zum Faust. In: Goethe in der Kunst des 20. Jahrhundert a.a.O. S. 82.
85 Ebenda.
86 Hamburger Ausgabe, Bd. 3, S. 359, V. 11935 – 11937.
87 Ebenda S. 19, V. 346 – 349.
88 Siehe die Lithographie in: Schult II, S. 175 und die Zeichnungen in: Schult III, S.107.
89 Hamburger Ausgabe, Bd. 3, S. 147, V. 4666 – 4672.
90 Vgl. Moses II, 19, Vers 13.
91 Vgl. Josua VI.
92 Das dichterische Werk I, S. 407.

Volker Probst

West-Östliches bei Barlach und Goethe

Barlachs Lithographien zu Goethes Gedicht „Paria“

in memoriam
Hans Carossa
(1878 – 1956)
zum 40. Todestag
des Dichters

I. In seiner Rede „Wirkungen Goethes in der Gegenwart“, die Hans Carossa am 8. Juni 1938, also etwa viereinhalb Monate vor dem Tode von Ernst Barlach, im Nationaltheater zu Weimar vor der Goethe-Gesellschaft hielt, sagte er: „Ja wie jeder Japaner den sagenumklungenen Vulkan Fuji-san sich zugeeignet fühlt als den heiligsten Berg, als Wahrzeichen seiner Heimat, auch wenn er ihm ferne wohnt und nie seine Schluchten und Matten, nie seinen glutbergenden Schneegipfel betritt, so spüren wir deutschen Menschen die Kraft und Gegenwart Goethes auch dann, wenn wir selten ein Buch von ihm aufschlagen“.[1]

Ernst Barlach gehörte zu denjenigen, die immer wieder zu Goethes Werk zurückkehrten; dem größten deutschen Klassiker widmete er zudem zwei seiner zwölf veröffentlichten graphischen Folgen: 1923 die Holzschnitte zur „Walpurgisnacht“ und im Jahr darauf seine lithographischen Blätter zu einer Auswahl von Goetheschen Gedichten.

Die im Titel gewählte Formulierung „West-Östliches bei Barlach und Goethe“ spielt an auf Goethes Sammlung „West-östlicher Diwan“, im Jahre 1824 erstmals veröffentlicht. Sie kann als Summe seiner intensiven Beschäftigung mit dem Orient, aber auch dem allgemein Fernöstlichen gelten. Das Sichberührende und Verbindende, das auf befruchtende Wechselwirkung Bedachte dieser beiden Hemisphären formuliert er beinahe beschwörend in einem Gedicht aus eben dieser Sammlung: „Wer sich selbst und andre kennt, | Wird auch hier erkennen: | Orient und Okzident | Sind nicht mehr zu trennen. || Sinnig zwischen beiden Welten | Sich zu wiegen, lass' ich gelten; | Also zwischen Ost und Westen | Sich bewegen sei zum Besten!“.[2]

Im folgenden werden Goethes dreiteiliges Gedicht „Paria“ und Barlachs Lithographien hierzu am Anfang der Betrachtungen stehen. Nach der Darstellung der graphischen Auseinandersetzung Barlachs mit diesen fremden lyrischen Texten wird im Anschluß der Frage nachgegangen, welches Bild sich Barlach von Asien und seiner vielgestaltigen Kultur angeeignet hatte.

Der Band mit Goethes Gedichten, der mit den fünfunddreißig Illustrationen Barlachs 1924 im Verlag von Paul Cassirer in Berlin erschienen ist, enthält keines aus Goethes berühmten und bei Erscheinen heftig umstrittenen „West-östlichen Diwan“. Bei der Auswahl der Gedichte war die Frau des Verlegers Paul Cassirer, Tilla Durieux, behilflich. Die Schauspielerin berichtet dazu in ihren Lebenserinnerungen „Meine ersten neunzig Jahre“: „Als er [Barlach] die wundervollen Lithographien zu Goethes Gedichten schuf, suchten wir gemeinsam die neunzehn Gedichte aus. Ich mußte sie ihm immer wieder vorlesen.“[3] Die Cassirer-Ausgabe vereint dann fünfzehn Gedichte aus verschiedenen Schaffenszeiten des Dichters, die mit dem „Erlkönig“ von 1782 die Zeit der Klassik bis zu Goethes Alterswerk mit der Paria-Trilogie von 1824 umfassen.

Goethe hat nach eigenen Worten den Paria-Stoff vier Jahrzehnte in sich bewegt. Während bei dem Spätwerk „Chinesisch-deutsche Jahres- und Tageszeiten“[4] von 1830 englische Übersetzungen chinesischer Prosa und Lyrik die Vorlagen bildeten, griff Goethe im Paria-Gedicht einen indischen Stoff auf. Entstanden ist das dreiteilige Gedicht als ein Alterswerk 1824, das seinen weltanschaulichen Gedichten zugerechnet wird. Goethes Paria-Gedicht[5] geht im Kern auf eine Schilderung zurück, die im Reisebericht von Pierre Sonnerat 1783 in deutscher Sprache veröffentlicht worden war.[6] Diesen Bericht kannte Goethe bereits aus der Zeit der ersten Veröffentlichung, und er erinnert sich noch in einem Brief vom 27. Februar 1811 an Sergej Uwarow an die Leistung Sonnerats: „[...] denn ob ich gleich z. E. in das Gebiet der indischen Literatur nur Streifzüge machen konnte; so ward doch eine frühere Liebe zu den Vedas durch die Beyträge eines Sonnerats, durch die eifrigen Bemühungen eines Jones, durch die Übersetzungen der Sacontala und Gita-Govinda immer aufs neue genährt, und einige Legenden reitzen mich, sie zu bearbeiten".[7] In Goethes Bibliothek befand sich allerdings nicht der 1783 auf deutsch erschienene Bericht sondern lediglich ein „Supplément au voyage de M. Sonnerat dans les Indes orientales et à la Chine" (Amsterdam u.a. 1785)[8]. Sonnerat berichtet in seiner Schilderung u. a. von einer Göttin, die besonders von den Parias verehrt wird. In dieser sind alle wesentlichen erzählerischen Momente vorgegeben, wie Wasserholen ohne Gefäß, die vermeintliche Untreue, Abschlagen und späteres Vertauschen der Köpfe, die in Goethes Gedicht als „Legende" das Geschehen des Mittelteils der Trilogie in Versform bilden. Das zentrale Motiv der ‚vertauschten Köpfe' findet sich an verschiedenen Stellen der indischen Literatur. Es ist im Epos Mahabarata, in der Bhagavat-Purana nachweisbar und wirkt über die Vermittlung des Vetalapantschavinsati bis in das persische Erzählwerk des Tuti-Nameh (Das Papageienbuch), das auch Goethe in der 1822 erschienenen Übersetzung von Karl Iken kennengelernt hatte.[9]

Im Jahr, als Goethes Gedichte mit den Illustrationen Barlachs herausgegeben wurden, erschien im Münchener Verlag von Georg Müller der Erzählband „Vetalapantschavinsati".[10] Die sechste Erzählung dieser aus dem Sanskrit übersetzten Märchensammlung trägt den Titel „Die vertauschten Köpfe". Auch sie behandelt das Motiv in einer modifizierten Fassung, welches in Goethes Mittelteil der Paria-Trilogie verarbeitet ist. Ob auch Barlach diese Ausgabe kannte, ist nicht belegt. Immerhin hat Thomas Mann, dem der Stoff durch einen Beitrag des Indologen Heinrich Zimmer[11] bekannt geworden war, daraus seine umfangreiche Erzählung „Die vertauschten Köpfe. Eine Indische Legende" entwickelt. Sie erschien erstmals bereits 1940 im exilierten Verlag von Bermann-Fischer in Stockholm.[12]

Seit etwa der Mitte des vorigen Jahrhunderts gilt Goethes Paria immer wieder die Aufmerksamkeit der Literaturwissenschaft. In jüngerer Zeit referiert Lieselotte Blumenthal[13] in ihrem Beitrag eine philologische Deutung von Goethes Paria, wie sie in den 30er Jahren von Max Kommerell und Hans Heinrich Schaeder[14] vorgelegt wurde, ohne wesentlich neues hinzuzufügen. Kommerell sieht darin ein Paradigma reiner Menschlichkeit: „Anders klingt die Botschaft an die Menschen. Die in sich und mit der Gottheit Unversöhnliche wird den Menschen Versöhnerin. Hier lernt die indische Sage die Sprache der Humanität, und Goethe übt seine Schlichte-Gewalt am geselligen Menschen, zwischen Nieder und Hoch, zwischen Bös und Gut."[15] Einen neuen interpretatorischen Ansatz unternimmt Mathias Mayer in seinem jüngst erschienenen Aufsatz zu diesem Thema. Mayer stellt die These auf: „Goethes Paria-Trilogie ist nicht [...] eine Apotheose reiner Menschlichkeit, sondern ein Prozeß, in dem verschiedene Konzeptionen von Gerechtigkeit erprobt werden, dessen Urteil aber die Gerechtigkeit als Aporie ausweist und die menschliche Situation als äußerst prekär erscheinen läßt."[16]

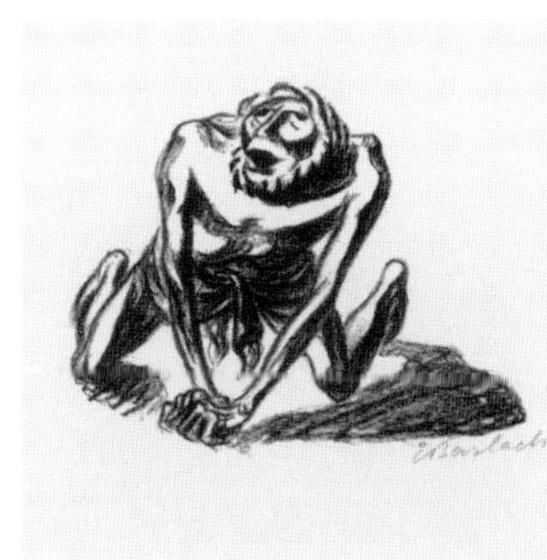

Des Paria Gebet
Lithographie, 1924

II. Wie setzt sich nun Ernst Barlach als bildender Künstler mit Goethes Paria-Trilogie, die im Streit der Literaturwissenschaft durchaus kontrovers gedeutet wird, auseinander? Die beiden Blätter zu Beginn und am Ende des Gedichtes mit der Darstellung eines Paria eröffnen erst in der Zusammenschau die umfassende inhaltliche Dimension. Sie korrespondieren mit der kreisförmigen Komposition, die Goethe dem Gedicht als innere Struktur zugrunde gelegt hat. Der kniende Paria betet zu Brahma in demütiger, ja unterwürfiger Haltung. Nach hinduistischer Vorstellung ist Brahma ein Teil der dreigestaltigen höchsten Wesenheit (Trimurti). Die dreiköpfige Gestalt der Trimurti symbolisiert mit Brahma als Schöpfer, Vishnu als Erhalter und Shiva als Zerstörer die Welt als Ganzes. Der Paria fragt, ob Brahma nur das viergliedrige Kastensystem erschaffen habe oder auch die Affen und „unseres Gleichen?“ und fordert-verhaltend-hoffend eine Achtung für seinen geächteten Stand ein.

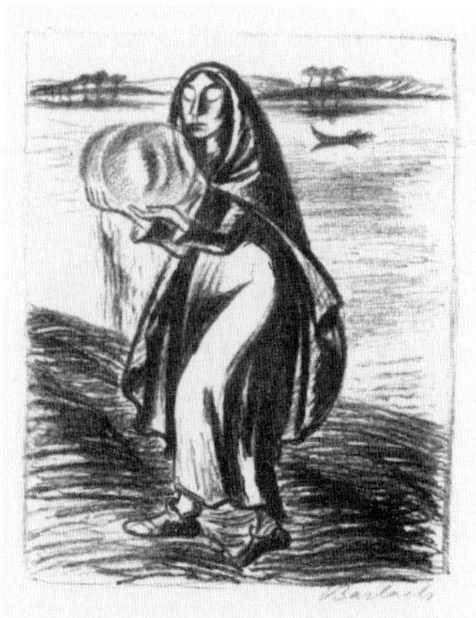

Legende 1
Die Wasserkugeln
Lithographie, 1924

Nach dieser Eingangslithographie gestaltete Barlach drei szenische Blätter, die wesentliche Eigenschaften der handelnden Personen und dramatische Kulminationspunkte des mit „Legende“ überschriebenen Mittelstückes ins Bild setzen. Hier wird das Entscheidende verbildlicht. Wie bei anderen Illustrationsfolgen hat Barlach die Motive durch Vorzeichnungen festgelegt, mitunter auch variiert.

Neben dem Paria ist die Frau des Brahmanen die Hauptfigur. Täglich holt sie Wasser aus einem heiligen Fluß, indem sie mit ihren übernatürlichen Fähigkeiten kristallene Kugeln daraus formt und das Wasser in dieser Gestalt fortträgt. Diese sind Ausdruck ihrer vollkommenen Reinheit. Die Vorzeichnungen „Die Legende 1“ (1923/24; Sch III/1711, 1712) weichen in der ausgeführten Fassung geringfügig in der Gestaltung des Uferbereiches ab. Bedeutsam ist, daß in der Lithographie die Augen nahezu geschlossen sind und dennoch leuchten wie Sterne, während sie im zweiten Entwurf dunkler gehalten sind. Der sicher dem Ufer einer exotischen Flußlandschaft entsteigenden Frauengestalt läßt Barlach eine Komposition höchster Dramatik folgen.

Die Brahmanin verspürte eines Tages beim Wasserholen zur „Über ihr vorübereilend | Allerlieblichsten Gestalt | Hehren Jünglings“ innigste Gefühle. Als Folge dieser, wenn auch nur seelischen Untreue ist sie fortan nicht mehr fähig, das Wasser des heiligen Ganges zu kristallenen Kugeln zu formen. Ihr Gatte, der der obersten Kaste der Brahmanen zugehört, bemerkt dies und schlägt ihr zur Strafe auf dem öffentlichen Richtanger den Kopf mit dem Schwert ab. Der entsetzte Sohn bittet um Gnade für die Mutter, die ihm der Vater gewährt. Mit einem Zauberritual kann sie lebendig werden. Der Sohn findet zwei Körper und zwei Köpfe auf dem Richtplatz vor. In der überstürzenden Eile des Geschehens ergreift er hastig den Kopf der Mutter und setzt ihn auf den Rumpf einer ebenfalls hingerichteten Paria-Frau. Die Dramatik der Handlung unterstreicht Barlach durch die grotesken Verbiegungen der Körper; die abgeschlagenen Köpfe zeigen eher verzerrte Fratzen als menschliche Antlitze. Das dramatische Hauptmotiv der Legende – die Vertauschung der Köpfe – ist geschehen!

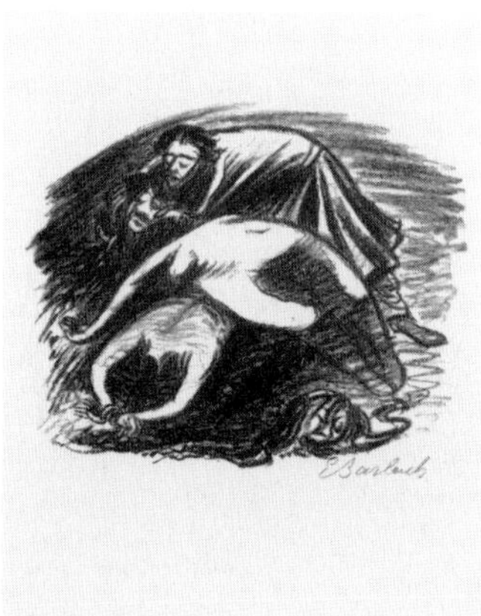

Legende 2
Der Totenhügel
Lithographie, 1924

Auch in der indischen Literatur wurde das Problem diskutiert, welche Persönlichkeit bei solch einer Verwechselung nun entstanden sei. Gilt der Kopf oder gilt der Körper mehr? Der Kopf als der edelste Teil repräsentiert die Persönlichkeit, wobei die Körperlichkeit keineswegs an Macht vollständig verliert. Die Brahmanin ist zwar nun zum Leben erweckt, aber es „Aufersteht ein Riesenbildnis“. Es existiert fortan als ein zwiegespaltenes Wesen, das Gut und Böse antinomisch in sich vereint. Goethes Charakterisierung des „Weisen Wollens“ – dem Kopf der Brahmanin – und „wilden Handelns“ – dem Körper der Paria-Frau zugeordnet – gibt Barlach das Motiv für das darauffolgende Blatt vor.

So schuf auch Barlach ein „Riesenbildnis“. Im Vergleich mit den übrigen Gestalten der Paria-Illustrationen ersteht ein monströses Wesen vor dem Betrachter. Hier entspricht der Künstler in der bildmäßigen Umsetzung ganz Goethes Interpretation: „Und so soll ich, die Brahmane, | Mit dem Haupt im Himmel weilend, | Fühlen, Paria, dieser Erde | Niederziehende Gewalt.“ Der im Profil gegebene Kopf ist in Wolken gehüllt, während der massige Frauenkörper dem Bereich der Erde zugeordnet ist.

Zwischen den mächtigen Schenkeln liegt das abgeschlagene Haupt der Paria-Frau, das Barlach wie aus Stein gemeißelt wiedergibt. Wie an den Vorzeichnungen erkenntlich, ist Barlach zuerst von einer anderen Konzeption ausgegangen: Eine aufrechtstehende Frau (1923/24; Sch III/1716) läßt ihre Arme am Körper herabhängen, der schmale Kopf steht in offensichtlichem Gegensatz zur Fülle des Körpers. Zwischen den Beinen liegt auch hier ein plastisch geformter Schädel. Die stehende Frau erhebt sich über einen riesenhaft erscheinenden großen Körper, der sich anthropomorph der Landschaft anzuverwandeln scheint. Bei der endgültigen Fassung der Lithographie ist dies stark zurückgenommen. Die Frau steht nun in einem Erdspalt bzw. entsteigt einer Erdfurche, was die Geortetheit – Himmel – Erde –, die Goethe ausspricht, im Bild eindringlich verdeutlicht. Die Gestaltung des massigen Frauenkörpers rückt dadurch in die Nähe der Darstellungen von Muttergottheiten, wie sie als Venusstatuetten bereits im Jungpaläolithikum belegt sind und korrespondiert mit der von Sonnerat überlieferten hinduistischen Legende. Mit einer fünften Lithographie schließt Barlach seine Illustrationen zu Goethes Paria-Trilogie ab. Der Paria steht als eine schlanke Gestalt nun in neugewonnenem Selbstbewußtsein aufrecht da, Hände und Kopf nach oben gerichtet im Gespräch mit Brahma; wobei stillschweigend vorausgesetzt wird, daß beide – der kniende und der stehende Paria – ein und derselbe sind. Nur dadurch ergibt sich auch für Goethes Gedicht ein Sinn innerhalb der zeitlichen Abfolge. Der Paria fühlt sich durch die Fürsprache der zweigeteilten Göttin auch vom Schöpfer der Welten, von Brahma angenommen, auch wenn er im tatsächlichen Leben weiterhin unterhalb der vier Kasten steht und als Unberührbarer gilt. Er findet Trost in der Zwiesprache mit dem Höchsten. Barlach beschreibt hier einen Prozeß, nämlich die Erhebung des Menschen von Außenseiter- und Untermenschentum hin zu einem geachteten menschlichen Wesen. Barlach folgt von der Komposition her der textlichen Vorgabe Goethes und erweist sich dabei in doppeltem Wortsinne als ein Dramatiker. Die hageren Gestalten des Paria umschließen gleichsam ringfömig drei szenische Blätter und betten sie in Gebet und Dank ein.

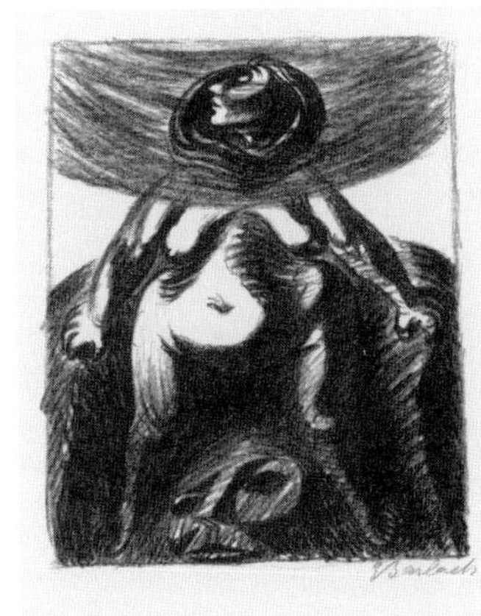

Legende 3
Riesenbildnis
Lithographie, 1924

Barlach steht mit seiner bildhaft-gestalterischen Deutung von Goethes Paria-Trilogie durchaus im Geist seiner Zeit, was abschließend Worte Kommerells verdeutlichen sollen: „Humanitas als tätige Regung ähnelt der Arbeit der Pflanze: organisierend, filtrierend, sublimierend verwandelt sie das Rohe in Geist und Gebilde. Nur Stufen gibt es zwischen Unverarbeitetem und Verarbeitetem – nichts ist verwerfbar. Gäbe es nur noch Verarbeitetes, so käme der Lebensvorgang zum Stillstand. Die umrahmenden Gebete [des Paria] bedingen und begrenzen die richtende Gerechtigkeit der Menschen durch die schaffende Gerechtigkeit Gottes“ [17], wobei in diesem Kontext eher von dem Numinosen als von christlicher Gottheit zu sprechen wäre.

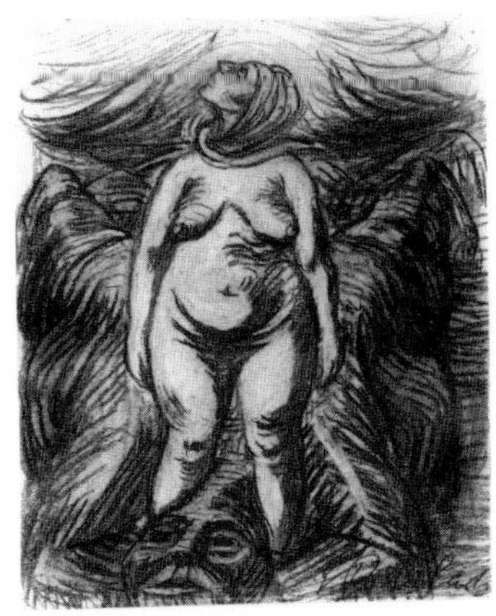

Legende 3
Riesenbildnis
Kohle, 1923/24

III. Ernst Barlach fragt 1937, im schlimmsten Jahr seines Lebens, den Maler Leo von König: „Patriarchenluft? Goethe suchte sie im reinen Osten, aber o weh, sie scheint sich verduftet zu haben und an die Gestade des Inselsees verlagert, in einer Tiefdruckrinne?“ [18] Patriarch wird im chinesischen Buddhismus der Nachfolger in der Lehrübertragung genannt, der berühmteste unter ihnen ist Bodhidharma, der Erste Patriarch des chinesischen Zen. Barlach meint hier sinnbildlich: alt, ehrwürdig, ein Garant für Wahrheit und Lauterkeit. Diese grundlegenden Werte im Umgang der Menschen untereinander hatten sich für Barlach in Zeiten der Verfolgung durch die Nationalsozialisten in ihr Gegenteil verkehrt.

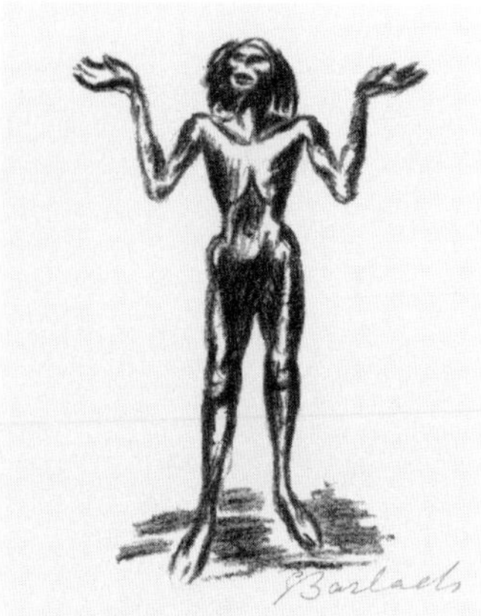

Dank des Paria
Lithographie, 1924

„Ein Chines in Güstrow“ überschreibt Catherine Kramer das letzte Kapitel ihrer Barlach-Biographie [19] und weist mit der prägnant gewählten Überschrift auf Barlachs Affinität zum Kulturkreis Chinas hin, aber auch auf seine abgesonderte Lebensweise als ‚Alter Weiser, Einsiedler vom Heidberg‘. Das Bild vom ‚Weisen am Berge‘ ist ein weitverbreitetes Motiv sowohl der chinesischen Dichtung als auch der Malerei durch die Jahrhunderte. Barlach selbst verglich sich mit einem Chinesen: „Aber ich bin ja nun beinahe ein Chinese an Seßhaftigkeit, dabei wird es auch wohl bleiben.“ [20] Bekanntlich war Barlach ein passionierter Wanderer bei Wind und Wetter; und es fiel ihm sichtlich schwer, auf ausgedehnte Gänge im Heidberg und der näheren Umgebung aufgrund der angegriffenen Gesundheit in den 30er Jahren zusehends verzichten zu müssen.
Das unstete Wanderleben, das der chinesische Dichter Li-Tai-Pe [21] (701 – 762) führte, und die vielschichtige Gestalt dieses Poeten haben Barlach schon frühzeitig in seinen Bann gezogen. Als Barlach sich 1909 zu einem Studienaufenthalt an der Villa Romana in Florenz [22] aufhielt, liest er nicht etwa Dantes „Göttliche Komödie“ oder Sonette von Michelangelo; nein, er liest Gedichte des Chinesen Li-Tai-Pe! Die Gestalt Li-Tai-Pes, neben Thu-Fu [23] (712 – 770) der bedeutendste Poet der Tang-Zeit (618 – 907), hat Barlach in den folgenden Jahrzehnten immer wieder, auch in unterschiedlichen Kontexten beschäftigt.
Aus Florenz schreibt Barlach begeistert über die sich zu einer zentralen Figur entwickelnde Gestalt des Dichters an Charitas Lindemann: „Es gibt ja nicht bloß Deutsch oder sonst ein elendes Europäisch, sondern z. B. Chinesisch. Da habe ich kürzlich Übertragungen von chinesischen Dichtungen gelesen. Li-Tai-Pe ist ein Name, den man behalten muß, wenn man etwas von dem Besten wissen will. Empfehlen Sie Ihrem B., sich nicht auf florentinisch, sondern lieber chinesisch zu erbauen. Ich würde sogar dringend raten. Bei Piper in München ist der kleine Band ‚Chinesische Lyrik‘ erschienen.“ [24] In einem weiteren Brief präzisiert Barlach, was er am Dichter besonders schätzte: „[…] ich habe wohl von chinesischer Lyrik gesprochen und hätte somit eine etwas hämische Verspottung durchscheinen lassen? Erstens ist das gar nicht meine Mode, liebe Frau Lindemann, mir sind solche Leute ekelhaft, die das so machen, und zweitens war es reiner Ernst. Es spricht z. B. aus Li-Tai-Pes Gedichten eine so reine und tiefe Menschlichkeit, oder, weniger sentimental gesagt, er zeigt sich mir so als Lebensbruder, daß er mit zu meinem Besten rechnet. Man sieht, einer kann 1000 Jahre tot sein, Chinaman engros und ist im letzten Sinne kein Stäubchen anders beseelt als man selbst.“ [25] Die Seelenverwandtschaft erwächst aus einer Geisteshaltung, die den Menschen und seine grundsätzliche Disponiertheit in einer als chaotisch empfundenen Welt unabhängig von Weltanschauung, Religion und Hautfarbe und die Natur in den Mittelpunkt der sittlichen Überlegungen stellt. Ein größerer Gegensatz zur kleinbürgerlichen Atmosphäre seiner Wahlheimstadt Güstrow zu solch einer Haltung, die Barlach in überzeugender Weise gelebt hat, läßt sich kaum denken. Diese Geisteshaltung vertritt Barlach offen gegenüber den Repräsentanten der Kirche in Güstrow: „Ich fühle diese Ehrfurcht gegenüber der innern und äußeren Gestaltgebung jeder der großen Weltreligionen, nicht einer einzelnen wortmäßig und begrifflich umgrenzten. So bin ich äußerlich heimisch unter der mir von den Eltern angewiesenen, gewohnt gewordenen Kirchenkuppel, freilich der Charakterisierung als Namenschrist anheimfallend.“ [26] Hinter dem äußeren Anschein einer konformen Haltung verbirgt sich ein inneres Bekenntnis, dessen geistige Wurzeln in den Weltkulturen liegen. Es dokumentiert Barlachs geistige Unabhängigkeit von jeglicher Dogmatik.

Die Gründe für die so geartete Seelenverwandtschaft, die Barlach zu Li-Tai-Pe verspürte, liegt sicherlich zu einem Teil in der Biographie des fernen Dichters. Dieser galt als Sonderling und Einzelgänger, der ganz seiner Dichtkunst lebte und diese einer Karriere im Staatsdienst vorzog. Barlach hatte seine Wirkungsstätte 1910 bewußt aus der Metropole Berlin in die mecklenburgische Provinz, nach Güstrow verlegt, wo er mitunter als skurrile Erscheinung mißtrauisch beäugt wurde. Nicht nur hierin erahnte Barlach eine Nähe zu Li-Tai-Pe. Bekanntermaßen trank der Dichter ausnehmend gerne Wein; davon legen seine Gedichte beredtes Zeugnis ab, ebenso wie die überlieferte Biographie. Trotz des bescheidenen Lebenswandels, den Barlach im alltäglichen Leben pflegte, entbehrte auch er nicht der Genußfähigkeit und wußte einen guten Wein zu schätzen, ohne wie Li-Tai-Pe ein ‚Saufaus' zu sein: „Die alte Flasche war heute und auch gestern zu gut, um die erhitzen Gemüter noch mehr zu erhitzen, sie soll bei Gelegenheit und in Besinnlichkeit getrunken werden."[27]
In der Auseinandersetzung mit dem aktuellen Geschehen seiner historischen Zeit findet Barlach bei Li-Tai-Pe Gedanken, die seine eigenen auszudrücken vermögen. So schreibt er am Ende des Ersten Weltkrieges an den Vetter Karl Barlach: „Drum sei verflucht der Krieg, | Verflucht das Werk der Waffen, | Es hat der Weise nichts | Mit seinem Wahn zu schaffen. | Ich bin kein Weiser, der alte Li-Tai-Pe (600 n. Chr.) vermutlich auch nicht, aber ich stimme bei, es ist höchste Zeit, daß man wieder an anderes zu denken hat als an Fraß und Quark."[28]
So wie der Weise sich der Gewalt jeder Art zu enthalten habe, so hält dieser sich auch fern von anderen unheilvollen Formen der Diesseitigkeit. Fast zwanzig Jahre später, gegen Ende seines Lebens formuliert Barlach in einem Brief: „Es ist lange her, aber ehe ich mich wieder zu ähnlichem entschließe, müssen Berge hinfallen (etwa der Heidberg einstürzen) oder ‚der gelbe Fluß seinen Lauf stromauf nehmen' (sagt Dschuang-Dsi). Nein; Li-Tai-Pe sagt es und verflucht dabei ‚Macht, Ehre, Reichtum'."[29]
Der Weise erscheint Barlach gleichermaßen ein Mensch außerhalb der bürgerlichen Norm zu sein, wie es die Existenz des Dichters ist: „Sie lehnen den Dichtertitel ab – ich denke, jeder geistige Mensch hat eine Phase, in der er Dichter ist, oder jeder taucht einmal von Zeit zu Zeit ins poetische Meer unter. Ihre Eigenschaften als Gelehrter und Nichtdichter stehen in keinem Gegensatz. Gelehrter ist man von Beruf und als Lebenszweck, Dichter ist man, wenn man dichterisch fühlt; ob man alles gestaltet, was in einem reimt oder spricht, darauf kommt's nicht an. Berufsdichter sein kann man nicht, der gute Li-Tai-Pe war von Beruf Saufaus, Lüdrian, Weltwanderer, Erleider menschlicher Lust und Leiden, und er spiegelte dies alles als natürliche Regung im Gedicht wider."[30] Obwohl Barlach noch 1917 schreibt: „Ich lese jetzt Li Tai Pe. Der ist mir viel, viel näher als Däubler",[31] vergleicht Barlach den Dichter – und Freund seit den gemeinsamen Florentiner Tagen – Theodor Däubler mit eben diesem chinesischen Wanderpoeten der Tang-Zeit, der chinesischen Klassik. Mehrfach wird er dessen Erscheinung literarisch verarbeiten. Daß Barlach das unstete, aus der Norm fallende Leben Li-Tai-Pes geläufig gewesen ist, zeigt auch folgende Stelle aus seinem Roman „Seespeck": „Beim Wandern durch die Gassen stutzte das Volk über Däublers gnadenloses Herabschauen, und allerdings lag in seiner Miene bei aller Milde und Versöhnlichkeit so gar wenig Verbrüderungsanerbieten, er ging wie ein Li Tai Pe als ungetümlicher Wanderpoet durch die Gassen, bestaunt, empörend und leise bespottet."[32] Zur äußeren Erscheinung und der Ausstrahlung Däublers notiert Barlach im „Dario Däubler": „Er schaut drein wie Li-Tai-Pe, wie ein gewaltiger ungetümlicher Wanderpoet. Der leidet an sich selbst und der Welt wie

ein verbannter Gott. Er schaut drein wie ein Gesandter eines barbarischen Kaisers, verächtlich erhaben trotz hereingekrempelter und immer hervorstülpender knittriger Hemdärmel-Säume."[33] Hier wird der Dichter ganz sonderbare Erscheinung, dessen Habitus letztlich Ausdruck innerer Disponiertheit und Lebensausdruck zugleich geworden ist. Li-Tai-Pes ungewöhnlicher Lebensverlauf einer ganz und gar unbürgerlichen Existenz scheint Barlach zum Prototyp des jeglicher einengender Norm abholden Geistesmenschen geworden zu sein. Li-Tai-Pe verkörpert nach chinesischer Auffassung das taoistische Ideal eines irdischen Hsien, eines Unsterblichen, der in der Einsamkeit der Wälder und Gebirge lebt. Das als Legende überlieferte Ende von Li-Tai-Pes Lebenslauf erscheint somit als folgerichtige Konsequenz: Auf einer nächtlichen Bootsfahrt versuchte dieser poète maudit – berauscht wie meist vom Wein und der eigenen dichterischen Kraft – das Spiegelbild des Mondes im Wasser zu erhaschen, fiel aus dem Boot und ertrank ... .

IV. Barlach hat sich nicht nur mit der Lyrik Chinas beschäftigt, sondern sich auch mit philosophischen Werken inhaltlich sehr intensiv auseinandergesetzt. Zu einer Seelenverwandtschaft, die er dort verspürte, gesellte sich ein weiteres, für Barlach entscheidendes Moment: „Von Blutmischung ist mir nichts bekannt, also – Wahlverwandtschaft? Seelengleichheit? Na, dann bin ich eher ein Chines, denn wenn ich den ollen Li-Tai-Pe lese, Dschuang-Si, Liä-Dsi aufschlage, so strotzt es von Barlachtum in meinem Sinne, d. h. ich fühle mich dahingehörig. [...] Aber die menschliche Kameradschaft, die ich dort *oft* finde [...], ist für mich ein Gebot und zwar das erste. Wo ich dieses finde, kann ich viel zugeben und mittun. Die alten Chinesen haben mir auch in diesen Dingen, an die man leichtbegreiflicherweise tastend herangeht, mit erfahrener Hand Anleitung gegeben, meine Begriffe zu finden."[34] Diese Äußerung Barlachs ist insofern entscheidend, da er in ihr die außerordentliche Bedeutung betont, welche die chinesischen Klassiker bei der Findung sittlicher Werte für ihn hatten. Das Primat der Menschlichkeit dem anderen gegenüber ist ihm oberste Maxime des sittlichen Handelns. Für Barlach scheint es zuvörderst keine Rolle zu spielen, aus welchem kulturellen Erbe und geistiger Tradition die Maximen für sittliches Handeln hervorgegangen sind, wenn sie sich an der unantastbaren Würde des Menschen orientieren. Vor diesem weltanschaulichen Hintergrund wird erahnbar, warum Barlach sich in fünf Lithographien mit der Gestalt des Paria, einem Vertreter der unterdrückten Massen Indiens, auseinandergesetzt und Achtung für diese Ausgestoßenen im Bild formuliert hat. Erste Berührungen mit fernöstlichen Lehren hatte Barlach bereits als junger Kunststudent in Hamburg, ohne jedoch die philosophischen Lehrsysteme differenziert zu erfassen. Es kommt mitunter zur – ungewollten – Vermengung von west-östlicher Geistesgeschichte: „Was ist der Grund Deines langen Schweigens?", fragt Barlach den Freund Friedrich Düsel, „Ich darf ja nicht darüber zürnen, denn es steht geschrieben: Faß dich an deine eigene Nase, und weiter Confucius: Was du nicht willst, was man dir tue, das tue auch keinem andern".[35] Hier schreibt Barlach eine Stelle aus dem Neuen Testament – Tobias 4,16, im Volksmund auch als Reimspruch verbreitet – dem chinesischen Philosophen zu, die dort nicht nachgewiesen werden kann. In diesem Zusammenhang spricht Julius Grill von einer „auch dem Nichttheologen [...sich aufdrängenden] Gedankenverwandtschaft unsres Buches mit der Bibel", und meint, daß „aus dem Werk Chuang-tszes [...] noch weiteres Vergleichsmaterial in reichlichem Maß zu erheben"[36] wäre. Dieser Brief an den Studienfreund Düsel ist der bislang früheste Beleg, wann chinesische Klassiker in Barlachs Gesichtskreis gelangt sind. Die latinisierte Schreibweise des Philosophen läßt vermuten, daß Barlach eventuell eine Übersetzung von Friedrich Rückert oder Victor von Strauß gekannt haben könnte.[37]

Vor allem Friedrich Schult hat Barlach nach 1914 mit der Literatur des Ostens versorgt. So berichtet Schult über den gegenseitigen Austausch von Literatur: „Er verwies mich auf den Anton Reiser, auf Jung-Stilling und Keller, ich antwortete mit Li-tai-pe, Forster, mit Bräker, dem Toggenburger, mit den Sagas, den von Wilhelm herausgegebenen alten Chinesen und Stendhal."[38] In Barlachs Bibliothek ist heute lediglich noch vorhanden: Liä Dsi, Das wahre Buch vom quellenden Urgrund.[39] Auf das vordere Vorsatzpapier hat Barlach eine Zeichnung zu seinem Drama der Findling eingeklebt „Das Kind in der Glorie" (1921/22; Sch III/1501). Auf der Innenseite des hinteren Buchdeckels notierte Barlach – wie er es bei anderen Büchern ebenso tat – Stellen, die er sich merken wollte: „8 11, 9 12, 82 9, 12 2, 21 13, Anarchie 11.1, Affenvater 27 19, Raum u. Zeit 48 1, Staatsmoral Privatmoral 101 16".[40] Nur bei diesem letzten Kapitel hat Barlach den Text durch eine seitliche Anstreichung hervorgehoben; er lautet: „König Dschuan von Tschu fragte den Dschan Ho und sprach: ‚Was muß man tun, um den Staat in Ordnung zu bringen?' Dschan Ho erwiderte und sprach: ‚Ich verstehe nur das eigene Selbst in Ordnung zu bringen; einen Staat in Ordnung zu bringen, verstehe ich nicht.' "[41] Im Kapitel II, 13. „Der Zauberer und der Weise" findet sich am Ende ein Satz, der auf Barlachs bildnerisches Werk zutrifft: „Nur die einfache Form ließ er bestehen. Alles Zerstreuende beseitigte er. Und das Eine dadurch erlangte er."[42]

Trotz der intensiven Auseinandersetzung mit dem Fernöstlichen hat Barlach kein einheitliches Bild der ostasiatischen Religionen, Philosophien und Kultur; darin ähnelt er Goethe. In seiner Vorstellung hat sich eher eine Art Konglomerat gebildet mit Rudimenten aus dem Buddhismus und Hinduismus, in dessen Zentrum die Kultur Chinas eingebettet ist. Barlach setzt sich mit den asiatischen Lehren nicht als Wissenschaftler auseinander, sondern als ein Suchender, der in diesen Denkmodellen etwas findet, was ihm seine jeweilige aktuelle Lebenssituation erklärbar und dadurch ertragbar macht. Bei Alfred Kubin führte die Beschäftigung mit den Vorstellungen des Buddhismus zu einer „buddhistischen Krise" vom 2. bis 12. März 1916, wie er sie in der selbstbiographischen Vorrede zu seinem phantastischen Roman „Die andere Seite" beschreibt. Nach dieser Katharsis hatte sich der geniale Zeichner mit eigenen Worten „den Schlinggewächsen eines so gefährlichen Zaubergartens entwunden."[43] Bei Barlach hingegen war die Auseinandersetzung mit Asien keine kurzlebige modische Attitüde, sondern ein jahrzehntelanger Prozeß verinnerlichter Vorstellungen. Ihn interessieren nicht offizielle Lehrmeinungen und ausgearbeitete Systematiken, sondern Einzeläußerungen, die er seinem Leben anverwandelt. Asien war für Barlach keineswegs eine Fluchtbewegung. Dort fand er eine Geisteshaltung, die der seinen, trotz aller Verwurzelung im Norddeutschen, Struktur wohl entsprach. So verwundert es nicht, wenn er zum einen Jean Paul als chinesisch bezeichnet: „An Jean Paul komme ich gut heran. Er kommt mir immer chinesisch vor, ich kann es nicht anders sagen. Es ist dieselbe Wirklichkeit und zugleich dieselbe Unwirklichkeit der Dinge."[44] Er findet sich da in einem Urteil mit dem Indologen Heinrich Zimmer, der im Zusammenhang mit dem Vetalapantschavinsati schreibt: „Jean-Paul, der indisch-östliche unter den deutschen Genien".[45] Zum anderen weiß Barlach auch Bruegel mit dem fernen Kulturkreis durchaus in Verbindung zu bringen: „Manchmal spüre ich bei Bruegel etwas Chinesisches, die wirkliche Welt ist es ganz und gar und doch wieder keine betrachtete, sondern neu geschöpft und aus dem Bedürfnis nach einer Art musikalischem Aufbau und Ausdeutung bedacht. Um mit diesem Vergleich zu Rande zu kommen, müßte man aber viel weiter ausholen, davon kann heute keine Rede sein."[46]

Die Kultur der Chinesen war Barlach nicht nur wegen ihrer künstlerischen und literarischen Artikulationen von Bedeutung. Zur tatsächlichen geographischen Entfernung kam für ihn die zeitliche. In der geistigen Entwurzelung nach dem Ende des Ersten Weltkrieges fragt Barlach, wie viele andere Künstler und Intellektuelle seiner Zeit auch, vordergründig nach der Möglichkeit einer Einheit im politischen Leben: „Jetzt haue ich an einem lebensgroßen Moses herum und wünsche in Gedanken Deutschland so einen Zusammenfasser und Bestimmer aller nationalen Dinge. Ich denke wie Du ziemlich pessimistisch. Ob wir auf dem tiefsten Niveau sind? Ich weiß von dem alten Chinesen Dschuang-Dsi, daß das alles schon durch die Gedanken der Chinesen vor viel tausend Jahren gegangen ist. Jene haben's durchgehalten, und wir werden's ja auch, ob aber vielleicht nicht eine eiszeitartige Unterbrechung von Jahrtausenden stattfinden muß (d. h. in ganz Europa), bis der Baum wieder ausschlägt??"[47] Nicht auf Politiker der noch jungen Weimarer Republik setzt Barlach seine Hoffnung auf politische und gesellschaftliche Einigung, sondern die chinesischen Klassiker und ihre Vorstellungen von Moral erscheinen ihm der Garant für dieses Ziel zu sein.

Die Urgründe, d. h. die in vorgeschichtlicher Zeit liegenden Wurzeln, verlegt Barlach – hier in Bezug auf sein Drama „Der Findling" – in die mythische Vorzeit Chinas: „Der rote Kaiser? Irgendein sagenhafter chinesischer ‚gelber Kaiser' war das Vorbild. Ein fanatischer Ordner, sein Manifest eine über alle Grenzen schweifende Schärfung der Gewissen."[48] Die Heroen und mythischen Kaiser, denen die Gründung des Reiches zugeschrieben wird, sind für Barlach ein Synonym für eine nicht bestimmbare, zeitliche wie räumliche Entfernung.

Feine Unterscheidungen bzw. Zuordnungen von spezifischen Vorstellungen zu den jeweiligen Kulturen, nimmt Barlach nicht genau vor. Im Zusammenhang mit koreanischen Ming-Gräbern ahnt er seine Wurzeln im fernen Osten: „Wenn ich das sehe, habe ich das Gefühl: daher kommst du. Es ist, als ob dort meine wahre Heimat wäre. In solchen Augenblicken bin ich geneigt, an Seelenwanderung zu glauben."[49] Weder bei den Chinesen noch den Koreanern existiert die Vorstellung von einer Seelenwanderung. Sie verehren die Ahnen, dem ein komplexer Toten- und Ahnenkult zugrunde liegt. Seelenwanderung gehört in den Bereich hinduistischer und buddhistischer Vorstellungen vom ewigen Kreislauf allen Daseins. Die Lehre von der Wiedergeburt hat ihren Ursprung in der altvedischen Vorstellung von der „Fünffeuerlehre" (Panchagnividya), in der das Unsterbliche des Menschen begründet wird. Auch hier ist zu betonen, daß es Barlach nicht darum ging, sich ein einheitliches und widerspruchsfreies System der Weltdeutung auf der Grundlage asiatischer Vorbilder zu schaffen. Auf strukturelle Ähnlichkeiten, die er dort fand, kam es ihm an; diese hat er mehr oder weniger stark deutlich adaptiert.

Dennoch überrascht Barlach mit punktuell tiefen Kenntnissen entlegener Textstellen, deren Konnotation ihm geläufig erscheint. „Tat Twam asi – das bist Du",[50] schreibt er an Vetter Karl Mitte der 30er Jahre. Barlach will damit sagen, daß eine Einheit von Wollen und Erreichtem eines Manuskriptes durch den Autor als überzeugender Ausdruck des Selbst gelungen ist. Diese Wendung – „Tat tvam asi, das bist du" – wird im Chandogya-Upanishad Abschnitt 6, 8 am Ende der 10.–16. Khandas wiederholt: „Was jene Feinheit ist, ein Bestehen aus dem ist dieses Weltall, das ist das Reale, das ist die Seele, das bist du, o Çvetaketu!"[51] Dies ist einer der großen Lehrsätze der Vedanta-Philosophie, von dem der Indologe Paul Deussen schreibt: „[...] die Worte tat tvam asi gelten mit Recht als die Summa aller Upanishadlehren"[52] Die Überlieferung heiliger Texte wurde jahrhundertelang durch

mündliche Tradition gewährleistet; dabei ergab sich das besondere sprachliche Muster der mehrfachen Wiederholung, ohne zu einer entleerten Formel zu werden. Dies gilt für die umfangreichen Texte des Hinduismus und des Buddhismus gleichermaßen. Das Begehren des Paria, als gleichwertiger Teil der Schöpfung erkannt zu werden, hat hier seine Erfüllung: Tat tvam asi – das bedeutet die transzendente Identität mit dem Absoluten; – es gibt keine Unterschiede mehr, denn sie sind im Selbst aufgehoben.
Legt man die überkommenen Zeugnisse in diesem Zusammenhang bei Barlach zugrunde, so zeigt sich ein Schwerpunkt des klassischen China bei ihm. Dies läßt auch der Buchbestand von Barlachs Bibliothek vermuten, in der sich mehrere Übersetzungen von Richard Wilhelm befinden bzw. befanden. Die Übersetzungen der wichtigsten chinesischen Klassiker durch Wilhelm[53] hat wesentlich zur Vermittlung dieser Literatur an das deutsche Publikum beigetragen. Wilhelms Übersetzungen waren vielfach Vorlagen für Übertragungen in dritte Sprachen.[54] Bei der Rezeption der asiatischen Philosophien und religiösen Systeme, die gerade in Deutschland im ersten Viertel dieses Jahrhunderts einen Aufschwung nahm, hat seine philologische Arbeit einen entscheidenden Anteil. Zudem erschienen zahlreiche Veröffentlichungen zu buddhistischen Fragen, die in der Folge der grundlegenden Übersetzungen heiliger Schriften ins Deutsche aufgeworfen wurden. Es bildete sich eine buddhistische Bewegung, die in der Errichtung des Buddhistischen Hauses 1922 – 1924, einer Einrichtung der von Paul Dahlke begründeten Buddhistischen Gemeinde, in Berlin-Frohnau einen ersten Abschluß fand. In den 20er Jahren wirkten für die Verbreitung des Buddhismus, vor allem des Hinayana, Gelehrte wie Paul Dahlke, Georg Grimm, Otto Franke, Hermann Oldenberg, Nyanatiloka (d.i. Anton Gueth) und andere.[55] Als eine Pionierleistung des Verlegers Reinhard Piper, eines lebenslangen Freundes Barlachs, ist die Tatsache zu werten, daß er wesentliche Werke des Pali-Kanon[56] in der Übersetzung von Karl Eugen Neumann in handlichen und preiswerten Ausgaben für den deutschsprachigen Leser in hohen Auflagen herausbrachte.[57] Im Verlagsbericht über die Tätigkeit der vergangenen zehn Jahre ist 1914 zu lesen: „Neben der Schopenhauer-Ausgabe stehen die Veröffentlichungen Karl Eugen Neumanns aus der Buddhistischen Literatur, von denen behauptet wurde, daß auch Schopenhauer an ihnen seine Freude gehabt hätte."[58] Von der Wirkungsgeschichte her ist die Übersetzungsleistung Neumanns der von Wilhelm durchaus ebenbürtig. Allerdings sind von Neumannschen Ausgaben in Barlachs Bibliothek keine Exemplare vorhanden. Die im Nachlaß bewahrte Bibliothek Barlachs in der Ernst Barlach Stiftung Güstrow umfaßt ca. 160 Bände. Vermutlich handelt es sich dabei lediglich um einen Restbestand, denn Barlach war nicht nur ein intensiver und breitangelegter Leser, sondern auch ein Freund und Sammler des Buches. Es ist zu vermuten, daß Piper, der Barlach regelmäßig mit den neuesten Ausgaben seines Verlages beschenkte, den Künstler auch mit Neumanns Übersetzungen aus dem Pali-Kanon versorgte.

V. Neben Philosophie, Religion und Dichtkunst, hat vor allem die bildende Kunst Asiens Barlach immer wieder tief und nachhaltig beeindruckt. Der Einfluß dieser Auseinandersetzung reicht von offensichtlicher Motiventlehnung bis hin zu subtilen Zitaten scheinbar untergeordneter Bildelemente, die nur dem Kenner von Kunst und Kunstgewerbe Asiens bemerkbar werden. Um die Wurzeln seines Schaffens anzugeben, grenzt Barlach ab: „[...], denn ich möchte beweisen, daß ich nicht etwa meine Art irgendwoher fertig übernommen habe, etwa vom Japanischen, wie einige sagen. Wenn ich nicht bestreiten kann und will, daß z. B. Ägyptisches und Indisches mir starke Eindrücke hinterlassen haben, so habe ich doch alle bestimmenden Anregungen aus der Natur, und es ist mir ein geläufiger Gedanke, mir ähnliche innere Voraussetzungen anzunehmen bei Kunstperioden, zu denen man sich im Klang und Ausdrucksweise in Beziehung setzt."[59] So schwärmt der Bildhauer explizit von der Schönheit von Buddhastatuen: „Nun, um wieder zum Künstler zu kommen, so ist die höhere Weihe sakraler Schöpfungen nicht zu verkennen. Dome, Kathedralen, Tempel bedürfen der Götterbilder, der Gottzugewandheit. Es gibt wohl nichts Göttlicheres, als Buddhastatuen in japanischen und indischen Tempeln. Ein vergöttlichter Mensch zwar, aber schon mehr Gott als Mensch, d. h. aber, immer nur Menschen- tum gemäß der Künstlerphantasie, Ergebnis *seiner* Vorstellung vom Erhabenen. Es wird nie die Norm ‚Mensch' vergessen, kann es nicht, alle Entwicklung zum Herrlichsten hat sie als Basis."[60] Barlachs Urteil über sakrale Kunst hat als Parameter die Gestalt des Menschen in seiner komplexen Ganzheit. An ihr ist zu messen, ob die Erhabenheit überzeugend ins Werk gesetzt ist.

In Barlachs Manuskript zum Roman „Der gestohlene Mond" fand sich ein Zeitungsausschnitt mit einer monumentalen Buddhafigur. Es handelt sich dabei um eine mächtige steinerne Buddhaskulptur in der alten Königsstadt Polonnaruwa[61] auf Ceylon. Unter diese Abbildung hat Barlach folgende Zeilen notiert: „Wer die Wütigkeiten des Jahres 1937 ermessen kann, aber nur der, weiß den Zauber dieser Figur zu ehren. Ich fand die Abbildung im Erbgroßherzog-Kafe Borwin sitzend, am 20. Dez im Berliner Lokalanzeiger un[d] fühle mich magisch angesprochen wie von d[e]r Stimme aus einer Welt, von d[e]r ich nicht weiß ob einer höheren od[e]r mir bedeutsamen dadurch daß sie unendlich fern der jetz[t]zeitigen ist. Diese Bedeutung erfüllt auch mich [mit] höchster Dankbarkeit, denn da ist kein Haß od[er] Posaunenton des Selbstlobs sondern anstatt des einen Gleichmut, statt der andern Selbstlosigkeit im Eingehen in [das] Reich eines Schweigens, ‚das Lob des zeitlos immer gegenwärtig ‚Lebendigen''".[62] In einem der für Barlach schlimmsten und verzweifeltsten Jahre seines Lebens, in dem als trauriger Höhepunkt die Verfemung seiner Person wie seines Werkes in der infamen Aktion der sogenannten „Entarteten Kunst" gipfelte, erschien ihm dieser liegende Buddha als Offenbarung einer paradiesisch friedfertigen Welt, in der sich der Künstler zu leben und wirken sehnte: Stille, Schweigen, Harmonie zwischen sich und der Welt in einer fernen, zeitlosen Epoche.
Ikonographische Rückgriffe etwa beim „Singenden Mann" (1928; Sch I/343) und bei der „Hockenden Alten" (1933; Sch I/434) auf verschiedene Formenkanons asiatischer Kulturen sind bislang mehrfach erwähnt worden.[63] Mit Vorliebe hat Barlach Reproduktionen eigener und fremder Werke ausgeschnitten, sie auf Karten und Briefe aufgeklebt und an den entsprechenden Empfänger gesandt. Für das hier behandelte Thema sind zwei Karten von besonderer Bedeutung. Neben der von Friedrich Droß veröffentlichten Postkarte an Karl Barlach, auf dessen einer Seite Barlach die Abbildung einer „tanzenden indischen Gottheit"[64] – vermutlich ist damit die Darstellung eines tanzenden Shiva gemeint – aufgeklebt hat, ist eine bislang unveröffentliche Karte an Sophia Muggly[65] von Interesse. Barlach hatte ihr einen Geburtstagsgruß gesandt und auf der freien Seite einer amtlichen Postkarte die Reproduktion einer chinesischen Figur aufgeklebt. Auch diese chinesische Gottheit läßt sich durchaus mit Barlachs „Singendem Mann" in Verbindung bringen. Weitere ikonographische Rückgriffe Barlachs verdeutlicht seine großformatige Kohlezeichnung eines lesenden Mönches[66], dessen kahlgeschorener Schädel und meditative Physiognomie in eigenartigem Gegensatz zur Behandlung der übrigen Figur steht und durchaus an Mönchsgestalten des Buddhismus erinnert.

Als Marginalie sei in diesem Zusammenhang hingewiesen auf Barlachs Lithographie „Dona Nobis Pacem" (Sch II/82), die 1916 in der Zeitschrift „Der Bildermann" erschien. Diese in der Tradition der Schmerzensmutter stehende Darstellung einer Frau wird umgeben von einem Kranz aus bedrohlich schwebender Stichwaffen. Neben zeitgenössischen Stichwaffen zeigt die Waffe auf der linken Seite unten eine Form des Griffes, die charakteristisch ist für den indonesischen Kris. Dieses Dolchmesser ist zugleich Waffe, Zierrat und kultisches Objekt, das als Bindeglied zwischen dem Eigentümer und den Ahnen fungiert.
Barlach kannte die außereuropäische Kunst und Kunstgewerbe nicht aus Kunstbüchern, sondern auch aus eigener Anschauung. Sicherlich boten die Berliner Sammlungen mit chinesischer, japanischer und indischer Kunst reichlich Gelegenheit hierzu. Zu Schult äußerte Barlach gelegentlich: „Ich sah zwei Ausstellungen chinesischer Kunst. Das ist so deutsch. Man denkt an Holbein."[67] Die Auseinandersetzung Barlachs mit der Kunst des fernen Ostens kann nicht dem Japonismus zugerechnet werden, dessen Auswirkungen noch im Jugendstil deutlich zu erkennen sind. Barlach geht – wie in seiner Kunst überhaupt – auch hier einen eigenen Weg.

VI. Mehrfach betont Barlach im Zusammenhang mit Fragen des künstlerischen Schaffensprozesses, daß er sich als eine Art Medium fühlt, das selbst nicht handelt, sondern durch eine stärkere Macht zum Tun bewegt wird. Hier klingt der Begriff des Wu-wei an, des Nichthandelns, der eine zentrale Rolle bei Lao Tse und im Taoismus spielt. Im Tao Te King, Kap. 48. „Vergessen des Erkennens" heißt es nach der Wilhelmschen Übersetzung: „Wer im Forschen wandelt, nimmt täglich zu. | Wer im SINNE wandelt, nimmt täglich ab. | Er verringert sein Tun und verringert es immer mehr, | bis er anlangt beim Nicht-Tun. | Beim Nicht-Tun bleibt nichts ungetan. | Das Reich erlangen kann man nur, | wenn man immer frei bleibt von Geschäftigkeit. | Die Vielbeschäftigten sind nicht geschickt das Reich zu erlangen."[68] Gemeint ist ein absichtsloses Handeln, das nicht gewaltsam in den natürlichen Lauf der Dinge eingreift. Wu-wei darf nicht als Passivität und tatsächliches Nichthandeln mißverstanden werden. Wu-wei im taoistischen Sinne meint die Möglichkeiten der schöpferischen Entfaltung innerhalb der Grenzen des Natürlichen und Notwendigen, einer inneren Gesetzmäßigkeit folgend. Dies trifft umfassend für Barlachs Verständnis seines Künstlertums zu, handelt und schafft er doch eben einer inneren Notwendigkeit entsprechend. Dieser Notwendigkeit setzt er keinen Widerstand entgegen, im Gegenteil. Barlach erfüllt im Schaffen das ihm innewohnende Gesetz: „Ich glaube aber, daß alles Notwendige empfangen und als selbstverständlich hingenommen werden muß, glaube obendrein, daß das Wort ein elender Notbehelf, ein schäbiges Werkzeug ist und das eigentliche und letztliche Wissen wortlos ist und bleiben muß."[69] Zum Nicht-Handeln gesellt sich das Schweigen als Ausdruck einerseits der Kontemplation; anderseits ist es auch eine herausragende Eigenschaft des Einsiedlers wie des Weisen. Barlach charakterisiert sich selbst: „Im Grunde bin ich wortkarg und abgesehen von gelegentlichen Anfällen von Zungengalopp zum Schweigen geneigt."[70] Aus zahllosen Briefen Barlachs der 30er Jahre ist zu entnehmen, daß er Begegnungen mit den Menschen mied. Schon allein bei der Vorstellung, er müßte lange Gespräche führen, floh er regelrecht aus Atelier und Wohnung am Heidberg.

Sowohl der Weg, den Barlach beschritt, als auch das Ziel, welches er möglicherweise zu erreichen hätte, blieben ihm bis an sein Lebensende weitgehend verborgen. Im Januar 1938, also im Todesjahr, befragt er sich in der Rückschau zu Weg und Ziel seines menschlichen wie künstlerischen Daseins und Handelns: „Denn, nicht wahr, wenn man 20 – 30 Jahre so auf unbekannten Wegen im Dunkeln herumgestolpert ist, nichts wissend von Weg und Ziel, und dann sich nachsagen lassen muß und darf, daß es ein folgerichtiges Gehen und Stolpern war oder doch scheint, so hält man einstweilen halbverdutzt still und weiß sich selbst keinen Rat, wenn man sich im stillen Kämmerlein die Frage vorlegt, ob das alles so gelten kann, was auf keinen Fall bewußt und wohlüberlegt heraus und zustande kam." [71] Der Weise befindet sich auf dem Weg. Das Ziel des Weges ist im Weg selbst zu sehen, d. h. es ist von entscheidender Bedeutung, ‚sich auf den Weg zumachen'; ob ein Ziel erreicht wird, ist dabei von untergeordnetem Rang. Die Metapher des Weges wird zum Synonym für die menschliche Existenz. Nur im Vertrauen auf die Kontinuität des ewigen Laufes im Zeitfluß läßt sich das Leben in schöpferischer Form durchleben: „Wir alle wissen ja, daß nichts beständig ist als der Wechsel, und rechnen täglich mit Auf- und Untergang der Tagessonne." [72] Dieses Urvertrauen in die ewige Wiederkehr der Gestirne, das Barlach hier äußert, verdichtet sich zur Vorstellung vom ewigen Kreislauf der Existenzen (Samsara), einer der Grundgedanken fast aller asiatischer Religionen und Philosophien. Hier wird ein unüberbrückbarer Unterschied zur christlichen Vorstellung von der Gesetzmäßigkeit des Weltenlaufes mit dem Jüngsten Gericht als Endziel deutlich. Auch Konfuzius hat sich zu Weg und zur Suche nach den letzten Fragen geäußert: „Konfuzius sagt: ‚Wenn ihn der Sarg umgibt, – beschließt er seine Tätigkeit. – Erst dann weiß er nichts mehr – vom Wechsel seiner Zeit' –: Dies ist ein Zeugnis dafür, wo der Edle ausruht. In der Tat lernt er ohne Unterlaß, bis er, von seinem Sarg umschlossen, endlich aufhört." [73] Und Barlach war als ein Suchender und Fragender bis zur letzten Stunde seiner irdischen Existenz auf eben diesem Weg unterwegs. Augenfällig ist, daß Kunst, Literatur, Religion und Philosophie verschiedener asiatischer Kulturen Barlachs Leben über etwa ein halbes Jahrhundert begleitet und prägend auf ihn eingewirkt haben.

Am Ende eines ausgehenden Jahrtausends stellt sich die Frage, inwieweit Barlachs Werk Verbindliches zu stiften in der Lage ist. Angesichts der zahlreichen Kriege, der Gewalt und Unterdrückung sowie des weltweiten Elends kann seine zeitlose Botschaft, humanes Menschentum darzustellen und überzeugend zu leben, ein Maß des ethischen Handelns werden. In seinen Illustrationen zu Goethes Paria-Trilogie gibt Barlach einmal mehr hierfür ein Beispiel. Im Mantel des scheinbar Exotischen hat er in Anlehnung an Goethe sein Anliegen formuliert, sein Menschenbild von den Ausgegrenzten, den Unterdrückten und Benachteiligten auch als Kritik an bestehenden Gesellschaftssystemen ins Bild zu setzen. Barlach empfindet diesen Menschen gegenüber ein umfassendes „brüderliches Gefühl": „Dieses Gefühl aber gilt allen denen, die so – d. h. verfallen, verflucht, in sich zerfallen sind – und ihrer sind unendliche überall" [74]. Dies sei uns Nachgeborenen Appell und Ansporn zugleich.

Anmerkungen

1 H. Carossa, Wirkungen Goethes in der Gegenwart. Leipzig 1938, S. 21. – Auf Carossas „Worte über Goethe gesprochen vor der Magdeburger Goethe-Gesellschaft am 14. Februar 1936". In: Goethe-Kalender auf das Jahr 1937. 30. Jg., S. 44–52, sei hingewiesen; ebenso auf seine „Ansprache" zur Verleihung des Frankfurter Goethe-Preises am 28. August 1938. In: Goethe-Kalender auf das Jahr 1939. 32. Jg., S. 32–41 – Vom Verfasser ist eine Untersuchung in Vorbereitung, die sich der Beziehung ‚Ernst Barlach – Max Dietzel – Hans Carossa' widmet.

2 Goethes Werke. Komm. v. E. Trunz. München, Bd. 2, 1978, 11., überarb. Aufl., S. 121.

3 T. Durieux, Meine ersten neunzig Jahre. Berlin 1980, S. 308.

4 Erstdruck in: Berliner Musenalmanach für das Jahr 1830. Zuvor hatte Goethe einige chinesische Gedichte nach der englischen Übertragung von P. P. Toms ins Deutsche übersetzt, die in der Zeitschrift ‚Über Kunst und Altertum', Bd. 6, 1827 erschienen waren. Vgl. a. Goethes Werke. München, Bd. 1, 1978, 11., überarb. Aufl., Bd. 1, S. 715–719; sowie W. Dong, Goethe und der Kulturaustausch zwischen dem chinesischen und dem deutschen Volk. In: Goethe Jahrbuch. 106. Bd., 1989, S. 314–326, mit Ausführungen bis in die Gegenwart.

5 Wird im folgenden aus Goethes Gedicht zitiert, so sei auf die S. 168–169, 176 des vorliegenden Kataloges verwiesen.

6 Vgl. zu dieser Legende von Mariatale und Schamadagini ausführlich P. Sonnerat, Reise nach Ostindien und China auf Befehl des Königs unternommen vom Jahr 1774 bis 1781. Zürich 1783, Bd. 1, S. 205–207. – Über diese von Goethe benutzte Quelle gibt weitläufiger Auskunft Th. Zachariae, Zu Goethes Parialegende. In: Zeitschrift des Vereins für Volkskunde. 11. Jg., H. 1, 1901, S. 186–192.

7 Goethes Briefe. Weimar 1901, Bd. 22, S. 43–44.

8 S. Goethes Bibliothek. Katalog. Bearb. d. Ausg. H. Ruppert. Weimar 1958, S. 588, Nr. 4093.

9 Vgl. H. H. Schaeder, Goethes Erlebnis des Ostens. Leipzig 1938, S.180–181.

10 Vetalapantschavinsati. Die fünfundzwanzig Erzählungen eines Dämons. Dt. v. H. Uhle. München 1924. – (Meisterwerke orientalischer Literaturen; Bd. 9)

11 H. Zimmer teilt dies mit in: Vetalapantschavinsati. Eingel. durch „Der König mit dem Leichnam" von H. Z. Darmstadt 1966, S. 21*; vgl. a. M. Mayer, „Opfer waltender Gerechtigkeit" – Goethes „Paria"-Trilogie. In: Jahrbuch der deutschen Schillergesellschaft. 39. Jg., 1995, S. 146–148.

12 Th. Mann, Die vertauschten Köpfe. E. indische Legende. Stockholm 1940.

13 L. Blumenthal, Goethes Paria. In: Jahrbuch des Wiener Goethe-Vereins. 1979, S. 185–200.

14 H. H. Schaeder, Goethes Erlebnis des Ostens. Leipzig 1938.

15 M. Kommerell, Goethes indische Balladen. In: Goethe-Kalender auf das Jahr 1937. 30. Jg., S. 182.

16 M. Mayer, „Opfer waltender Gerechtigkeit" – Goethes „Paria"-Trilogie. In: Jahrbuch der deutschen Schillergesellschaft. 39. Jg., 1995, S. 146–161, hier S. 151. In der Fußnote 15 auf S. 148 verweist Mayer auf die relevante Sekundärliteratur zu diesem Gedicht Goethes.

17 M. Kommerell, Goethes indische Balladen. In: Goethe-Kalender auf das Jahr 1937. 30. Jg., S. 182–183.

18 2.12.1937; Br. II 1419.

19 C. Kramer, Ernst Barlach. Reinbek 1984, S. 94.

20 Brief an Reinhard Piper 1.9.1934, Br. I 1161. – Nicht nur Barlach selbst, sondern Menschen seiner unmittelbaren Lebenswelt verglichen ihn mit einem ‚Meister' des alten Chinas. In Marga Böhmers Exemplar des Laotse, Tao Te King. A. d. Chines. ... v. R. Wilhelm, Jena 1919, 5.–8. Tsd., S. 50, ist beim 45. Spruch „Überströmendes Lebens" die letzte Zeile – „Reinheit und Stille ist der Welt Richtmaß" – angestrichen und daneben handschriftlich „E. B." vermerkt; ebenso ist im 56. Spruch „Verborgenes Leben", S. 61, angestrichen die letzte Zeile – „Darum ist er der Vornehmste auf Erden." – und handschriftlich wiederum „E. B." mit Bleistift notiert.

21 Grundsätzlich wird in diesem Beitrag die Schreibweise der chinesischen Eigennamen in derjenigen Barlachs wiedergegeben und nicht nach den heute gebräuchlichen Umschriften.

22 Dieses Jahr ist monographisch dargestellt in: Kat. Ernst Barlach. Berlin Florenz 1909. Bearb. v. I. Tessenow. Güstrow 1995.

23 Zu Thu-Fu notiert Barlach im „Güstrower Tagebuch" am 9. November 1916, Pr. II 339: „Ich las im ‚Bildermann' als Nachdichtung von Klabund Thu-Fus Gedicht mit dem Widerhall ‚Du mein Heimatland.' Echt chinesisch und ganz deutsch. Da stehen Dinge zusammen, die auseinandergleiten, nur die Liebe bindet sie im Menschen, man empfindet wie bestürzt, wie Verhängnis und Fluch, aber im Spiegelbild der Seele wird es Beseligung, die Liebe zu Allem. Sich selbst in Allem. ‚Sah Soldaten durch das Osttor reiten, sah ein Blumenschiff im Nebel gleiten.' Sonderbar ist das Alles, erschütternd und bald wieder gleichgültig. Ich dachte, wie bin ich in Allem, was ich mache so, zu kritisch arrogant, beweisend und beschwatzend." Barlach zitiert Thu-Fus Gedicht „O mein Heimatland" in der Verdeutschung von Klabund in: Dumpfe Trommel und berauschtes Gong. Leipzig 1915, S. 22. (Inselbücherei; Nr. 183).

24 18.3.1909, Br. I 164. – Ab 1905 kam im Piper Verlag die Reihe „Die Fruchtschale" heraus, in der die „Chinesische Lyrik" in dt. Übers. v. H. Heilmann, München, Leipzig 1905 als erster Band erschien. Es folgten weitere Bände mit den Autoren wie F. Schlegel, H. F. Amiel, W. Whitman u. a., bis 1914

immerhin 19 Bände.

25 Brief an Charitas Lindemann, 21.4.1909; Br. I 168.

26 Brief an Johannes Schwarzkopff , 3.12.1932; Br. II 1007.

27 Brief an Leo von König, 2.12.1937; Br. II 1419.

28 2.11.1918; Br. I 395. Barlach zitiert nach Klabunds Übersetzung chinesischer Lyrik „Dumpfe Trommel und berauschtes Gong". Leipzig 1915, S.36 (Inselbücherei; Nr. 183); dort heißt es gegen Ende des Gedichtes „Fluch des Krieges": „So sei verflucht der Krieg! Verflucht das Werk der Waffen! | Es hat der Weise nichts mit ihrem Wahn zu schaffen."

29 Brief an Leo von König, 17.10.1937; Br. II 1410. Barlach paraphrasiert die letzte Strophe von Li-Tai-Pes Gedicht „Lustfahrt im Boot": „Wenn ich der Macht, dem Reichtum und der Ehre | Mich je verschreibe und mich an sie hänge, – | So wird der Gelbe Fluß stromaufwärts ziehn!" nach der Ausgabe von H. Bethge, Pfirsichblüten aus China. Berlin 1922, S. 26.

30 Brief an Karl Weimann, 23.5.1919; Br. I 408.

31 F. Schult, Barlach im Gespräch. Leipzig 1989, S. 28; im folgenden als BiG zitiert; hier vom April 1917.

32 Pr. I 472.

33 Pr. II 371.

34 Brief an Karl Barlach, 6.10.1920; Br. I 453.

35 Brief an Friedrich Düsel, 7.10.1889; Br. I 19.

36 Lao-tszes Buch vom höchsten Wesen und vom höchsten Gut. A. d. Chines. ... v. J. Grill. Tübingen 1910, S. 203–204.

37 Vgl. Schi-King. Chines. Liederbuch gesammelt von Confucius, dem Deutschen angeeignet v. F. Rückert. Altona 1833. Schi-King. Das kanonische Liederbuch der Chinesen. A. d. Chines. übers. u. erklärt v. V. v. Strauß. Heidelberg 1880. – Desweiteren: Schi-King oder chinesische Lieder, gesammelt von Confucius. Neu u. frei nach P. La Chrarme's lat. Übertr. bearb. Hrsg. v. J. Cramer. Crefeld 1844. Confucius. Tá-Hiŏ. Die erhabene Wissenschaft. A. d. Chines. übers. u. erklärt v. R. v. Plaencker. Leipzig 1875. Confucius, Tschōn-Yông. Der unwandelbare Seelengrund. A. d. Chines. übers. u. erklärt v. R. v. Plaencker. Leipzig 1878.

38 BiG, S. 38. Ähnlich äußert sich Schult noch in seinen letzten Aufzeichnungen: „Nur über die alten Chinesen, von Richard Wilhelm verdeutscht, die ich ihm ins Haus brachte, waren wir uns von Grund aus einig." BiG, S. 127. Dies bestätigt Barlach im Gespräch mit Schult: „Die alten Chinesen, die Sie mir bringen, kommen mir in einer Zeit wie dieser gerade recht. Wie es mir denn überhaupt bisweilen scheinen will, als wäre unter allen Völkern der Welt gerade das chinesische uns am nächsten verwandt." BiG, S. 28; hier von 1918.

39 A. d. Chines. ... v. R. Wilhelm. Jena 1911. Barlach besaß auch Dschuang Dsi, Das wahre Buch vom südlichen Blütenland. A. d. Chines. ... v. R. Wilhem. Jena 1912 mit einer eingeklebten Zeichnung „Der Kessel" zum „Findling", heute nicht mehr beim Nachlaß; vgl. Br. I S. 803. Im Nachlaß Marga Böhmer ist ein Exemplar des Laotse, Tao Te King. A. d. Chines. ... v. R. Wilhelm. Jena 1919, 5.–8. Tsd., vorhanden, das Barlach sicherlich aufgrund der Lebensgemeinschaft mit Marga Böhmer auch benutzte.

40 Diese entsprechen folgenden Kapiteln: I 11. Weltuntergang, I 12. Eigentum, VII 9. Der ungerechte Mammon, II 2. Der Götterberg im Norden, II 13. Der Zauberer und der Weise, II 1. Utopia, I 19. Der Affenvater, V 1. Widerstreit der Ideen von Raum und Zeit, VIII 16. Staatsmoral und Privatmoral.

41 Liä Dsi, Das wahre Buch vom quellenden Urgrund. A. d. Chines. ... v. R. Wilhelm. Jena 1911, S. 101.

42 Ebenda S. 22.

43 A. Kubin, Die andere Seite. München, Berlin o. J. [vermutlich 3. Aufl. 1923], S. LIX.

44 BiG, S. 26; hier von 1917.

45 H. Zimmer, Der König mit dem Leichnam. In: Vetalapantschavinsati. Darmstadt 1966, S. 38*.

46 Brief an Reinhard Piper, 27.12.1930; Br. II 900.

47 Brief an Karl Barlach, 17.3.1919; Br. I 402.

48 Brief an Wilfried Hennig, 21.3.1933; Br. II 1032.

49 BiG, S. 28–29; hier vom September 1918. Vgl. a. die Mitteilung Schults in: E. Barlach, Das plastische Werk. Bearb. v. F. Schult. Hamburg 1960, S. 204.

50 Brief an Karl Barlach, 11.1.1936; Br. II 1278.

51 Sechzig Upanishad's des Veda. A. d. Sanskrit ... v. P. Deussen. Leipzig 1905, 2. Aufl., S. 167. In einer neueren Übersetzung ist folgende Lesart gegeben: „Und was ebendiese Feinheit (die unerkennbar) ist, aus dieser besteht das Weltall. Das ist die Realität (satya). Das ist das Selbst (atman). Das bist du (tat tvam asi), o Svetaketu!" In: Weisheit des alten Indien. Hrsg. [u. übers.] v. J. Mehlig. München 1987, Bd. 1, S. 302.

52 Sechzig Upanishad's des Veda. A. d. Sanskrit ... v. P. Deussen. Leipzig 1905, 2. Aufl., S. 157.

53 Wilhelms Übersetzungsprogramm von Originalurkunden aus Religion und Philosophie Chinas im Eugen Diederichs Verlag war auf 10 Bände angelegt.

54 Die Wirkungsgeschichte ist gut dokumentiert für Wilhelms Übersetzung des „I Ging": Erfahrungen mit dem I Ging. [Hrsg. v. U. Diederichs]. Köln 1984, S. 250–268. – Zur Biographie Wilhelms vgl.

Richard Wilhelm. Hrsg. v. S. Wilhelm. Düsseldorf-Köln 1956.

55 Vgl. hierzu die Bibliographie von C. Regamey: Buddhistische Philosophie. Bern 1950. – Zu Nyanatiloka: Der erste deutsche Bhikkhu. Das bewegte Leben des Nyanatiloka. Hrsg. v. H. Hecker, Konstanz, 1995.

56 Der Kanon der buddhistischen Schriften – Tripitaka (Sanskrit: „Dreikorb") genannt mit den drei Abteilungen Vinaya-, Sutra- und Abhidharma-Pitaka, ist am umfassendsten im sogenannten Pali-Kanon überliefert. Pali ist ein indischer Dialekt, der sich vom Sanskrit ableitet. In dieser Sprache ist der Pali-Kanon abgefaßt.

57 Zu diesem und verwandten publizistischen Vorhaben vgl. R. Piper, Briefwechsel mit Autoren und Künstlern 1903 – 1953. Hrsg. v. U. Buergel-Goodwin u. W. Göbel. München, Zürich 1979, S. 61 – 71, 524 – 525. – Zu Neumanns Ausgaben bei Piper vgl. die Bibliographie in: Almanach des Verlages R. Piper & Co München. 1904 – 1914. München 1914, S. 268 – 269; Almanach 1904 – 1924 des Verlages R. Piper & Co. München. München 1923, S. 244 – 246.

58 Almanach des Verlages R. Piper & Co München. 1904 – 1914. München 1914, S. 214.

59 Brief an Wilhelm Radenberg, 8.8.1911; Br. I 253.

60 Brief an Wolf Dieter Zimmermann, 12.2.1933; Br. II 1020.

61 Im Mahaparinirwana liegender Buddha, Polonnaruwa, Gal Vihara, Länge 14,1m, 12. Jh. – „Besonders eindrucksvoll ist das ‚Felsenkloster' (Gal-Vihara) im Nordosten mit großen aus dem Stein herausgehauenen Statuen, von denen die des 14 m langen liegenden Buddha die bemerkenswerteste ist. Der selige Friede des Nirvana, der sich im Antlitz des sterbenden Erleuchteten widerspiegelt, der heiße Schmerz und die edle Resignation in Zügen des neben dem Meister stehenden Ananda gehören zu dem Ergreifendsten, was die buddhistische Kunst geschaffen hat." H. v. Glasenapp, Der Buddhismus in Indien und im fernen Osten. Berlin, Zürich 1936, S. 134.

62 Neutranskription nach der Handschrift bei der Ernst und Hans Barlach Lizenzverwaltung, Ratzeburg; vgl. a. Pr. II 722.

63 Vgl. für Barlach „Singender Mann" Steinbildnis der Kuanyin, China Tang-Dynastie C. Glaser, Ostasiatische Plastik. Berlin 1925, Taf. 69, Kuanyin, China, 13. Jh. (?) ebenda, Taf. 153, Gempin, Japan, Ende 12. Jh., ebenda, Taf. 157; vgl. a. V. Probst, Ernst Barlach – Der bildhauerische Nachlaß in Güstrow. In: Der Ernst Barlach Nachlaß in Güstrow. Berlin; Güstrow 1995, S. 36; „Hockende Alte" vgl. S. Augat, „Hebt Euch hinweg Ihr Hexengelichter!" Berlin FU Mag.-Arbeit 1995, S. 62. – Vgl. allgemein A. Salmony, Europa – Asien. Religiöse Skulpturen. Potsdam 1922.

64 Br. II 926, hier S. 830.

65 Ernst Barlach Stiftung Güstrow; nicht bei Droß. – Da die Karte nicht frankiert ist, hatte Barlach sie wohl in einem Kuvert versandt. Er hatte folgende Zeilen unter und um die Abbildung geschrieben: „Zum Geburtstage wünsche ich Ihnen alles Gute. Für Ihren Brief herzlichen Dank; ich freue mich daß Sie so schöne Tage hatten. Grüße an Ihren M.!" Auf der anderen Seite fährt Barlach fort: „Wir sind jetzt bei den Lübecker Figuren, Böhmer voran, ich hinterdrein und Marga hilft uns beiden. Manchmal spielen wir baden d. h. wir platschen in d[e]r frühesten Morgendämmerung oder Abend = wenn alles Gesindel sich verlaufen hat und das Wasser so ehrlich aussieht, als wäre es seit d[e]r Sündflut ungebraucht. Ihr ergebener EBarlach". Demnach ist diese Karte zu datieren auf 1930/32.

66 Ernst Barlach Stiftung Güstrow; nicht bei Schult. – Die bei Schult mit „Meditation" betitelten Zeichnungen Barlachs gehören – wenn auch peripher – zu diesem Motivkreis; vgl. Ernst Barlach, Das zeichnerische Werk. (Werkverzeichnis Bd. III) Bearb. von Friedrich Schult. Hamburg 1971, Nr. 919, 1011, 1830.

67 BiG, S. 28; hier vom April 1917.

68 Laotse, Tao Te King. A. d. Chines. ... v. R. Wilhelm. Jena 1919, 5.–9. Tsd., S. 53. – Im Exemplar des Nachlasses Marga Böhmer ist dieses Kapitel mit Bleistift angestrichen.

69 Brief an Johannes Schwartzkopff, 3.12.1932; Br. II 1007.

70 Brief an Hans Barlach, 2.8.1934; Br. II 1158.

71 Brief an Paul Schurek, 20.1.1938; Br. II 1435. In Brief an Paul Schurek, 6.8.1936; Br. II 1324: „Wir würden die Mahnung zum Betreten des rechten Weges aus Ihrer Feder [...] gerne hinnehmen." Der hier von Barlach verwendete Begriff des „Rechten Weges" entstammt der buddhistischen Terminologie und ist ein Grundgedanke des Buddhismus, nicht nur der Hinayana- und Mahayana-Tradition. Er wird durch die Einhaltung des „Achtfachen Pfades" erreicht.

72 Brief an Leo von König, 27.5.1938; Br. II 1464. Ähnlich auch im Brief an Wilhelm Wadler, 24.11.1932; Br. II Anh. 16: „Aber schließlich: Nichts ist beständiger als der Wechsel, hoffen wir auf ein uns und aller Welt günstiges Vorhaben dieses allmächtigen Wechsels!"

73 Dieser Spruch des Konfuzius ist überliefert von Han Yiung in der ihm zugeschriebenen Anthologie Han-shih-wai-chuan, zit. n.: Chinesische Geisteswelt. Hrsg. v. G. Debon u. W. Speiser. Baden-Baden 1957, S. 128.

74 Brief an Karl Barlach, 6.10.1920; Br. I 453. – Im Buddhismus spricht man vom tätigen Mitgefühl bzw. Mitleid (Karuna), eine wesentliche Eigenschaft der Buddhas und Bodhisattvas.

Heike Stockhaus

Goethe ist göttlich

Barlachs Illustrationen der Goethe-Gedichte

Worin lag für Ernst Barlach der Impuls, Goethes Gedichte zu illustrieren? Vor dem Hintergrund seiner starken literarischen Eigenständigkeit und Eigenwilligkeit, die sich in seinen Texten ebenso wie in seinen Bildwerken ausdrücken, ist eine Antwort nicht naheliegend. Zwar kennt der aufmerksame Leser der Briefe Barlachs seine Vorlieben für Goethe, für den „Werther", für Goethes Gespräche mit Eckermann, für den „Faust", für die Kunst- und Lebensweisheit des großen deutschen Ideendichters, die den jungen wie den reifen Barlach begleitet haben. Auch finden sich vereinzelt bildnerische Annäherungsversuche, frühe Zeichnungen zum „Faust", sogar plastische Goethe-Bildnisse. Betrachtet man aber die erfolgreiche Entwicklung der druckgraphischen Veröffentlichungen Ernst Barlachs im Paul Cassirer Verlag, besonders die kostbaren, bibliophilen Mappenwerke der Pan-Presse zwischen 1909 und 1922, die ihn sowohl als Dramatiker, wie auch als Lithograph und Holzschneider aufwendig präsentieren, so bleibt die Ausgabe der Goethe-Gedichte mit Barlach Illustrationen ein Kuriosum. Hat sich doch hier der kantige Bildhauer einen leichtfüßigen Seitensprung mit der Poesie erlaubt. Oder sollte man dieses auch ästhetisch für Barlach so ungewöhnliche Bild-Sprach-Werk als Zugeständnis an die veränderten Erfordernisse des Buchmarktes der Weimarer Republik werten?

Der Erfolg und die Blütezeit des Graphikers Ernst Barlach fällt in die Hochphase der expressionistischen Buchkunst. Eine ganze Generation von bildenden Künstlern, Schriftstellern, Kunsthändlern und Verlegern ist beseelt von der Idee einer zeitgemäßen, expressiven Buchgestaltung. Künstler drängen mit ungeheuer bildmächtigen Literaturillustrationen in die Öffentlichkeit. Luxusausgaben von hoher künstlerischer Qualität beherrschen den Buch- bzw. Kunstmarkt. Ernst Barlach ist als Druckgraphiker zunächst vor allem daran interessiert, sich seinen eigenen literarischen Vorlagen bildnerisch zu nähern. Von seinem Verleger Cassirer immer wieder aufgefordert, fasziniert ihn der parallele Schaffensprozeß, das literarische und bildnerische Gestalten derselben Materie. Die eigenen Vorlagen sind so vielfältig und zahlreich, daß er fremde Stoffe nicht sucht. Mit den wirtschaftlichen Krisen der jungen Republik nach dem 1. Weltkrieg aber ging die Nachfrage nach graphischen Mappenwerken und originalgraphisch-illustrierten Büchern immer mehr zurück. Barlach konstatiert in einem Brief vom 28.10.1923: „Arbeiten tue ich, aber ein bißchen mit dem Gefühl, daß es [...] praktischen Zweck nicht hat, verkauft wird nichts, und ich weiß nicht recht, ob das Geld, das ich brauche, noch vollkommen meins ist, oder doch, ob ich nicht hart an der Grenze bin, wo ich von Cassirer leben muß." [1]

Aber auch der Cassirer Verlag war in Schwierigkeiten geraten und begann ab 1922 Teile des Verlages, wie die Pan-Presse, und auch Verlagsrechte zu verkaufen.[2] Das breitgefächerte künstlerische Programm des Verlages konnte angesichts der inflationsbedingten Geschäftslage, aber auch der starken Konkurrenz, die sich nach Kriegsende etabliert hatte, nicht fortgeführt werden. Cassirer sucht verstärkt nach zeitgemäßen verkaufbaren Produkten. Die durch den Weltkrieg ausgelöste tiefe geistige Erschütterung und Sinnkrise der Künstler und Intellektuellen begründen zudem in dieser Zeit zunehmend das Bedürfnis, den ideengeschichtlichen Reichtum des Humanismus neu zu beleben. Goethe wird zur Leitfigur. Seine glaubhafte und nachvollziehbare Wandlungsfähigkeit von der ungestümen Subjektivität des Jungen zu existentieller Demut des Alten, die Kontinuität seiner geistigen Entwicklung vom Sturm und Drang zur Klassik, wirkt auf die Generation zwischen den beiden Weltkriegen ermutigend. Auch Ernst Barlach empfindet die Beschäftigung mit Goethe als

heilsam und schreibt : „Eine Gläubigkeit gegenüber dem Schicksal, grundlos, wie sie zu Zeiten sein mag, ist ein Glück, das mir von Zeit zu Zeit doch immer wieder zufällt [...]. Es gibt Fluten und Ebben des Geistigen, mir scheint, es will wieder tüchtig fluten. Ich illustriere noch immer Goethe-Gedichte [...].“[3]
Zum Preis von 300 Reichsmark erscheint 1924 in der Reihe „Goethe-Gedichte“ im Paul Cassirer Verlag die zweite Lieferung mit 31 Steinzeichnungen von Ernst Barlach in einer Auflage von 100 numerierten Exemplaren. Zuvor war die Gedichtsammlung mit Illustrationen von Max Liebermann erschienen, und es sollte noch eine dritte und vierte Lieferung auf den Markt kommen mit Zeichnungen von Hans Meid und Karl Walser. Weitere Auflagen, Cassirer hatte unter anderen an Max Slevogt, Oskar Kokoschka und Erich Heckel gedacht, kamen nach dem plötzlichen Tod Cassirers im Jahr 1926 nicht mehr zustande. Das Buchprojekt wurde eingestellt. Die Auslieferung der „Goethe-Gedichte“ erfolgte in unterschiedlichem Umfang. Im Falle Barlach sind es 60 nicht numerierte Seiten mit 31 in den Text verschränkten Lithographien. Insgesamt 35 Steinzeichnungen wurden auf Japanpapier gedruckt, vom Künstler signiert und mit Passepartout versehen jeder Lieferung beigelegt. Demgegenüber stehen 44 im Werkverzeichnis ausgewiesene Entwurfszeichnungen, die auf spannende Weise den Illustrationsprozeß transparent werden lassen. Die in ihrem Charakter stark alternierende Mischung der 15 illustrierten Gedichte umfaßt die humoristische und groteske Ballade ebenso wie Liebeslyrik und philosophisch weltanschauliche Gedichte. Auf den ersten Blick wirkt die Auswahl beliebig, aber hübsch und wohlproportioniert gestaltet. Vermutlich wurde, wenn schon nicht die Auswahl, zumindest die Reihenfolge und graphische Anordnung von Text und Bild vom Verlag bestimmt. Paul Cassirer hatte in den anderthalb Jahrzehnten Verlegertätigkeit in unbeirrbarer Intuition sein Verlagsprogramm am jeweiligen Zeitgeist orientiert. Neben den avantgardistischen Buchexperimenten gab es seit Gründung der Pan-Presse 1909 immer ein solides Angebot an künstlerisch wertvollen, originalgraphisch illustrierten Büchern und Mappenwerken. Nach Kriegsende allerdings ist die graphische Gestaltung der Bücher leiser geworden. Deutlich wurde die exponierte Vormachtstellung des Bildes zugunsten einer um Harmonie zwischen Bild und Text bemühten Gestaltung abgelöst. Tatsächlich war das „Illustrierte Buch“ in dieser Zeit zum vielbesprochenen Objekt bibliophiler Kritiker geworden, deren Urteil und stilistische Forderungen auch das Erscheinungsbild der Cassirer-Bücher beeinflußt haben müssen. Fällt doch beim Betrachten der Goethe-Gedichte mehr als bei jeder vorherigen Cassirer-Ausgabe auf, was Ernst Schulte-Strathaus 1923 auf ganz entschiedene Weise für das „Illustrierte Buch“ in Anspruch nimmt: „Die Illustrationen müssen mit dem Buch verwachsen sein, in der ästhetischen Wirkung des Zusammenpassens von Schrift und Bild wie in der äußeren Einordnung. Sie dürfen den Fluß des Textes nicht hemmen, sollen ihn vielmehr ruhig weiterleiten.“[4] In diesem Sinne gehen Bild und Text der Goethe-Gedichte eine enge räumliche Verbindung ein; häufig haben die Bilder keine definierte Bildgrenze und schweben neben, über oder unter einer oder mehreren Strophen. Text und Bilder umrahmen sich gegenseitig und erzeugen beim Betrachter einen für Barlachs druckgraphische Arbeiten äußerst ungewöhnlichen Eindruck von Harmonie. Ob aber die „Goethe-Gedichte“ auch die zweite Forderung desselben Autors, nämlich die, die sich an den Künstler richtet, erfüllen, wird im folgenden noch ausführlich zu besprechen sein: „Der Stoff muß ihn im Innersten packen, in ihm arbeiten und gären, bis mit ursprünglicher Kraft der Extrakt hervorbricht und zu künstlerischer Gestaltung zwingt. Kein handwerkliches Nachbilden dessen, was der Dichter schon mehr oder weniger ausführ-

lich dargestellt hat, sondern ein einfühlendes Weiterbilden, ein Wecken des in der Dichtung Schlummernden, vom Dichter unbewußt im Schlaf gelassen. Steigerung der Dichtung durch das Mittel des Bildes."[5]

Paul Cassirer besaß als Kunsthändler und Verleger großes Geschick im Umgang mit den ihm und dem Verlag nahestehenden Künstlern und konnte sie, wie Ernst Barlach, immer wieder für neue Publikationen begeistern. Auch hatte er ein gutes Gespür dafür, was den einzelnen künstlerischen Neigungen thematisch entsprach. Die Auswahl der zu illustrierenden Goethe-Gedichte wurde im geselligen Kreis zusammen vorgenommen. Daran war auch Cassirers Lebensgefährtin, die Schauspielerin Tilla Durieux, beteiligt, und es gehört nicht viel Phantasie dazu, sich vorzustellen, wie sie zu vorgerückter Stunde „für Barlach und Paul Goethes Gedichte"[6] vorlas und sich das „goldene Zeitalter" in ihren Herzen ausbreitete. Eben das muß im Januar 1924, als Barlach für mehrere Tage zu Gast bei den Cassirers in Berlin war, gewesen sein. Barlach, dem alles Bohèmehafte verhaßt war, berichtet darüber ganz lapidar: „Kürzlich war ich wieder in Berlin, befand mich dauernd schlecht, kam aber doch gestärkt zurück."[7]

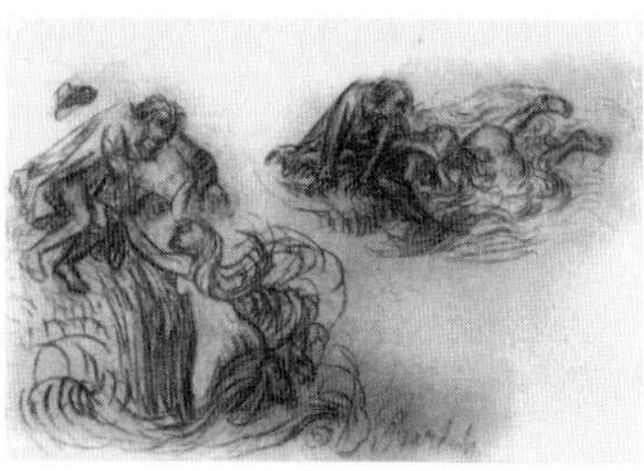

Der Fischer
Kohle, 1923/24

Selbstverständlich hat Cassirer auch seine Auswahl aus den Zeichnungen getroffen und in einer bemerkenswerten Angelegenheit sogar massiv als Verleger eingegriffen. Er hat Barlachs Zeichnungen zu der Ballade „Der Fischer" zugunsten der Liebermann Illustrationen zum selben Gedicht nicht in das Buch aufgenommen. Die Gedichte sollten sich nicht überschneiden. Daß Barlach sich ausgerechnet an diesen Zusammenhang noch 1937[8] erinnert, deutet vor allem auf seine subjektive Beziehung zum literarischen Stoff hin.

Dem „Fischer" widmet sich Barlach in vier, streng genommen fünf Vorzeichnungen.[9] Für ihn ungewöhnlich ist die erotische Symbolik dieser Darstellungen. Im Vergleich mit den stark manierierten Zeichnungen Liebermanns jedoch wirken der „Fischer" und das „feuchte Weib" in Barlachs Darstellungen eher derb und irdisch. An dieser Stelle sollte man sich einige der Goethe-Verse, um die es hier geht, ins Gedächtnis rufen: „Das Wasser rauscht', das Wasser schwoll, | Ein Fischer saß daran, | Sah nach dem Angel ruhevoll, | Kühl bis ans Herz hinan. | Und wie er sitzt und wie er lauscht, | Teilt sich die Flut empor; | Aus dem bewegten Wasser rauscht | Ein feuchtes Weib hervor. | [...] Das Wasser rauscht', das Wasser schwoll | Netzt ihm den nackten Fuß; | Sein Herz wuchs ihm so sehnsuchtsvoll, | Wie bei der Liebsten Gruß". Die unermeßliche „Flut", das triebstrukturierte Universum, aus dem das verführerische Weib emporsteigt, erfährt in den Zeichnungen Barlachs seine tiefenpsychologische Herkunft, ohne daß dem Künstler diese Absicht vordergründig zu unterstellen sei. Aber selbst Barlach will nicht ganz leugnen, daß seine Bildsprache und Symbolik sich aus unbewußten Schichten speist, wobei die Abwehr in seiner Argumentation gerade in diesem aktuellen Zusammenhang auffällig an die Sublimierungstheorie Freuds erinnert: „Inwieweit ist der rohe S-Instinkt ›Wurzel‹, aus der der Drang zum Höchsten entspringt? Ich für meinen Teil habe die überwältigendsten Erlebnisse als Kind gehabt, wo ich noch von keiner Ahnung einer Sexualität behaftet war! Ich habe mir noch vor nicht langem einmal Rechenschaft darüber abgelegt, daß ich teils von Erschütterungen, teils von sanften Regungen heimgesucht wurde, die ich nicht anders ansehen kann als Berührung durch das Lebensgeheimnis im Unbewußten [...] ."[10]

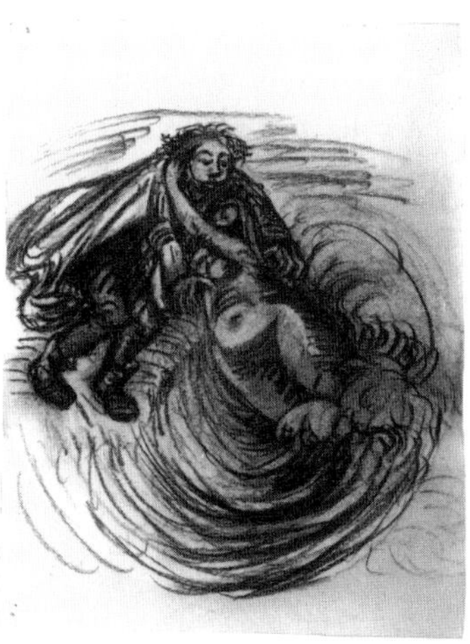

Der Fischer
Kohle, 1923/24

So ist es auch nicht verwunderlich, daß der Fischer in Barlachs Zeichnungen mit naiver Unbeholfenheit, ja geradezu tölpelhaft den fleischlich lustbetonten Offerten

des üppig ausgestatteten Weibes begegnet. In den Zeichnungen Liebermanns geleitet eine ästhetische „Femme nue“ den entkleideten Herrn zum Liebespiel. Da kommt Barlach Goethe wahrhaftig näher, denn beiden konnte es nicht um das elegante Daherbeten erotischer Motive gehen. Das Dämonische der sexuellen Versuchung und die damit einhergehende lebenslange Tragik[11] ist ihnen gemeinsamer Ort der Inspiration. Barlach freilich konnte nie auf einen großen praktischen Erfahrungsschatz zurückgreifen. Ihm war die Kunst in gewissem Maße Ersatzhandlung, wie er selbst zugibt: „Mir ist Liebe im Leben, ich meine diese, die Du meinst (die ekstatische, körperliche d.V.), immer Episode gewesen. Aber eine Fundgrube für komische, ernste, tragische Gestaltungen, welche ich selbst ja allerdings kaum einmal unternommen, aber doch verehrend anerkannt habe“.[12]
Die Verse „Halb zog sie ihn, halb sank er hin | Und ward nicht mehr gesehn“ sind heute geflügelte Worte. Daß aber Goethe Barlach zu solch außerordentlichen Phantasiebildern beflügelte? Die „feuchte Frau“ dieser Zeichnungen, ähnlich wie die Frauengestalt der Paria-Trilogie, ist ein Wesen mit ausladenden weiblich-sinnlichen Attributen. Welcher „Fischer“ geriete beim Anblick eines solchen Körpers nicht ins Taumeln...? Hier findet sich doch einmal wirklich bestätigt, was Sigmund Freud bereits 1908 über die Dichtkunst schrieb: „Ich bin der Meinung, daß alle ästhetische Lust, die uns der Dichter verschafft, [...] aus der Befreiung von Spannungen in unserer Seele hervorgeht. Vielleicht trägt es sogar zu diesem Erfolg nicht wenig bei, daß uns der Dichter in den Stand setzt, unsere eigenen Phantasien nunmehr ohne jeden Vorwurf und ohne Schämen zu genießen.“[13]

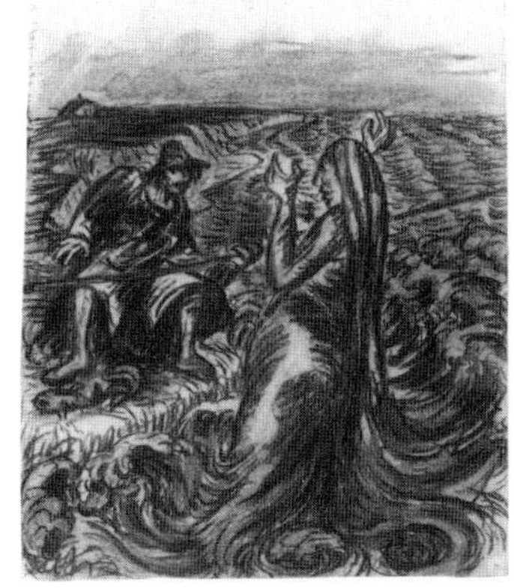

Der Fischer
Kohle, 1923/24

Die Auseinandersetzung und doppelte Identifikation, mit der geistigen Position und den Gedanken des Dichters einerseits und dem lyrischen Ich andererseits, sind Ansatzpunkt für Barlachs Illustrationsweise der Goethe-Gedichte. Er findet jedoch nicht zu jedem Gedicht den gleichen Zugang und es sind besonders die seinem eigenen Werk verwandten Goethe-Stoffe, die nicht zu dem erwarteten Gelingen führen. Die Auswahl der Gedichte konzentriert sich vorrangig auf Balladen. Grund dafür ist die Vorliebe des Illustrators Barlach für die dramatischen Elemente: Spannung, Konflikt, Handlungsreichtum und Gegensätzlichkeit. Sie erschließen die bildnerische Darstellung, ohne den mühsamen Prozeß der Abstraktion vorauszusetzen. Wo der Dichter konkret erzählt, läßt sich auch Konkretes zeichnen, auch wenn das vermeintlich Konkrete eigentlich absurd ist. Humoristische und groteske Erzählstoffe wie „Der getreue Eckart“, „Der Zauberlehrling“, „Die wandelnde Glocke“ und „Der Totentanz“ kommen der ausgeprägten Neigung Barlachs entgegen, Kurioses sprechen und Gestalt annehmen zu lassen. Als Bildhauer, aber besonders als Dichter bedient sich Barlach selbst der komischen Elemente und setzt sie im weiteren Sinne jeweils als Verzögerung der eigentlichen Tragik ein.[14] Was aber dem Bildhauer und Dramatiker Barlach zumeist gelingt, vermag hier der Illustrator nicht umzusetzen. Die Zeichnungen zum „Getreuen Eckart“, zum „Zauberlehrling“ und zur „Wandelnden Glocke“ zeigen, wie schwer es ist, eine literarische Groteske adäquat ins Bild zu transferieren. Für die humoristische Sprache Goethes findet Barlach kaum wirkungsvolle Bildsymbole. Das reine Bebildern der Handlungsgänge verhindert den notwendigen Spagat: Die Intentionen Goethes werden in diesen Bildern nur selten oder gar nicht sichtbar. Stattdessen wirken Barlachs Bemühungen wie eine mißglückte Satire, albern und plakativ.
Am ehesten noch werden die Lithographien und Zeichnungen zum „Totentanz“ dem hohen Anspruch der Illustrationstätigkeit gerecht. Hier gelingt es Barlach, Rhyth-

mus, Stimmung und Spannungskurve der Ballade nachzuzeichnen. Grausig-komisch erscheinen die Toten-Skelette in menschlicher Gebärde, und Schatten und Licht heben hervor, was der Dichter sagen wollte. Im Mondschein tanzen und klappern die naiv heiteren Toten, und im Dunkel wähnt sich der Türmer übermütig in Sicherheit. Als ein langbeiniges überdimensional großes Gerippe, wie Goethe sagt: „Spinnen vergleichbar“, mit der geschwinden Leichtigkeit dieser Tiere die Kirchenfassade hinauffliehlt, gelingt es Barlach in der Komposition von Hell und Dunkel, von Bewegung und Starrheit jene Spannung auszudrücken, mit der Goethe gespielt hat. Man merkt, hier kennt der Illustrator sich aus, dieses Thema ist ihm nicht fremd. Die existentielle Grunddisposition des modernen Menschen und vor allem die Erfahrung des 1. Weltkriegs haben eine grundlegend neue Verständigung über das Wesen von Leben und Tod unerläßlich gemacht. „Tod im Leben“, „Tod und Leben“, „Der Übergang“[15] und viele weitere Bildwerke Barlachs tragen diesem Verständigungsprozeß Rechnung. Sie zeigen auch, daß er dem Zeitgeist entsprechend weit über Goethes Ansätze hinausgeht und die Todesthematik transzendent zu erfassen versucht. So wäre mit Barlach der Goethe-Aphorismus „Wohl endet Tod des Lebens Not – doch schauert Leben vor dem Tod“ umzukehren in „ Wohl schauert Leben vor dem Tod, doch endet Tod des Lebens Not“. Goethe mahnt im „Totentanz“ die gleichgültige Erhabenheit des Menschen über den Tod und entlarvt das memento mori als phantastische Farce, als Geburt der Einbildungskraft, die mit dem Glockenschlag auf ein erträgliches Maß limitiert wird. Barlach gibt dem „Totentanz“ eine andere Bedeutung. Seine in menschlicher Gebärde verweilenden Toten kennen nicht Schmerz noch Not, nicht Trauer und Verzweiflung wie seine irdischen Gestalten. Sie sind ausgelassen und fröhlich, übrigens anders als bei Goethe, „Sie kommen hervor, ein Weib da, ein Mann“, geschlechtlich nicht definiert. Barlach zeichnet den „Totentanz“ heiter und tröstlich in seiner Wirkung auf das Leben, und es ist nicht die bloße menschliche Einbildungskraft bestimmend für die Existenz der „tanzenden Toten“, ihre Existenz wird vorausgesetzt. Die Idee von der Utopie des Todes bestimmt das künstlerische Interesse, und um diese Idee erweitert Barlach die Grundaussage der Ballade. Doch ist Goethe, der zeitlebens sein sehr ambivalentes Verhältnis zur Todesthematik versprachlicht hat, der geistigen Position Barlachs gar nicht so weit entfernt, will man folgende Äußerung beachten: „Mich läßt dieser Gedanke (an den Tod d.V.) in völliger Ruhe, denn ich habe die feste Überzeugung, daß unser Geist ein Wesen ist ganz unzerstörbarer Natur; es ist ein Fortwirkendes von Ewigkeit zu Ewigkeit. Es ist der Sonne ähnlich, die bloß unseren irdischen Augen unterzugehen scheint, die aber eigentlich nie untergeht, sondern unaufhörlich fortleuchtet.“[16]

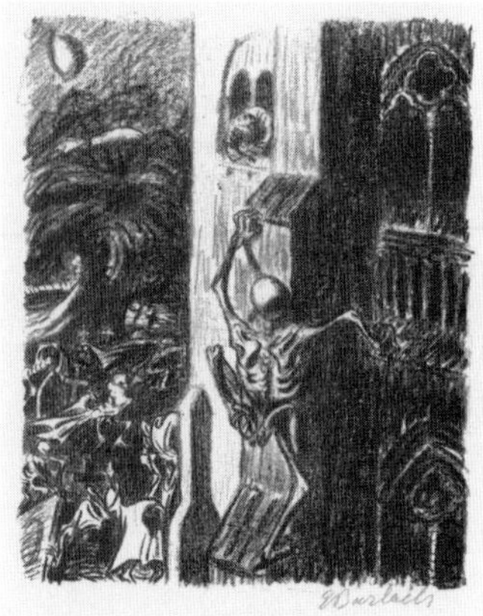

Der Totentanz 3
Verfolger Tod
Lithographie, 1924

Gelingt es Barlach weniger, den humoristischen Goethestoffen gerecht zu werden, weil diese eindeutig historisch angebunden sind an die Moral- und Ideenwelt der Goethezeit und deshalb weniger flexibel in eine zeitgemäße Bildsprache zu übersetzen sind, so boten sich dem Künstler vermutlich um so mehr die dramatischen Balladen „Paria“, „Erlkönig“ und „Der König von Thule“ an, die subjektiver Wahrnehmung und Emotion zeitlosen Zugriff gestatten. Bei genauem Betrachten sind es gerade solche Gedichte, die in sich dramatisch-erzählerische Elemente ebenso wie philosophisch-weltanschauliche Grunddispositionen vereinen und Barlach meisterhafte zeichnerische Umsetzung abtrotzen, zum Beispiel der „Erlkönig“. Während noch die erste Erlkönig-Darstellung die mächtige Gestalt des Unholds, wie sie in schwebender Pose den ängstlich unter dem Mantel des Vaters Schutz suchenden

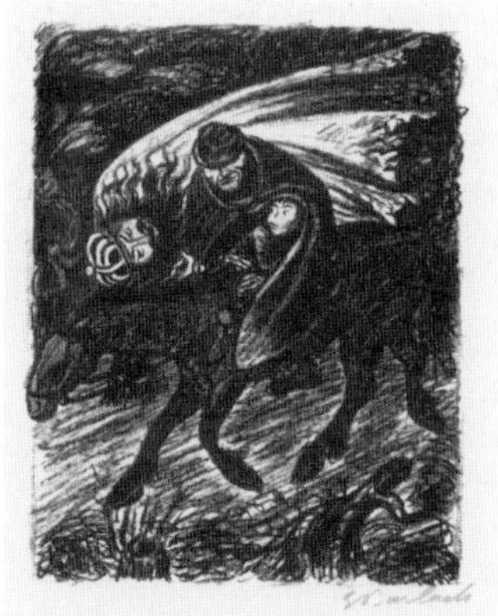

Erlkönig 1
Lithographie, 1924

Sohn bedrängt, märchenhaft-realistisch abbildet, findet Barlach in der zweiten Erlkönig-Illustration zu einer von der naturalistischen Darstellung abstrahierten Bildsprache. Vom Schauer ergriffen, galoppieren Vater und Sohn nur als Umriß erkennbar auf dem Pferd durch die dahinfliegende Landschaft. Das Unheil, das sich in dem ängstlichen Blick des Kindes in der ersten Erlkönig-Zeichnung aufbaut, findet seine Vollendung in der schaurigen Nachtstimmung der zweiten. Düstere Naturelemente werden zu Metaphern der Seelenabgründe. „Dargestellt ist eine Landschaft von so spukhaft verwischten Formen, wie sie bei schnellem Ritt am Auge vorüberhuschen [...]. Barlach gibt die Landschaft so, wie der Reiter, bzw. der Knabe sie sieht.“ [17] Der sieht, wie der Unhold ihn will und faßt: „Ich liebe dich, mich reizt deine schöne Gestalt; | Und bist du nicht willig, so brauch ich Gewalt.“ | Mein Vater, mein Vater, jetzt faßt er mich an!“. Die schemenhafte, weiß herausblitzende Geistgestalt ist fest mit Roß und Reitern verbunden und auch durch panischen Galopp nicht mehr abzuschütteln. So stemmt sich die Trias gegen den Sturm in der Nacht, kämpft gegen den Sog der Natur, scheinbar machtlos diesen Kräften unterworfen. Welchen triebhaften Abgründen der Künstler nachspürt, bleibt uns auch hier nicht ganz verborgen. Wir ahnen etwas vom narzißtischen Traum des Knaben, weniger als die Lust spüren wir aber die Angst des Vaters, zu versagen.[18] Es ist vor allem Ohnmacht, die hinsichtlich solch indezenter Versprechungen jede Dynamik lähmt. Was für Goethe unweigerlich mit dem Tod endet, wird bei Barlach zu vollständiger Bewegungslosigkeit. Beängstigend paralysieren sich die gegenläufigen Bewegungen von Reitergruppe und tobender Landschaft, und der seelische Abgrund dieser nordischen Volksdichtung wird als tiefe Lähmung wie ein Traumbild erfahren.

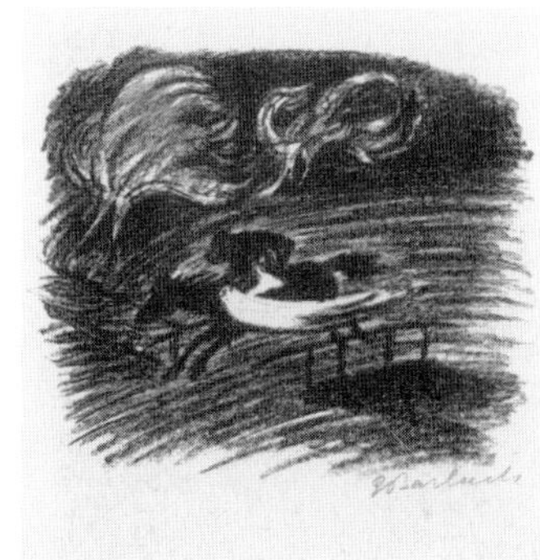
Erlkönig 2
Lithographie, 1924

Die Verbildlichung der dichterischen Vorstellungswelt gelingt Barlach aber besonders in der Zeichnung und Lithographie „Harzreise im Winter 2, Das Reh“. Hier ist alles Kreatürliche aufgenommen in ein großes Gegenbild jenseits der sichtbaren Natur. Ausgestattet mit verwirrenden Formverzweigungen ist es ein wahrhaft geistiges Bild! Wiedererkennbare Elemente aus der natürlichen Erscheinungswelt werden in großer expressionistischer Gebärde mit bewegten, rhythmischen Linien und Arabesken zu einer Komposition verbunden, die aus dem Besonderen der sichtbaren Natur den individuellen Seelen- und Weltzustand zu beschreiben versucht. So ist dieses Blatt auch nicht einzelnen Strophen zuzuordnen, sondern visualisiert vielmehr die globale Thematik des Gedichtes. Goethes pantheistische Weltsicht, die jede individuelle Not in das große natürliche Konzept der Welt integriert und dem Dichter bzw. Künstler eine Vermittlungsfunktion des Göttlichen zuspricht, wird als zentrale Aussage von Barlach in ein bildnerisches Gleichnis von kosmischer Empfindung umgesetzt. Entgegen der Auffassung Elmar Jansens, gelingt es Barlach hier sehr wohl, die „Weite und rhythmische Prägnanz dieses Gedichts in den Blick zu bekommen, das unmittelbare Ineinanderwirken geistiger und optischer Vorstellungen bildmächtig werden zu lassen“ [19]. Man sieht das „Wild in des Dickicht’s Schauer“ und „im Gebüsch verliert sich sein Pfad“, „Hinter ihm schlagen | Die Sträuche zusammen | Das Gras steht wieder auf...“, Kaskaden ergießen sich vom zerklüfteten Himmel, „Winterströme stürzen vom Felsen“ in die winterliche Landschaft, die den einsamen Reiter umgibt. Der aber wendet sich hoffnungsvoll „über grundlose Wege“ empor. Drei unter der Schneelast schmale aber bis an den Bildrand hinaufreichende Tannen machen auch für den Betrachter den „schneebehangenen Scheitel“ des „gefürchteten Gipfels“ zum „Altar des lieblichsten Danks“ und hüllen mit geradezu zärtlicher Geste den „Einsamen“ in ihr „Wintergrün“. Wie in Bildern von Franz Marc

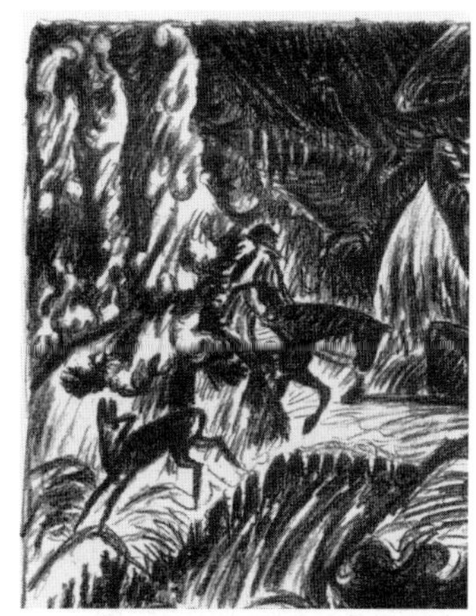
Harzreise in Winter 2
Das Reh
Lithographie, 1924

wird das Geheimnisvolle an dem Zustand der Welt vor allem durch das erstaunt sich umblickende Reh vermittelt, weil sein ganzes Leben und Wesen noch fest eingebunden ist in die große Seinsordnung der Natur. Barlach sieht wie Goethe die Kunst als Vermittler zwischen dem „Göttlichen Prinzip", der „Idealen Natur" und der Welt, wie sie ist. „Ich bin froh, wenn mir einige handgreifliche Dinge gelingen, aus denen eine Ahnung von der Möglichkeit des Hinübergelangens in Bereiche klingt, die einmal „über" uns sind, aber darum nicht hoffnungslos verschlossen, – eine Ahnung, die mit Ernst und Strenge nicht unvereinbar, schon an sich selbst beglückend ein Übersichselbsthinaus erfahrbar macht. Es ist wohl so, daß der Künstler mehr weiß, als er sagen kann, weshalb er sich überzeugt ans Bilden macht."[20]

„Die Skulptur ist das Wesen der Dinge" (Wilhelm Lehmbruck) und man möchte Alfred Heuer zustimmen, der behauptet: „Man sieht es den Blättern Ernst Barlachs sofort an, daß es Zeichnungen eines Bildhauers und keines Malers sind."[21] Barlach ist Prometheus. Goethe hat es ihm gezeigt. „Hier sitz' ich, forme Menschen | Nach meinem Bilde, | Ein Geschlecht, das mir gleich sei:| Zu leiden, zu weinen, | Zu genießen und zu freuen sich – |". Noch 1908 kann er den Menschenbildner nur als Karikatur darstellen mit überdimensional großen Händen und einem winzigen Kopf auf dem ungestümen Körper. Der Neuling unter den bedeutenden deutschen Künstlern nimmt weniger sich selbst als sein künstlerisches Produkt ernst. Das Menschenbildnis, das Prometheus fertigt, erinnert in Körperhaltung, geschlossener Umrißlinie und Sparsamkeit an die formalen Strukturen der plastischen Arbeiten Ernst Barlachs aus den Jahren 1907 bis 1909. Möglicherweise hat sich Barlach in dieser frühen Zeichnung gar nicht auf den Goethe Prometheus bezogen, oder aber er versteht anderthalb Jahrzehnte später nach der erdrückenden Erfahrung des „Großen Krieges" Goethe anders: „Wähntest du etwa, | Ich sollte das Leben hassen, | In Wüsten fliehen,| Weil nicht alle | Blütenträume reiften?" So wie Barlach sich in dem Gottsucher „Elias" („Empörung" oder „Der Prophet Elias", Sch II/196) selbst darstellt, trägt auch Prometheus an Barlachs Selbstbildnisse erinnernde Gesichtszüge. Gestaltungswille erlöst den Empörer und Wahrheitssucher Prometheus und auch der Bildhauer Barlach weiß, „daß dasjenige, was nicht durch das Wort auszudrücken ist, durch Formen in den Besitz eines anderen übergehen kann".[22]

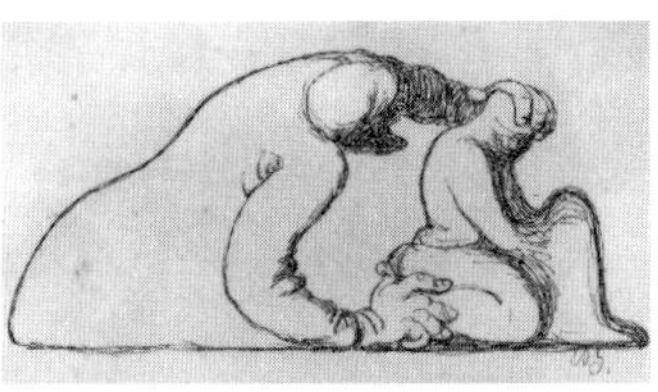

Prometheus als
Menschenbildner
Feder, 1908

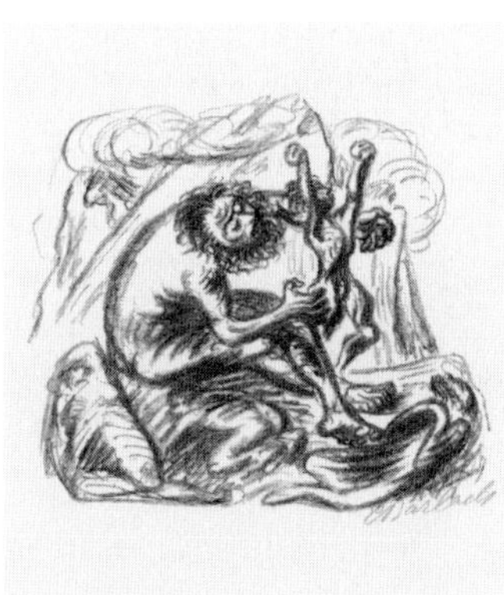

Prometheus 2
Der Menschenbildner
Lithographie, 1924

Es ist deshalb nicht verwunderlich, daß die bildliche Umsetzung reiner Gedanken bzw. Philosophischer Lyrik, wozu „Prometheus", „Grenzen der Menschheit", „Harfenspieler" und „Geistes-Gruß" zählen, an der Eindimensionalität des Blattes und der darin definierten Begrenzung scheitern. Ernst Barlach gelingt die große Abstraktion des Geistigen und die Zusammenfassung in gültigen ästhetischen Formen doch wesentlich in seinem plastischen Werk. „Was unterscheidet Götter von Menschen?" fragt Goethe in „Grenzen der Menschheit". Die beiden Zeichnungen Barlachs hierzu sind nicht viel mehr als Studien zu den schwebenden Gestalten in seinem plastischen Werk. Das „Güstrower Ehrenmal" darf wohl als gültigste aller künstlerischen Antworten Barlachs in diesem Zusammenhang verstanden werden.
Auch andere Illustrationen bleiben Paraphrasen aus dem plastischen Werk, etwa „Schäfers Klagelied", „Der Harfenspieler", „Einsamer Wanderer" und „Geistes-Gruß". Unwillkürlich denkt man an Barlachs Skulpturen, an diese großartigen Menschenbilder, deren Geschlossenheit und Wesenhaftigkeit die vollkommene Umsetzung geistiger Vorstellungen sind. Demgegenüber fehlt diesen Zeichnungen die große bildliche Ausdruckskraft. Hier hat der Bildhauer plastische Formen auf die Dimension einer Bildfläche verbannt, ohne daß er sie mit seinem künstlerischen

„Bekenntnis“ ausweisen konnte. In zwei Fällen, der Lithographie „Geistes-Gruß“ und „An den Mond 4“ hat Barlach die plastische Umsetzung bereits mitskizziert, indem er die Gestalten auf einem Postament befestigt. In Entwurfszeichnungen für das Grabmal der Hamburger Kaufmannsfamilie Pauly wird Barlach 1933 die Figurengruppe „An den Mond 4“ mitsamt Sockelansatz wiederverwenden. Karl Scheffler bezeichnet die Illustrationen im Gegensatz zu den Plastiken als häufig eklektizistisch „oder doch in einem etwas äußeren Sinne altdeutsch.“[23] Werden dem Bildhauer Barlach die Menschentypen in der Illustration belanglos? Man muß diese Frage teilweise bejahen. Nur wenige Illustrationen, die den Menschen seiner vordergründigen Erscheinung und Bestimmung entkleiden, die menschliche Gestalt in einem überindividuellen Sinn als Bildmetapher nutzen, können der Sprache des Dichters Goethe gerecht werden. Und nur dort, wo die Verse des Dichters auf tiefe subjektive Verständigung des Bildhauers stoßen, gelingt diese bildliche Umsetzung.

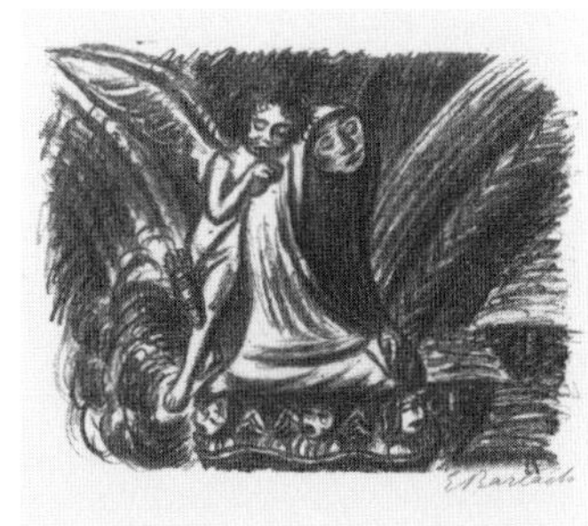

An den Mond 4
Mondestrost
Lithographie, 1924

„Zum Schluß will ich darüber, daß Sie in Goethe einen Jesuiten sehen, nicht schreien. Vielleicht war er aus einem ähnlichen Grunde kein Heros, aus dem ein Gottsucher gottlos ist, wenn ihm nämlich der Gott, den er findet, keineswegs der richtige zu sein scheint. Er sucht seinen und hat keinen. Aber Jesuiter! Er war grauenhaft vereinsamt, die Wege gingen immer nur bis zu einem Kreuzweg gemeinsam; da fühlte er immerhin in der Gesellschaft der Vulpius, daß er doch ein Mensch mit Menschen war.“[24] Das Geistige, Seelische und Visionäre, das „allgemein und ewig Menschliche“, wie Barlach selbst gesagt hätte, aus Goethes Dichtung bildlich zu erfassen, war zweifellos das künstlerische Ziel seiner Illustrationen. Dabei sind es aber doch gerade jene Zeichnungen, in denen das eigene „Spezialgefühlchen“[25], die emotionale Identifikation und subjektive Verstrickung Barlach zu einer künstlerisch bedeutungsvollen Umsetzung veranlaßt haben. Es ist daher auch kaum verwunderlich, daß gerade ein Liebesgedicht ungewöhnlich romantische, lyrische Landschaftsstimmungen im Künstler auslöst. Die Zeichnungen zu dem Gedicht „An den Mond“ sind zusammen mit wenigen Landschaftszeichnungen aus Friedrichroda (1896/97) und Rußland (1906) eine Besonderheit im Werk Barlachs. Nicht der Mensch, die menschliche Gestalt ist Ausdrucksträger alles Seienden, indem auch die Natur, die Welt sich in seiner Geste offenbart. Hier ist die nächtliche, vom Mond beschienene Landschaft selbst Metapher für die menschliche Empfindung und Seelenlage. Die individuelle Nutzbarkeit von „An den Mond“ liegt auf der Hand und gleichwohl auch deren Verallgemeinerung. „Unartikulierte Liebesschmerzen aller Anonymen“[26] lassen sich in den Zeilen dieses Gedichtes unterbringen. Der Bildhauer Barlach konnte in seinem plastischen Werk diesem besonderen Lebensgefühl, der Sehnsucht nach Liebeserfüllung und dem unaufkündbaren Liebesschmerz, nie eine adäquate Gestalt geben. Konkrete Gefühle, wie Liebe und Lust, wurden in seinem stilisierten Menschentum aufgelöst, ins Transzendente verbannt, damit „Freud- und Leidausdruck von keiner Überlegenheit belächelt werden“ konnten.[27] Zwar nimmt der Dichter Barlach in seinem dramatischen Werk die individuell menschlichen Befindlichkeiten auf, aber opfert sie doch zugleich einem höheren, einem heiligen Zusammenhang. Hier jedoch, im Bild an den Mond, läßt der „bockbeinige“[28] Künstler mit weicher malerischer Geste ganz individuelle Herzenstöne sprechen. Dem Mond kann auch er sich anvertrauen, Goethe hat es ihm leicht gemacht, und die mehrfachen zeichnerischen Versuche lassen uns ahnen, wie tröstlich ihm der „Goethe-Mond“ gewesen sein muß. Auch stützen sie sich auf Erinnerungen an frühe schwärmerische Jahre, als der junge Barlach zwischen Dresden, Friedrichroda und

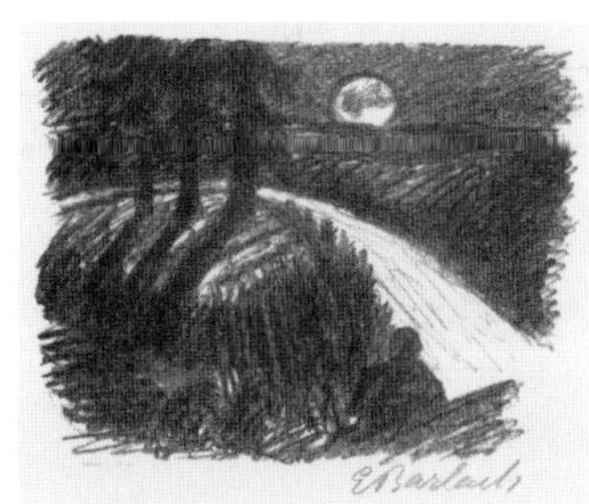

An den Mond 1
Mondaufgang
Lithographie, 1924

Paris vagabundierte. In den Skizzenheften dieser Zeit, besonders vom Herbst 1896, finden sich Landschaftszeichnungen und Aquarelle, die in ihrem malerischen Duktus und ihrer romantischen Geste den Zeichnungen an den Mond auffällig verwandt sind.[29]

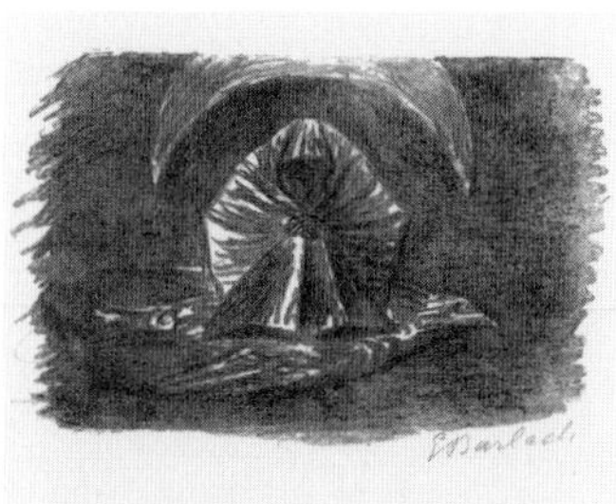

An den Mond 2
Mondspuk
Lithographie, 1924

Aber Barlach wäre nicht Barlach, hätte er nicht die sehnsüchtige Gefühlsschwärmerei, den „Irrtum des Lebens" als „Bruchteil" einer „besseren Wahrheit und höheren Gerechtigkeit" überantwortet. „Wenn man älter wird, [...] wird der Begriff der Zeit ganz fragwürdig und man erkennt im Leben nur die Durchbruchsphase aus einem in den anderen Zustand. In diesem Hinblick lösen sich die Disharmonien auf und werden zu Notwendigkeiten und Bestandteilen der einen großen Harmonie des Daseins."[30] Die nur noch als Lithographie erhaltene Zeichnung „An den Mond 2" entspricht dieser Altersweisheit als tiefgründiges symbolistisches Resümee. Zwischen Werden und Vergehen, zwischen Eros und Tod, zwischen dem „Woher" und dem „Wohin" (Barlach) gleitet lautlos die unter einem Tuch zusammengekauerte Gestalt von einem mächtigen Vogel getragen und unter der gewaltigen Mondsichel geschützt durch die Finsternis. Ließe sich nicht die unter dem Tuch geborgene Gestalt als das Gegenstück zu der Figur „Der Erweckte" verstehen?[31] Dieser öffnet das Tuch und blickt entschlossen zu aktiver und hoffnungsvoller Teilnahme nicht ohne jugendlich anmutende Gebärde auf das Leben. Die Verhüllte, die so matriarchalisch Anmutende dagegen, ist reif und abgeklärt und wird, in sich ruhend, weit aus der Welt herausgetragen.

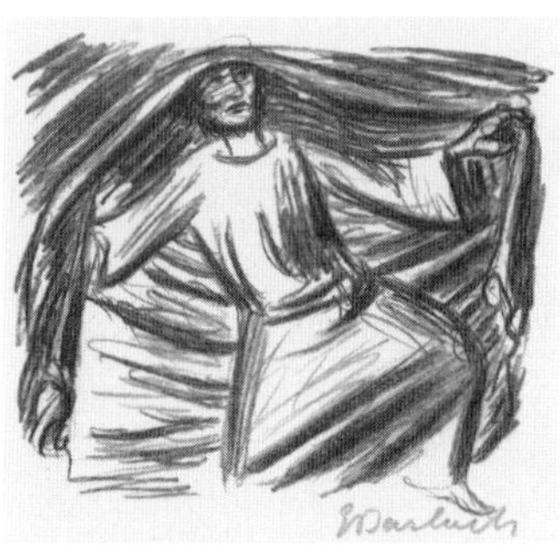

Der Erweckte
Lithographie, 1924

Welche Gestalt eigentlich haben wir unter diesem „Schmerzenstuch", das in seiner kristallinen Faltung nichts Bedrohliches mehr andeutet, zu vermuten? Ruhen hier die „stehengebliebenen Reste der Vergangenheit"[32] wie C.G. Jung schreibt, Mutter-Reste, denen Barlach die tröstende Haltung vom „Goethe-Mond" überschreibt? Leuchtet dem Barlach die Mutter so zu, wie dem Goethe der Mond? Nein, dagegen sprechen die vielen krisenbeladenen Mutterbilder im Werk wie im Leben. Aber hat Goethe mit seiner „Unbefangenheit" und „therapeutischen Sanftheit" Barlach eine Ahnung von jener „Ver-Söhnung" zugeflüstert? Am Ende heißt es im „Toten Tag", dem Drama von der Mutter-Sohn-Verflechtung: „Sonderbar ist nur, daß der Mensch nicht lernen will, daß sein Vater Gott ist."[33] Die Ambivalenz des Seins läßt sich für Barlach wie für Goethe nur durch ein kosmisches Außen überwinden. „Dabei müssen wir nichts sein, sondern alles werden wollen."[34]

Goethe regt zum stillen Nachvollziehen an. Auch Barlach glaubte Goethe einfach, vertraute sich ihm an und ließ sich mit ihm treiben, epigonal zuweilen, das ohne Zweifel. Illustrationen sind jedoch immer qua definition gezwungen, ihren „Vor-Bildern" treu zu sein. Einige freilich sind mehr als dem Text untergeordnete Bildwerke, wie wir gesehen haben. Und das muß für Barlach ein wahres inneres Vergnügen gewesen sein. Für ihn war das Illustrieren der Gedichte Goethes eine intersubjektive Verständigung mit den Positionen, aber vor allem auch Stimmungen des Dichters. Anders als im „Faust" begegnete Barlach hier weniger dem Fragmentarischen als dem Geschlossenen. Die Gedichte Goethes sind vergleichbar mit der Plastik Barlachs, so wesenhaft, so unausweichlich sind sie in Form und Gebärde. Der Verständigungsprozeß des Bildhauers-Zeichners-Dramatikers mit dem großen Vorbild konnte sich teilweise verselbständigen. Goethe war für Barlach eine große Projektionsfigur, wenn Sie so wollen, Vaterfigur. Goethe also war ein bißchen Gott – oder, um bei Barlach zu bleiben, göttlich.

Anmerkungen

1 Ernst Barlach: Brief an Hans Barlach vom 28.10.1923. In: Die Briefe in zwei Bänden. Hrsg. von Friedrich Droß, München 1969, Bd I, S.709. (Künftig zitiert als Briefe I oder als Briefe II).

2 Die Bilanz der Paul Cassirer Aktiengesellschaft aus dem Jahr 1922 zeigt, daß der Jahresgewinn nicht einmal 10% des Warenbestandes betrug und Außenstände und Kautionen zudem eine bedrohliche Größenordnung darstellten. Vgl. dazu: Georg Brühl: Die Cassirers, Streiter für den Impressionismus. Leipzig 1991, S. 191.

3 Ernst Barlach: Brief an Karl Barlach vom 9.2.1924. In: Briefe I, S. 714

4 Ernst Schulte-Strathaus: Gedanken zum illustrierten schönen Buche. In: Die Bücherstube 2 (1923), S.3. Zitiert nach Eva Caspers: Paul Cassirer und die Pan-Presse, Ein Beitrag zur deutschen Buchillustration und Graphik im 20. Jahrhundert. Frankfurt am Main 1989. S. 185.

5 Drs. ebd.

6 Tilla Durieux: Gespräche mit einem liebenswerten Gast. In: Elmar Jansen: Werk und Wirkung, Berlin (DDR) 1975, S.224. Vgl. auch: Tilla Durieux: Meine ersten neunzig Jahre, München Berlin 1971. S. 297ff.

7 Ernst Barlach: Brief an Karl Barlach vom 9.2.1924. In: Briefe I, S. 713.

8 Ernst Barlach: Brief an Paul Schurek vom 8.9.1937. In: Briefe II, S. 725.

9 Ernst Barlach: Werkkatalog der Zeichnungen. Bearbeitet von Friedrich Schult. Berlin (DDR) 1971. S. 215, Nr. 1741 – 1744. (Künftig zitiert als: Schult III)

10 Ernst Barlach: Brief an Julius Cohen vom 22. – 28.4.1916. In: Briefe I, S. 483.

11 Diese Tragik löst sich ja glücklicherweise für Goethe durch die lusterfüllte Beziehung zu Christiane Vulpius. Vgl. dazu: Eckart Kleßmann: Christiane, Goethes Geliebte und Gefährtin. Darmstadt 1992.

12 Ernst Barlach: Brief an Karl Barlach vom 26.12.1924. In: Briefe I, S. 746.

13 Sigmund Freud: Der Dichter und das Phantasieren. In: Gesammelte Werke. Herausgegeben von Anna Freud u.a., London 1941. Band 7.

14 So z.B. die „Tanzende Alte“ (Ernst Barlach, Das plastische Werk. Bearb. v. F. Schult. Hamburg 1960, I/224. Künftig zitiert als Schult I) oder das „Vergnügte Einbein“ (Schult I/451). Aber auch z.B. die Dame Venus in dem Drama „Der arme Vetter“. In: Ernst Barlach, Das dichterische Werk, Die Dramen. Hrsg. von Klaus Lazarowicz in Zusammenarbeit mit Friedrich Droß, München 1956. S. 143ff.

15 vgl. Anm. 5.

16 Goethe zitiert nach: Heinz Kindermann: Das Goethebild des XX. Jahrhunderts, Wien-Stuttgart 1952. S. 239. (Künftig zitiert als Heinz Kindermann)

17 Gisela Lautz-Oppermann: Die Illustrationsgraphik Ernst Barlachs und deren Stellung zum Gesamtwerk. (Diss. phil.) Marburg 1950. S. 133.

18 Vgl.: Golo Mann: Die Urballade. In: Hrsg. Marcel Reich-Ranicki: 1000 Deutsche Gedichte; Frankfurt a. M. und Leipzig 1994, S. 139ff.

19 Elmar Jansen: Graphische Zyklen und Illustrationen im Werk Ernst Barlachs. In: Goethe-Gedichte mit Steinzeichnungen von Ernst Barlach, verkleinertes Reprint Leipzig 1978, Nachwort S. XII.

20 Ernst Barlach: Das Dichterische Werk. Hrsg. von Friedrich Droß. München 1959. Band III, S. 408.

21 Alfred Heuer: Die Ausdrucksart der Steinzeichnungen. In: Elmar Jansen (Hrsg.): Ernst Barlach, Werk und Wirkung. Berlin (DDR) 1975. S. 89.

22 Barlach im Gespräch, 1932, zitiert nach: Manfred Schneckenburger: Ernst Barlach, Plastik, Zeichnungen, Druckgraphik. Köln 1974, S. 33.

23 Karl Scheffler (1926) zitiert nach Elmar Jansen: Werk und Wirkung, Berlin (DDR) 1975. S. 96.

24 Ernst Barlach: Brief an Less Kaerrick vom 29.9.1915. In: Briefe I, S. 451.

25 Ernst Barlach: Brief an Reinhard Piper vom 28.12.1911. In: Briefe I, S. 395.

26 Gabriele Wohmann: Kann Ihnen der Mond noch nützen? In: Hrsg. Marcel Reich-Ranicki: 1000 Deutsche Gedichte. A.a.O. S. 109.

27 Ernst Barlach: Brief an Wilhelm Radenberg vom 8.8.1911. In: Briefe I, S. 377.

28 Ernst Barlach: Brief an Julius Cohen vom 22. – 28.4.1916. In: Briefe I, S. 483.

29 Siehe dazu auch: Ausstellungskatalog Ernst Barlach, Stationen der Begegnung in Thüringen. Hrsg. von: Akademie der Künste zu Berlin, Berlin 1991. Bearbeitet von Ilona Schulz.

30 Ernst Barlach: Brief an Gretchen Paleit vom 2.4.1925. In: Briefe II, S. 17.

31 „Der Erweckte“, Lithographie über dem Inhaltsverzeichnis in „Goethe-Gedichte“, war als Sinnbild für den Aufbruch in eine neue Zeit und zu einem neuen Menschenbild bereits in der Vorphase des 1. Weltkriegs von Barlach 1911 (Schult III/818) gezeichnet worden. Im Jahr 1912 entsteht die Zeichnung „Erweckter und Verhüllte“ (Schult III/974), in der die engere Beziehung dieser beiden Figuren durchaus vorweggenommen ist. Gerade in der Dialektik der kontroversen Geste liegt das Sinnhafte für Barlach, das er explizit in den Lithographien „Hoffnung und Verzweiflung I und II“ (Ernst Barlach: Das Graphische Werk. Bearbeitet von Friedrich Schult. Hamburg 1958. Nr.88 und Nr.293) aufgreift. Auch in den zahlreichen Entwürfen der Denk- und Ehrenmale tauchen beide Figuren in immer anderen Abwandlungen auf.

32 Vgl.: Briefe I, S. 798f.

33 Ernst Barlach: Der Tote Tag, Berlin 1919, S. 137.

34 Goethe zitert nach Heinz Kindermann, S. 277.

Susanne Augat

„Zum Brocken wandeln wir in der Walpurgisnacht"

Das Fest der Hexen bei Barlach und Goethe

Johann Wolfgang von Goethes Lebenswerk, der „Faust", dessen erster Teil 1808, der zweite 1832 bei Cotta in Tübingen erschien, wurde zu einem Stück Weltliteratur, das auch in der Moderne seine Aktualität bewahrt hat. Der Grund dafür liegt in der Vielschichtigkeit und dem universalen Gehalt der Dichtung, der Suche nach dem Sinn des Lebens und dem Streben nach Erkenntnis, ein Thema, das die Menschheit seit jeher beschäftigt. Unzählige Künstler nahmen sich des faustischen Stoffes an und lieferten eine vielfältige, bis weit ins 20. Jahrhundert hineinreichende Bildproduktion.[1] Goethe selbst hatte darüber nachgedacht, ob der Faust mit Illustrationen herauszugeben sei. Er entschied sich dagegen, denn er glaubte nicht, daß eine dem Geist der Poesie entsprechende Bildform gefunden werden könne. „Ich denke der Hexenmeister soll sich allein durchhelfen", hieß es am 25.11.1805 in einem Brief an Cotta.[2] Doch schon als die ersten Künstler ihre Illustrationen zum „Faust" hervorbrachten, revidierte Goethe seine Aussage und fand lobende Worte.

1816 erschienen die 26 Kupferstiche von Moritz Retzsch und der 12 Blatt umfassende Zyklus von Peter Cornelius. Beide hielten bedeutungsrelevante Momente des Handlungsablaufs fest, Retzsch durch die abstrahierende Umrißlinie, Cornelius durch ein differenzierteres Licht- und Schattenspiel, einer stärkeren Durchbildung der Charaktere und einer Steigerung in der Dramatik.[3] Der erste Schritt zu einer eigenen künstlerischen Ausdeutung des Stoffes war durch Cornelius getan und wurde in den eindrucksvollen, 1828 erschienenen Lithographien Eugène Delacroix' fortgesetzt. Goethe war damals tief beeindruckt von Delacroix' meisterhafter Umsetzung der düsteren Stimmung und der inneren Disposition der Figuren.[4] In einem Gespräch mit Eckermann soll er bekannt haben: „Wenn ich nun gestehen muß, daß Herr Delacroix meine eigene Vorstellung bei den Szenen übertroffen hat, die ich selber gemacht habe, um wie viel mehr werden nicht die Leser alles lebendig und über ihre Imagination hinausgehend finden!"[5] Etwas früher im Brief äußerte Goethe die Hoffnung, Delacroix möge den gesamten „Faust" illustrieren und er freue sich besonders auf die „Hexenküche" und die Brockenszenen. Diesem Wunsch kam Delacroix nicht nach.

Wenngleich auch diverse Künstler vereinzelt Hexenszenen festhielten, so erfuhr doch die „Walpurgisnacht" erst in der Moderne durch Ernst Barlach eine ausführliche Bearbeitung. Dem Pluralismus an Kunstströmungen an der Wende zum 20. Jahrhundert entsprechend, rezipierten die Künstler nun den Faust-Stoff stilistisch wie auch inhaltlich auf ganz unterschiedliche, individuelle Weise. So können bestimmte Aspekte herausgegriffen und ins Allgemeingültige gekehrt werden, wie es beispielsweise bei Käthe Kollwitz (1899) oder Emil Nolde (1911) der Fall ist. Während Kollwitz es vermag, durch die Gestalt Gretchens die innere Verfassung eines in seiner Existenz bedrohten Menschen eindringlich vor Augen zu führen, findet Nolde in seinem Holzschnitt „Faust" zu einem Sinnbild für den zwischen Gut und Böse stehenden vergeistigten Denker. Neben diesen hervorragenden Einzelblättern existieren auch weiterhin Mappenwerke, welche in zyklischer Form den Verlauf der Tragödie nachzeichnen. Hierher gehören die Holzschnittfolge von Walther Klemm (1912) zum ersten sowie die Blätter Hans Wildermanns (1919) und Willi Jaeckels (1925) zu beiden Teilen des Faust. In den Jahren 1925–1926 und 1943/44 entstanden die bisher umfangreichsten Zyklen zum zweiten Teil durch Max Slevogt (seine Serie bestand aus 510 Lithographien!) und Max Beckmann.[6] Daß gerade in den zwanziger Jahren das Faust-Thema wieder vermehrt von künstlerischer Seite aufgegriffen wurde, verwundert nicht, denn die Sinnfrage der menschlichen Existenz war durch die Auswirkungen des ersten Weltkriegs wieder in den Mittelpunkt gerückt. Auch Ernst Barlach beschäftigt in diesen Jahren der „Faust". Mit seinen Illustrationen hebt er sich von all den anderen, zyklisch arbeitenden Künstlern ab. Ihn interessieren weder der zweite Teil, „Nr. 2 ist Kleisterei"[7], so einmal knapp bemerkt, noch einzelne Episoden der Tragödie. Seine Vorliebe gilt einzig und allein einer Szene, dem turbulenten Treiben der Hexen in der „Walpurgisnacht".

Innerhalb des „Fausts" nimmt die „Walpurgisnacht" eine exponierte Stellung ein. Sie ist Peripetie der Tragödie und legt durch die Vision Gretchens den Grundstein für Fausts Schulderkenntnis. Gleichzeitig ist sie die dritte Stufe des „Genießens" in der Weltenfahrt Fausts, auf der er mit dem triebhaften, geschlechtlichen Rausch konfrontiert wird. Das Reich des Bösen, die Herkunft Mephistos, wird vor Augen geführt.[8] Wichtige Vorbilder waren für Goethe Johannes Praetorius Bücher „Anthropodemus Plutonicus" (1666) und „Blockes-Berges-Verrichtung" (1668) sowie Michael Herrs Kupferstich, dessen linke Hälfte in veränderter Form dem letztgenannten Buch beigegeben war und durch den er sich eine bildliche Vorstellung von dem Fest der Hexen machen konnte.[9]

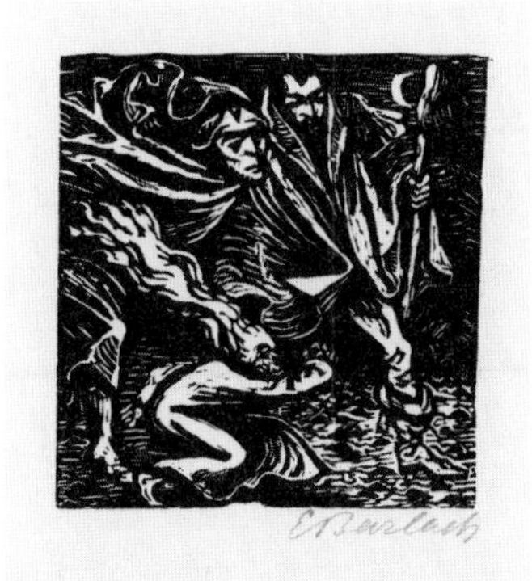

Das Irrlicht
Holzschnitt, 1923

Praetorius beschreibt nochmals das, was über das Wesen und Wirken vermeintlicher Hexen seit Erscheinen des „Hexenhammers" (1487)[10] in erschreckenden Ausmaßen im Volk verbreitet worden war. Den Hexen wurde nachgesagt, daß sie sich in der Nacht zum 1. Mai, dem Tag der heiligen Walpurga, auf dem höchsten Berg, dem Blocksberg trafen[11], um ihrem Herren, dem Teufel, zu huldigen. Um dorthin zu gelangen, benutzten sie Besen, Stöcke, Tröge, welche zuvor mit einer magischen Flugsalbe bestrichen wurden, oder ritten auf ihrem Buhlteufel, dem Ziegenbock. Der sogenannte Hexensabbat war ein orgiastisches Fest, bestehend aus einem Mahl, dem Hexentanz mit anschließender Promiskuität, welche ihren Abschluß in der Ehrerbietung Satans fand. Dieser thronte als Ziegenbock oder in Menschengestalt auf dem höchsten Punkt des Berges und wurde von den Hexen mit dem Afterkuß bedacht.

All diese Elemente werden von Goethe in der „Walpurgisnacht" aufgegriffen. Er entwirft ein poetisches Bild der Quintessenz des Hexenwesens und reichert dieses mit Phantasiegestalten und unliebsamen Zeitgenossen an.

Die gewohnte Erscheinungswelt hat ihre Gültigkeit verloren, die Natur ist in Aufruhr. Innere Goldadern des Berges erglühen, Jahreszeiten vermischen sich, Bäume und Felsen werden lebendig. Inmitten des Chaos suchen Faust und Mephisto von einem Irrlicht geleitet, den Berg zu erklimmen, während in einem Sturm und unter wütenden Gesängen die Hexenschwärme heranreisen. Zum Ziel des Sabbats, dem Gipfel des Berges, gelangen Faust und Mephisto nicht, doch nehmen sie auf einem Plateau an den Feierlichkeiten teil, wo sie mit den unterschiedlichsten Hexen und Hexern konfrontiert werden. Die Szene erreicht ihren Höhepunkt, als Faust, vom Zauber der gelösten Atmosphäre ergriffen, beim Tanz mit einer jungen Schönen seinen Trieben erliegt und sich von dieser verführen läßt.

Bevor Ernst Barlach sich entschloß, diese Szene zu illustrieren, hatte er sich bereits während seiner Zeit in Dresden (1891 – 1895) ausgiebigst mit dem „Faust" auseinandergesetzt.[12] In einem Brief an Friedrich Düsel heißt es am 18.2.1893: „Lesen tue ich nicht viel, nur Goethe packt mich immer und immer wieder mit seinem „Faust"; oft brüte ich einen ganzen Abend über einer einzigen Zeile und komm doch nicht darüber hinweg.“[13] Nachdem Barlach in zwei Einzelblättern in den Jahren 1897 und 1902 erstmals Illustrationen zum „Faust“ geschaffen hatte[14], griff er erst 1919 den Stoff wieder auf und begann nun mit den Vorzeichnungen für die Holzschnitte der „Walpurgisnacht“. Die Kohlezeichnungen wurden in ihrer Anzahl, Barlach hatte eine ganze Reihe Variationen geschaffen[15], reduziert und 1922 auf den Holzstock übertragen. Die letztendlich 20 Blatt umfassende Holzschnittfolge erschien zusammen mit dem Text der „Walpurgisnacht“ 1923 bei Paul Cassirer in Berlin. Neben der einfachen, handelsüblichen Ausgabe, war eine Vorzugsausgabe auf Zandersbütten in Leder zu erwerben. Nicht als Auftragsarbeit, sondern aus freien Stücken entstanden, zeugt die Holzschnittfolge von Barlachs starkem Interesse am „Faust“ und veranschaulicht, wie sehr Goethes Darstellung des Hexenfests Barlachs Phantasie zu beflügeln vermochte.

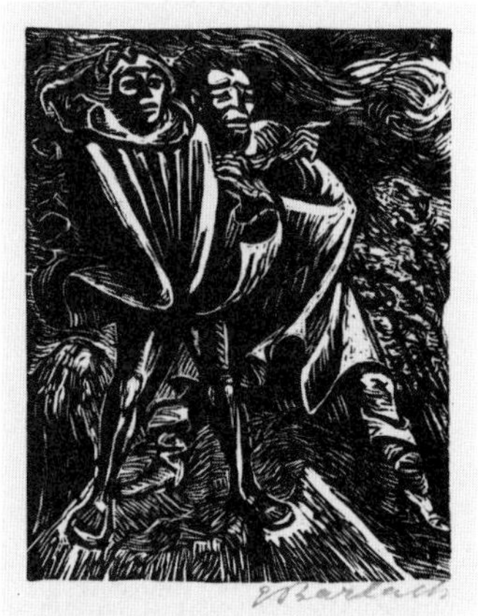

Faust und Mephistopheles
Holzschnitt, 1923

Ein Blick auf die Vorzeichnungen zeigt, daß die Motivik und die Licht- und Schattenverteilung im wesentlichen mit den in Holz gearbeiteten Blättern übereinstimmt[16], doch wirken die Zeichnungen eher blaß im Vergleich zur Ausdrucksstärke der Schnitte. Hier läßt Barlach souverän schwarze und weiße Flächen aufeinanderprallen, in kraftvollen Linienzügen Figuren und Hintergrund umschreibend. Er verwendet den Flächenholzschnitt[17], bei dem die Motive aus der schwarzen Druckfläche herausgeschnitten werden und erzielt auf diese Weise ein lebendiges Hervorleuchten der Figuren aus dem Dunkel ihrer Umgebung.
Barlach kommt damit Goethes Vorstellung von einer nächtlichen Szenerie sehr nahe, und auch das kontrastive Aneinandergrenzen schwarzer und weißer Flächen eignet sich vortrefflich zu einer irrealen Wiedergabe der Wirklichkeit, zum Eintauchen in eine phantastische Welt.
Auf ganz unterschiedliche Weise setzt sich Barlach mit dem Text der „Walpurgisnacht“ auseinander. Die Mehrheit der Holzschnitte steht mit Goethes Worten in Verbindung, andere greifen erweiternd über den Text hinaus, wieder andere sind frei erfunden. Dabei wechseln vielfigurige Darstellungen mit solchen, die nur eine oder zwei Figuren beinhalten.[18]

„Das Irrlicht“ heißt einer der ersten, eng mit dem Text zusammenhängenden Schnitte. Gezeigt wird der Aufstieg Fausts und Mephistos auf den Brocken. Faust mit vom Wind aufgebauschtem Gewand, Mephisto mit Wanderstock ausgerüstet, erscheinen vor einer Bergsilhouette stehend. Im Hintergrund „die unvollkommene Scheibe des roten Monds“, im Vordergrund das Irrlicht. Barlach findet hier eine besonders gelungene und vergnügliche Formulierung für die ehrfurchtsvolle Haltung des Irrlichts. In menschlicher Gestalt, mit gebücktem Rücken und fliehenden Schrittes stürmt es voran. Durch breitere Schnittstärke stechen seine flammenartigen Haare besonders hervor und betonen deren leuchtende Funktion. An einigen Stellen wird die die Figuren umschreibende Kontur durchbrochen, verliert ihre begrenzende Funktion, Figuren und Hintergrund verschmelzen. Besonders deutlich ist dies bei Mephisto, der mit seinem linken Fuß in den Untergrund zu versinken scheint und dadurch gänzlich der Zaubersphäre zugeordnet wird.

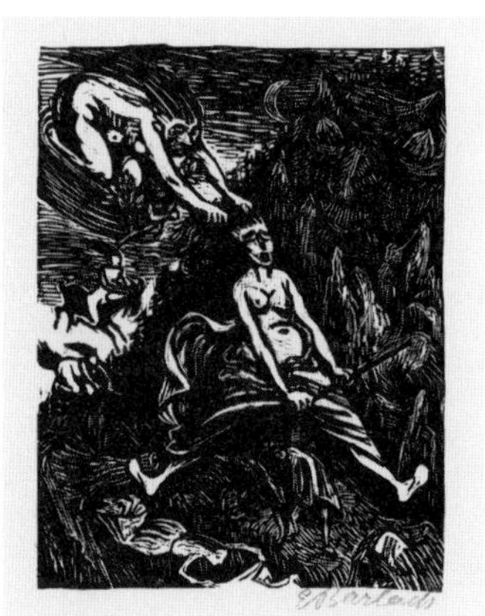

Hexenritt
Holzschnitt, 1923

Auf dem folgenden Blatt werden Faust und Mephisto in die wild durchstürmte Natur versetzt. Der Hintergrund besteht nur noch aus einzelnen, in unterschiedliche Richtungen gesetzten Schnitten, welche sich am oberen Rand zu einem wirbelsturmartigen Gebilde verdichten. Breitbeinig stehen Faust und Mephisto auf einem Fels, doch auch dieser bietet nicht den rechten Halt, eine wellenartige Formation, vielleicht ist es auch nur ein Schatten, schlängelt sich unter ihren Füßen durch.

Während Faust bemüht ist, seinen Mantel zusammenzuhalten, scheint Mephisto ihn auf die Ankunft der Hexen aufmerksam machen zu wollen. Diese wird u. a. auf dem Blatt „Hexenritt“ gezeigt. Abgebildet ist der Hexenberg, dessen Gipfel ein grinsendes Teufelsantlitz ziert. Ein diagonal verlaufender Hexenzug durchkreuzt das Bild und macht einen wesentlichen Teil der Dynamik aus. Den Anziehungspunkt bildet eine breitbeinig reitende Hexe auf einem Besenstiel. Ein Windstoß hat ihren Rock ergriffen und läßt ihn erblähen. Ihr Oberkörper ist unbekleidet, das Gesicht zu einer grotesken Maske entstellt. Eine Gefährtin hat sich in ihr Haar gekrallt und fliegt in einem Waschzuber heran. Weitere Hexen auf Besen, Ziegenbock und mit Segel ausgerüstet prägen das Bild und lassen Faust und Mephisto, die sich duckend am unteren Teil des Berges befinden und sich kaum aus ihrer Umgebung herauslösen, in den Hintergrund treten. Diese Szene ist gänzlich vom Atmosphärischen durchflutet, stürmische Winde wehen und kennzeichnen das Herannahen der Hexen. Die Räume gleiten ineinander über, die Natur hat sich verändert und teuflische Züge angenommen. Inmitten der Turbulenzen Faust und Mephisto. Das Blatt zeigt ganz besonders, in welchem Maße die „Walpurgisnacht“ Barlachs Phantasie erregte. Spielend verknüpft er unterschiedliche Textpassagen[19] und arrangiert sie in motivischer Dichte zu einer bildnerischen Einheit, seine eigene Vorstellung vom Ritt der Hexen verwirklichend.

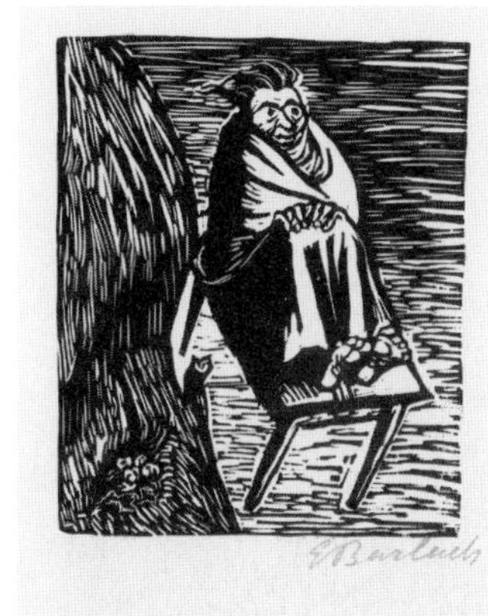

Das Eulennest
Holzschnitt, 1923

Barlach knüpft mit seiner Art der Darstellung der nackten, sich unterschiedlicher Flugmittel bedienender Hexen, insbesondere durch die breitbeinig auf dem Besen reitende Figur, an traditionelle Hexendarstellungen an, wie sie seit Baldung Grien in die Kunstgeschichte eingegangen sind. Indem er aber auf den erotischen Gehalt überlieferter Hexenbilder verzichtet und ihn zur Groteske führt, erzeugt er eine bedrohlich-düstere Stimmung.

Bei anderen Schnitten der Folge orientiert sich Barlach stärker an einem literarischen Vorbild, auf das bereits Schult hingewiesen hat. Gemeint ist hier eine von Grimmelshausen beschriebene Sabbatgesellschaft, auf die er sich bei Blättern wie „Die Spielleute“ und „Das Eulennest“ bezieht. Letzteres zeigt eine auf einer Bank reisende Hexe, wie sie von Grimmelshausen im 17. Kapitel des 2. Buches geschildert wird.[20] Ängstlich-erwartungsvoll schwebt Barlachs Hexe am „Ilsenstein“ vorbei. Langnasig und mit runden Knopfaugen wird sie von ihm mit Humor bedacht und steht zusammen mit der knollennasigen „Baubo“ für die heiteren Gestalten der „Walpurgisnacht“. Während sich das „Eulennest“ nur locker an die Textvorlage anlehnt, ist die „Baubo“ mit ihrem Eber eine wortgetreue Adaption. Bei beiden geht Barlach über die Worte des Dichters hinaus, indem er ihn auf humoristische Weise, mit einem Zwinkern in den Augen, interpretiert.

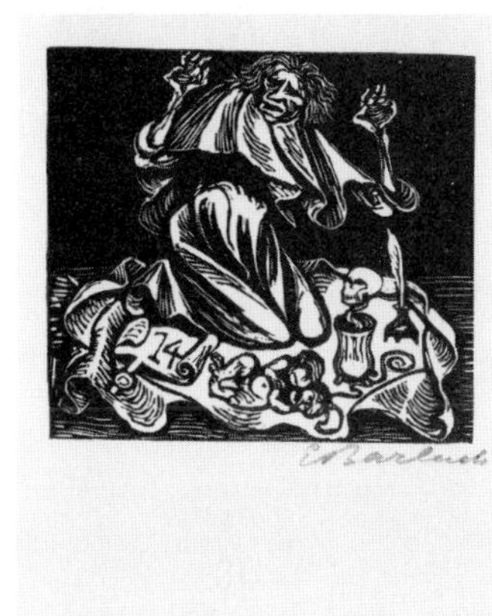

Die Trödelhexe
Holzschnitt, 1923

Ganz anders ist die „Trödelhexe“ aufgefaßt. Die Böswilligkeit ihres Wesens spricht aus ihrer Erscheinung. Mit verwahrlosten Haaren, zur Maske entstelltem Gesicht und skelettartigen Fingern preist sie ihre Waren an. Sie personifiziert Unmenschlichkeit und Verderbnis. Auch hier greift Barlach erweiternd über den Text hinaus, indem er die von Goethe genannten Waren durch frei erfundene ersetzt. Federkiel und Tintenfaß, Totenschädel und Giftbecher, Schlange und eine zwitterartige Puppe sind die Gegenstände, die symbolisch die Gretchentragödie aufgreifen.

Gretchen selbst erscheint bei Barlach wieder ganz im Sinne Goethes, als vom Schicksal Gezeichnete, einer Toten gleich. Mit tief in den Höhlen liegenden Augen hat sie ihren Kopf zur Seite gekehrt und gibt den Blick ihres Stigmas, die dünne Schnur um ihren Hals, preis. Die schmale, aufrechte Gestalt ruht ganz in sich. Die Hände in einer Geste der Ruhe und des Anstands zusammengelegt, scheint sie vor

der im Hintergrund lärmend tanzenden Blocksberggesellschaft über dem Erdboden zu schweben, sich von dieser distanzierend. „Sie scheint mit geschlossenen Füßen zu gehen“ setzt Barlach hier um und rückt ihre Füße durch einen lichtdurchfluteten Bereich ins Zentrum. Nicht nur der rätselhafte Charakter interessiert Barlach, auch auf die Darstellung von Bewegung kommt es ihm an. Dies gilt in gleichen Maßen für die anderen Gestalten der „Walpurgisnacht“. Ist es bei Gretchen das Sich-Langsam-Nur-Vom-Ort-Schieben, so erregt bei „Lilith, Adams erste Frau“, das aufrechte Schreiten Barlachs Aufmerksamkeit. Ferner stellt er rasende Geschwindigkeit[21] neben leichtes Schweben[22], läßt bedrohliche Todesstille[23] mit burlesken Tanzdarstellungen wechseln[24].
Durch vielfältige Bewegungsmotive gelingt es Barlach, den nächtlichen Trubel der Teufelsgesellschaft wiederzugeben. Besondere Freude macht ihm die Gestaltung der Hexen. Er entwirft eine ganze Palette unterschiedlicher Typen und Charaktere und erweckt auf diese Weise Goethes Nachtgestalten zu neuem Leben. Dort, wo Barlach die Hexen thematisiert, rücken die eigentlichen Protagonisten der Szene, Faust und Mephisto, an den Rand, oder werden gänzlich fortgelassen. Das, was ihn an der „Walpurgisnacht“ fasziniert, ist die dämonisch-spukhafte Stimmung, welche er vollends einzufangen vermag. Seine Formensprache hat zuweilen einen humoristischen Charakter, in der Mehrheit der Blätter ist sie jedoch skurril bis grotesk, das wüste Treiben der Hexen auf dem Blocksberg beschreibend.

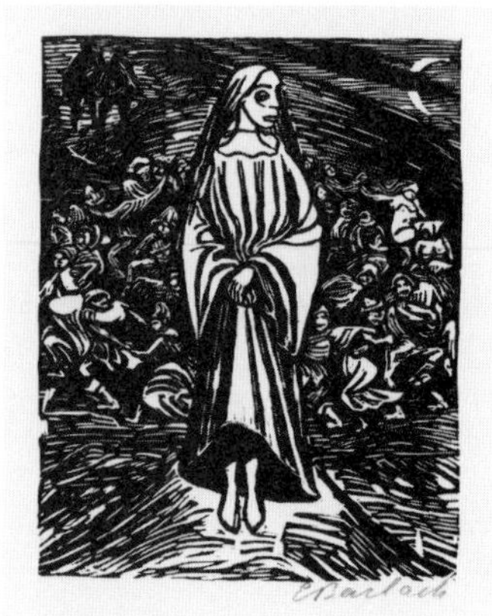

Gretchen
Holzschnitt, 1923

Daß ein norddeutsch schwerblütiger Künstler wie Barlach, der schon immer eine Vorliebe für die düsteren Stimmungen der Natur hegte, der den Sturm als seinen Freund bezeichnete und sich vom Magisch-Übersinnlichen angezogen fühlte, irgendwann zur Illustration der „Walpurgisnacht“ finden mußte, scheint nur folgerichtig. Er selbst bezeichnete sich als „nordisch, gespenstisch, hexensüchtig“.[25] An anderer Stelle hieß es: „Wenn man Beziehungen zur Geisterwelt überhaupt haben kann, dann müßte ich sie haben“.[26]
Barlach hatte sich viel mit Hexen beschäftigt, in seiner Frühzeit in der Zeichnung und in einigen kleineren Prosastücken.[27] Später dann, als er zu seiner endgültigen Formensprache gefunden und der erste Weltkrieg auch in seinem Werk Spuren hinterlassen hatte, entstanden seine eindrucksvollsten Hexenwerke, in der Plastik und im Relief. „Die gemarterte Menschheit“ (1919), „Die Hexe auf den Scheitern“ (1919) und „Die gefesselte Hexe“ (1926), müssen hier genannt werden, so zeigt doch der hier verwendete Frauentypus mit den glatt auf die Schulter fallenden, den Körper zusammenschließenden Haaren, den tief in den Höhlen liegenden Augen und dem ernsthaften Blick augenfällige Übereinstimmungen mit dem Gretchen der „Walpurgisnacht“. Mit diesen Hexenwerken nahm Barlach nicht nur Bezug zu den historischen Hexenverfolgungen, sondern formulierte gleichzeitig eindringliche Mahnmale für eine gefolterte, existentiellen Grenzerfahrungen ausgesetzte Menschheit. Dafür, daß die Anregungen für diese Arbeiten auf die Auswirkungen des ersten Weltkriegs zurückzuführen sind, hatte sich Barlach selbst ausgesprochen. In einem Brief aus dem Jahr 1922 hieß es von ihm: „Ich habe lange Zeit nichts anderes arbeiten können, als was, wie der ‚Mann im Stock‘, die gemarterte Menschheit, die brennende Hexe, die Holzschnitte Kindergrab, Gott Bauch, Gott als Bettelmann oder der Gottvater im Chaos schaffend oder überm Gotischen und durchs Labyrinth der Bauformen schwebend, mit dem Erleben aus Krieg und ‚Frieden‘ zusammenhängt“.[28] In diesem Brief nimmt er ferner Bezug zu der zwischen 1920 und 1921 entstandenen Holzschnittfolge „Die Wandlungen Gottes“, bei der auf den Blättern „Der göttliche Bettler“ und „Totentanz“ ein ähnlich groteskes

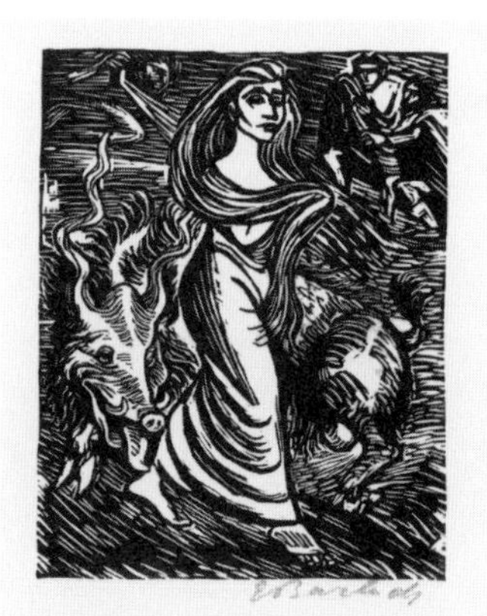

Lilith, Adams erste Frau
Holzschnitt, 1923

Personal vereinigt ist wie in der „Walpurgisnacht". Im Hintergrund des „Totentanzes" glaubt man die Musikanten zu erblicken, fühlt sich an die „Trödelhexe" oder das „Blocksberggelichter" erinnert. Und hat sich nicht auch umgekehrt „Gott Bauch" unter die Spielleute der „Walpurgisnacht" gemischt?

Durch die annähernd zeitgleiche Entstehung der plastischen Hexenwerke, der „Wandlungen Gottes" und der „Walpurgisnacht" liegt es nahe, daß Barlachs Inspiration für letztere ebenfalls aus den Eindrücken des Kriegsgeschehens resultierte, so stand die „Walpurgisnacht" doch schon immer für eine verkehrte, entfremdete, satanische Welt. Freilich, einige von Barlachs Gestalten sind komisch, doch hinter anderen leuchtet Angst und Beklemmung hervor, in der sich sicherlich auch ein Stück weit das Erleben einer düsteren Zeit manifestiert hat und sich in Form der Groteske widerspiegelt. Vor diesem Hintergrund erscheint auch der „Reitende Urian", trotz seiner drolligen Züge, als eine wahre Ausgeburt der Hölle.[29]

Mit sicherer und geübter Hand des Holzbildhauers bannt Barlach seine Dämonen ins Holz. Noch bei den „Wandlungen Gottes" hatte er den Linienholzschnitt verwendet. Jetzt greift er zum modernen, in der Tradition Munchs und Gauguins stehenden Flächenholzschnitt der „Brücke-Künstler".

Ernst Barlach wurde immer als Randfigur des Expressionismus betrachtet, hatte er sich doch den wichtigsten künstlerischen Gemeinschaften wie der „Brücke" oder dem „Blauen Reiter" verschlossen. In den Holzschnitten zur „Walpurgisnacht" greift er deren Technik auf und führt sie zu einer unvergleichlichen Meisterschaft. Hier ist Barlach ganz Expressionist, so daß die Illustrationen zu Goethes „Faust" als ein Hauptwerk des deutschen Expressionismus angesehen werden können.

Anmerkungen

1 Eine allgemeine Übersicht über die Faust-Illustratoren bieten Wolfgang Wegner, Die Faustdarstellung vom 16. Jahrhundert bis zur Gegenwart, Amsterdam 1962, Hans Henning, „Faust" in der Malerei, Ausstellung im Römischen Haus, Weimar, 25.5. – 30.11.1969 und Goethe in der Kunst des 20. Jahrhunderts, Ausstellung zum 150. Todestag v. J. W. v. Goethe, Goethe-Museum, Frankfurt a. Main, 26.5. – 31.8.1982.

2 Goethe an Cotta. Briefwechsel 1797 – 1832, hrsg. v. Dorothea Kuhn, Bd. I, Stuttgart 1979, S. 133.

3 S. hierzu Peter Cornelius, Zeichnungen zu Goethes Faust, Ausstellung. in der Städtischen Galerie im Städel, Frankfurt a. Main, 14.3. – 20.5.1991.

4 Eine sehr eingehende Bearbeitung der Faust-Illustrationen und ihrer Wirkung auf Goethe findet sich bei Günter Busch, Eugène Delacroix. Der Tod des Valentin, Frankfurt a. Main 1973.

5 Eckermann, Gespräche mit Goethe, hrsg. v. Fritz Bergemann, Baden-Baden 1981 (1908), S. 171.

6 Zu den Zyklen Slevogts und Beckmanns s. Horst Claussen, „Am farbigen Abglanz haben wir das Leben ...". Zu Max Slevogts Faust-Illustrationen und: Christian Lenz: Die Zeichnungen Max Beckmanns zum Faust, in: Goethe in der Kunst des 20. Jhs., S. 64 – 74, S. 82 – 111.

7 Ernst Barlach. Die Briefe I. 1888 – 1924, hrsg. v. Friedrich Droß, München 1968, Nr. 327, S. 449, vom 29.9.1915. (künftig zitiert als Br. I).

8 S. Ernst Beutler, Johann Wolfgang von Goethe. Gedenkausgabe der Werke, Briefe und Gespräche, Zürich 1950, Bd. 5, S. 723; Hans Arens, Kommentar zu Goethes Faust I. Beiträge zur neueren Literaturgeschichte, Heidelberg 1982, 3. Folge, Bd. 57, S. 367f, weist auf eine weitere Funktion der Szene hin, nämlich auf eine neue Stufe in der Naturerkenntnis Fausts. Hier auch weiterführende Literatur zu diesem Thema.

9 Zur Frage, ob Goethe den vollständigen Stich kannte, s. Adolf Trendelenburg, Goethes Faust, Berlin und Leipzig 1922, darin: Das Hexenbild von Michael Herr, S. 124 – 134 sowie Albrecht Schöne, Götterzeichen, Liebeszauber, Satanskult. Neue Einblicke in alte Goethetexte, 3. Aufl. München 1993, S. 124.

10 Jacob Sprenger, Heinrich Institoris, Der Hexenhammer (Malleus Maleficarum).

11 In Norddeutschland war es der „Brocken" im Harz.

12 Zu Barlachs Druckgraphik siehe Ernst Barlach. Das druckgraphische Werk, Dore und Kurt Reutti-Stiftung, Ausstellung in der Kunsthalle Bremen, 28.1. – 24.3.1968 Gottfried Sello, Ernst Barlach als Illustrator, in: Philobiblon 4, Heft 3, 1960, S. 199 – 230, Elmar Jansen, Graphische Zyklen und Illustrationen im Werk Ernst Barlachs, in: Goethe. Gedichte. Mit Steinzeichnungen von Ernst Barlach, München 1988.

13 Br. I, Nr. 62, S. 194.

14 „Mephistopheles und Wagner mit dem Homunculus" und „Hexenritt".

15 In: Ernst Barlach: Das zeichnerische Werk. Bearb. von Friedrich Schult, Hamburg 1971, werden 29 Zeichnungen aufgeführt. Dazu kam sicherlich noch eine Vorzeichnung des in Holz geschnittenen Blattes „Oberon und Titania", welches in die Buchausgabe nicht aufgenommen wurde.

16 Bei dem Blatt „Hexenritt" nahm Barlach den als Eber gedachten Gipfel zugunsten einer lachenden Teufelsfratze zurück.

17 Zur Technik s. G. F. Hartlaub, Die Graphik des deutschen Expressionismus in Deutschland, Stuttgart 1947, Wolf Stubbe, Die Graphik des 20. Jahrhunderts, Berlin 1962.

18 Eine ausführliche Analyse der gesamten Blätter findet sich in der Dissertation von Gisela Lautz-Oppermann, Die Illustrationsgraphik Ernst Barlachs und deren Stellung im Gesamtwerk, Marburg 1950, s. a. dieselbe, Ernst Barlach. Der Illustrator, Wolfshagen 1952.

19 Das sind im einzelnen: „Fels und Bäume, die Gesichter schneiden", „es trägt der Besen, trägt der Stock, die Gabel trägt, es trägt der Bock", „die Salbe gibt den Hexen Mut, ein Lumpen ist zum Segel gut, ein gutes Schiff ist jeder Trog".

20 Hans Jacob Christoffel Grimmelshausen, Simplizius Simplizissimus, 13. Aufl. München 1995, (1669), S. 149f.

21 „Der Bischof", „Die Hexe Baubo".

22 „Hexenreise", „Das Eulenest".

23 „Trödelhexe", „Blocksberggelichter".

24 „Mephistopheles, tanzend mit der Alten", „Faust tanzend mit der Jungen".

25 „Ich bin viel Christ, viel Heide, viel Buddhist, viel viel sonst. Nordisch, gespenstisch, hexensüchig". (flüchtige Notiz aus einem Taschenbuch von 1916), zit. bei Friedrich Schult, Barlach im Gespräch, hrsg. v. Elmar Jansen, Leipzig 1985, S. 87.

26 Ebenda, von 1919, S. 34.

27 Die Stundenhexe (1895), Die Dämmerungshexe (1899), Die Hexe Einsamkeit (Unsre lieben

Haushexen) (1895/97), zur Ikonographie der Hexen bei Barlach s. a. Volker Probst, Die Darstellung der Hexen im Werk Ernst Barlachs. Ein wesentlicher ikonographischer Aspekt seines Werkes, erscheint in: Hexenverfolgung in Mecklenburg. Regionale und überregionale Aspekte, Würzburg und Penzlin 1997.

28 Br. I, Nr. 543, S. 676f vom 11.6.1922.

29 Vgl. Christian Rathke: Bemerkungen zu Ernst Barlachs Illustrationen eigener und fremder Texte. In: Bilder zur Weltliteratur. Ausstellung im Schleswig-Holsteinischen Landesmuseum Schloß Gottorf, 23.3.–25.5.1986, S. 41–52. Auch der Autor bringt die Walpurgisnacht mit dem Weltkrieg in Verbindung, indem er beispielsweise beim „Reitenden Urian“ auf das Vorbild des siebenköpfigen Drachen in den Apolkalyptischen Blättern Dürers hinweist.

Ulrich Bubrowski

„Was ist das mit dem Goethe?"

Unvorgreifliche Bemerkungen zum Verhältnis Barlach – Goethe

Barlach und Goethe in einem Atemzug genannt? Hier stutzt man schon! Liegen nicht Welten zwischen beiden? Erscheinen sie uns nicht gar als Antipoden – in Hinblick auf Persönlichkeit und literarisches Produkt? – Es fällt leicht, die prinzipiellen Unterschiede zu benennen. Dort lebt und schreibt ein Dichter aus der Gewißheit des Sinnhaften alles Seins, auch aus der Gewißheit des Übersinnlichen heraus. Goethe findet sich – cum grano salis – in der besten aller möglichen Welten angesiedelt. Er glaubt, Gott, einen enttheologisierten freilich, wenn nicht direkt, so doch „am farbigen Abglanz"[1] ergreifen zu können – und glaubt dieses unangefochten. Die Herrschaft des abendländischen Rationalitätskonzepts gilt, und ebenso ist das Selbstbewußtsein, das sich aus diesem herleitet, mächtig, und die Würde des Subjekts wird als intakt angenommen – auch dieses ohne zu zögern und zu zweifeln.

Als Barlach lebt und schreibt, existiert jenes Sinngebäude nicht mehr. Es ist zusammengebrochen unter Hammerschlägen, die von Nietzsche bekanntermaßen so bilanziert werden: „Wohin ist Gott? [...] ich will es euch sagen! *Wir haben ihn getötet* – [...] Hören wir noch nichts vom Lärm der Totengräber, welche Gott begraben? Riechen wir noch nichts von der göttlichen Verwesung? – auch Götter verwesen! Gott ist tot! Gott bleibt tot!"[2] – Leben und Schreiben nach Nietzsche ist etwas gänzlich anderes als zur Goethezeit: es geschieht aus dem Bewußtsein der fundamentalen Krise, wird doch in den zitierten Worten nichts weniger konstatiert als der Zusammenbruch des gesamten Deutungs-, Sinnstiftungs- und Tröstungssystems des abendländischen Geistes, damit der Kollaps der Metaphysik selbst. Jeglicher Glaube erscheint als diskreditiert, alle Fixpunkte der Orientierung sind weggefegt. Es gibt kein Oben, kein Unten mehr; das Dasein wird als prinzipielle Haltlosigkeit erfahren: Barlach lebt und schreibt unter den Bedingungen der Moderne. Der „unheimlichste aller Gäste",[3] der europäische Nihilismus, gibt ihm zu denken und macht ihm zu schaffen und spukt im Untergrund aller seiner Texte herum. Barlach ist sich im klaren: „Gott und die Dome gehören nicht unter uns",[4] wie er Reinhard Piper wissen läßt; und gegenüber Charitas Lindemann äußert er: „Die ganze Welt ist in schiefer Position".[5] Barlach kann sich nicht mehr in der besten aller möglichen Welten beheimatet fühlen, er meint vielmehr in einem „Jammertal" „zu Hause"[6] zu sein. Der Mensch, weit davon entfernt, Krone der Schöpfung zu sein, erscheint ihm „als unheimliches Rätselwesen",[7] „als verarmtes und ins Elend gestoßenes Nebenglied aus besserem Hause [...] (uneheliche bastardhafte Beschaffenheit)",[8] als „Bettler",[9] schlimmer: als Verdammter, gleichsam Verhexter.[10] Und so ist ihm diese Existenz „nur als Strafanstalt, Verstoßung, Hölle, Degradierung usw."[11] vorstellbar: „wir sind Verfluchte, Verbannte, Sträflinge im Leben".[12] Die Welt ist ihm nicht mehr Heimat: „Man ist hier überflüssig."[13] Die heitere Sonne Homers hat bei ihm aufgehört zu leuchten. „Nachtstücke"[14] nennt er seine Werke, und so beherrscht Dunkelheit die Szene nicht nur in seinem ersten vollendeten Drama „Der tote Tag", in dem Nebel Desorientierung schafft und dem Menschen den Zugang zum Absoluten unaufhebbar verbaut. Auch in „Der Graf von Ratzeburg", seinem letzten Stück, findet sich dessen Abglanz mitnichten. Herzog Albrecht muß am Sinai, an dem sich Gott dem Menschen einst in einem brennenden Dornbusch offenbarte, resigniert feststellen: „ich sehe weit und breit nicht den Schatten eines Schattens. Von dem berühmten Busch ist wohl nur der Sinai übrig?"[15] An anderer Stelle nennt Barlach „alle" seine „Gestalten nichts anderes als zum Sprechen und Handeln geborene Stücke dieses unbekannten Dunkels".[16]

Eine unüberbrückbare Kluft scheint sich also aufzutun zwischen dem Kind des optimistischen 18. Jahrhunderts und dem Nachfahren Nietzsches. Beide entstammen jeweils anderen Welten, und beide bevorzugen andere Welten. In Barlachs Korrespondenz ist zu lesen: „Ich möchte also etwa in Dänemark auf einer Insel verschwinden, in Italien möchte ich dauernd nicht leben.“ [17] Er pocht darauf, daß sich Güstrow „sehr wohl neben eine toskanische Stadt stellen“ könne, und empfindet den „Dom und die Pfarrkirche“ des mecklenburgischen Provinznestes als ihm näherstehend „als die Marmordome“ [18] Brunelleschis. Gesprächsweise kann er folglich gegenüber Friedrich Schult zusammenfassen: „Italien hat mich nicht umgeworfen. Ich bin kaltblütig gekommen und gegangen.“ [19] Von Goethe waren da bekanntlich ganz andere Töne zu hören. Im Süden, so sagt dieser, erlebte er eine „Wiedergeburt“ [20], er sei in Rom ein „neuer Mensch“ [21] geworden; er fühlt sich „bezaubert“,[22] findet die Anlagen Palladios „unaussprechlich schön“,[23] sieht in ihnen gar „etwas göttliches“,[24] in dem er „geschwelgt“ [25] habe, und der Apoll von Belvedere ist für ihn das „größte Werck [...] und das genialischte, daß man sagen muß es scheint unmöglich“.[26] Italien ist für Goethe „der Grund und das A und O aller Kunst“.[27] Er wird nicht müde, solches in Werken und Briefen immer wieder zu betonen. Stellvertretend für vieles sei hier der Anfang der siebenten „Römischen Elegie“ angeführt:

> O wie fühl’ ich in Rom mich so froh! gedenk’ ich der Zeiten,
> Da mich ein graulicher Tag hinten im Norden umfing,
> Trübe der Himmel und schwer auf meine Scheitel sich senkte,
> Farb- und gestaltlos die Welt um den Ermatteten lag,
> Und ich über mein Ich, des unbefriedigten Geistes
> Düstre Wege zu spähn, still in Betrachtung versank.
> Nun umleuchtet der Glanz des helleren Äthers die Stirne;
> Phöbus rufet, der Gott, Formen und Farben hervor.
> Sternhell glänzet die Nacht, sie klingt von weichen Gesängen,
> Und mir leuchtet der Mond heller als nordischer Tag.
> Welche Seligkeit ward mir Sterblichem! Träum’ ich?[28]

Barlach dagegen hat geradezu „Heimweh nach dem ‚Norden‘“.[29] Er nimmt für sich explizit in Anspruch, „Barbar“ [30] zu sein und beteuert: „Das Barbarische ist mir unentbehrlich.“ [31] – Und so hat er seine Schwierigkeiten mit der strengen Form, mit der Unterwerfung unter die Perspektive, auch mit der ziselierten Linienvielfalt, der Kunst der aufs Feinste gestuften Landschaftsprospekte, der er in Florenz begegnete, kurz: er hat seine Schwierigkeiten mit der Kultiviertheit, einer Kultiviertheit, für die auch Goethe steht. Für Barlach gibt es allerdings „Besseres [...] als Kultur“.[32] So vermißt er im Süden die „Launen des Ungeheuren“,[33] also die Tiefen und Abgründe, jenen Teil des Lebens also, gegen den Goethe zeitlebens angekämpft hatte. Zuwider war ihm die vorgefundene scheinbare Gemessenheit und Makellosigkeit mit ihrer „gründlichen Entfernung aller Schlacken“.[34] Er dagegen reklamiert für sich „das Maßlose“.[35] Gegenüber Wilhelm Radenberg resümiert er: „ich bekenne doch, daß ich mich zu dem ‚Klassischen‘ in einem unbehaglichen Verhältnis fühle; alles, was ich durchaus ersehne, finde ich anderwo eher erfüllt, und sei es selbst in Neger- und Indianerskulpturen“.[36] Vor diesem Hintergrund ist es leicht nachvollziehbar, wenn Barlach an Däubler kritisiert, daß dessen Bücher „keine Härten“ [37] aufwiesen. Mit Blick auf sein Drama „Der arme Vetter“ bemerkt er dagegen: „da geht’s kraus her“,[38] und dem „Toten Tag“ attestiert er ausdrücklich „Kraßheit“.[39] Kein Wunder auch, daß er solchermaßen charakterisierte Dramen mitunter „Monstrum“[40] und „Biest“[41] nennt. – Goethe, der das ‚Klassische‘ mit dem ‚Gesunden‘ identifizierte, hätte sicher, die entsprechende Gelegenheit einmal unterstellt, mit Grausen Barlachs Bücher aus der Hand gelegt und die Aufführungen seiner Dramen vorzeitig verlassen.[42]

Das Umgekehrte gilt allerdings nicht. Zwar hielt Barlach allem Klassischen gegenüber auf strikte Distanz. Wider Erwarten aber hegte er ein ausgesprochen intensives Interesse für den Dichter aus Weimar und sein Werk. In der frühesten diesbezüglichen Äußerung, einem Brief vom 19. Februar 1893 heißt es bereits: „Goethe packt mich immer und immer wieder“.[43] Es sollte sich zeigen, daß dieses „immer und immer wieder“ durchaus wörtlich zu verstehen ist: diese erste Feststellung muß als programmatische Erklärung genommen werden, die das Verhältnis Barlachs zu Goethe gültig faßt. Gut zwanzig Jahre danach findet denn auch eine ausdrückliche Bestätigung dieses – darf man sagen? – Lebensbundes statt. An Less Kaerrick schreibt Barlach am 15. September 1915: „ich weiß, […] daß ich Goethe mit auf den Weg habe, so lange ich laufen werde.“[44] Und in einer Äußerung aus dem Jahre 1932, einer der letzten zu diesem Thema überhaupt, bekräftigt er diese Aussagen – nun rückblickend: Goethe „hat alle Alter meines Lebens immer wieder belächelt“.[45] Durch das „immer wieder“ stellt sich ein Bezug zur allerersten Äußerung her. Die wiederholte Wendung bildet sozusagen eine feste Klammer, die keinen Schritt vom Wege, keine Ausnahme in der einmal eingenommenen Haltung denkbar macht. Dabei ist zu betonen, daß es sich um eine äußerst positive Haltung handelt. Sowohl das angesprochene Gepacktsein der frühen wie das „belächelt“ (hier im Sinne von ‚beglückt‘ zu lesen) der späten Aussage lassen daran keinerlei Zweifel. So wird Goethe zum ständigen Begleiter Barlachs. Dieser liest „Werther“ – 1907, wie er versichert, bereits „zum […] sechsten bis siebten Mal“.[46] Er notiert sich Wendungen aus diesem Buch[47] und erwähnt es immer wieder bewundernd.[48] Barlach liest „Wilhelm Meisters Lehrjahre“,[49] liest „Die Wahlverwandtschaften“.[50] Er liest, zitiert[51] und illustriert die Goetheschen Gedichte. Aber auch entlegeneren Werken wendet er sich zu. So beschäftigt er sich mit „Götter, Helden und Wieland“[52] und der „Campagne in Frankreich“,[53] und Eckermanns „Gespräche mit Goethe“[54] bleiben nicht im Regal stehen, sondern werden durchaus studiert. Der „Faust“ allerdings (damit ist „Der Tragödie erster Teil“ gemeint, denn „Nr. 2“, wie Barlach despektierlich sagt, sei lediglich „Kleisterei“),[55] hat es ihm besonders angetan: immer wieder spricht er von diesem Werk,[56] illustriert es und setzt sich auf mannigfaltig andere Weise mit ihm auseinander.

Es ist davon auszugehen, daß Barlach weit mehr als die genannten Werke rezipiert hat. Er kennt seinen Goethe! Doch damit nicht genug. In Barlachs Werk hinterließ die intensive Goethebeschäftigung handfeste Spuren. Es wimmelt darin von „Goetheanklängen und Goetheanspielungen“,[57] deren Einzelnachweis eine umfangreiche, im übrigen eine sehr nötige Arbeit ergeben würde. Hier mögen einige Fingerzeige genügen. Im „Armen Vetter“, der unter dem bezeichnenden Titel „Osterdrama“ bzw. „Die Osterleute“[58] begonnen wurde, sind Faust-Anklänge überdeutlich, in den „Echten Sedemunds“ sind Töne aus Goethes „Novelle“ unüberhörbar, und nicht von ungefähr sprechen zeitgenössische Kritiker vom „Blauen Boll“ als von „Barlachs Faust-Drama“.[59] Nicht verwunderlich, wenn auch bisher unbekannt geblieben, ist es vor diesem Hintergrund, daß Barlach sich auch direkt am Fauststoff versuchte.
Der Widerspruch zwischen – vereinfacht gesagt – Klassikdistanz einerseits und

Goethenähe andererseits ist eklatant und nicht ohne weiteres aufzulösen. Die Vorliebe fürs Wilde, „Maßlose“ [60] und die Zuneigung zu dem „Großen“, [61] dem Olympier, welchem Bezähmung, Disziplinierung, Kultivierung Maximen sind, besteht bei Barlach nebeneinander und in offensichtlich friedlicher Koexistenz. Nur wenig hilft zur Erklärung dieses Phänomens der Hinweis, Barlach bewege sich mit seiner Goetheverehrung halt in den Bahnen seiner Zeit, denn nach 1871 wird Goethe zum „zeitenthobenen [...] über jede Kritik erhabenen Dichterheros“ befördert. Der „in den Olymp versetzte Goethe wird zur Inkarnation des kulturellen Über-Ichs der zur politischen Großmacht sich entwickelnden und an ökonomischer Expansion vorrangig interessierten Nation“. [62] Rein äußerlich gesehen folgt Barlach hinsichtlich seiner Haltung zu Goethe in der Tat dem Trend der Epoche, wobei er sich – ebenfalls zeitgemäß [63] – wohl eher vom stürmenden und drängenden jungen Goethe angezogen fühlte als vom kosmopolitischen Klassiker. So findet sich weder in der umfänglichen Korrespondenz noch in den vielen Notizbüchern auch nur ein einziger Hinweis auf die antikisierende „Iphigenie“ zum Beispiel, dafür aber relativ zahlreiche auf den „Werther“ und vor allem den „Faust“. Interessant ist in diesem Zusammenhang durchaus die Feststellung, daß im Kaiserreich „der ‚Faust‘ zum zentralen Werk Goethes schlechthin avanciert ist, zu einem Werk, das sich europäische Geltung verschafft hatte und das zum unverzichtbaren Bildungserlebnis eines jeden jungen Deutschen geworden war“. [64]

Für Barlach jedenfalls ist „Faust“ zweifellos der Fixpunkt seiner Goethefaszination – zeitlebens. So handelt sicher nicht zufällig schon der allererste überlieferte Goethebezug vom diesem Drama, von dem er schreibt, daß es ihn „immer wieder“ packe und offensichtlich von Anfang an tief beeindruckt. Seinem Freund Friedrich Düsel teilt der Dichter mit: „oft brüte ich einen ganzen Abend über einer einzigen Zeile und komm doch nicht drüber hinweg. Gretchen ist *das* Kunstwerk dieser Erde, es ist das Weib, wie es der Schöpfer gemacht, wie nach meiner Erfahrung kein zweites je geschildert worden.“ [65] Die Haltung, die in dieser Stelle zum Ausdruck kommt, ist nun freilich prinzipiell affirmativ – und somit durchaus zeitkonform. Immerhin fällt auf, daß Barlachs Interesse hier nicht der Titelfigur des Werkes und ihrem immerwährenden Streben, ihrer rastlosen Tätigkeit und der angeblich durch sie nahegelegten optimistischen Zuversicht gilt, sondern – durchaus unzeitgemäß, wenn auch im gängigen Schwärmerton – der weiblichen Protagonistin. Wie dem auch sei, der Verweis auf die Zeittendenz erklärt im Grunde herzlich wenig. Zwar entnahm Barlach Goethe gewissermaßen dem Angebot seiner Zeit – durch Schule und weitere Öffentlichkeit vermittelt. Es handelt sich nicht um eine originäre, geschweige denn originelle Entdeckung. Dennoch: die Bedeutung Goethes für Barlach hat einen – über alle Zeitmode hinaus – durchaus individuellen, zumindest höchst persönlichen Charakter. In der Epoche der Umwertung aller Werte, in der Zeit der gesellschaftlichen und der privaten Krise nämlich findet Barlach in Goethe Bestärkung als Mensch und Bestätigung als Künstler. Der Dichter der Vergangenheit wird dem Menschen und Dichter der Gegenwart zum – komplizierten – Orientierungsfeld, wird ihm Führer durch das Inferno.

Und in der „Hölle“ [66] fühlte sich Barlach in der Tat! Das gilt zunächst und in hohem Maße für die erste Dekade dieses Jahrhunderts. Es sind Jahre permanenter Enttäuschung und tiefster Verzweiflung, auch Jahre einer fundamentalen äußeren und inneren Orientierungslosigkeit. Da ist die schwache Gesundheit zu nennen, da ist die fehlende Anerkennung als Künstler. Ein aufreibender ständiger Ortswechsel kommt hinzu, ferner private Schwierigkeiten. Wenig beachtet verläßt Barlach Berlin in Richtung Wedel, wo er sich ebenfalls nur mühsam durchs Leben schlägt; wie einen Strohhalm ergreift er 1904 eine angebotene Lehrerstelle an der Keramischen Fachschule in Höhr, an der er es dann nur wenige Monate aushält. Schließlich begibt er sich 1905 wieder nach Berlin, wo Anonymität, weitere Mißerfolge und Enttäuschungen auf ihn warten. 1906 flüchtet er für einige Wochen zu seinem Bruder nach Rußland. Während dieser Reise wird in Berlin sein unehelicher Sohn geboren, ein Ereignis, das seine gesamte bisherige Existenz von Grund auf in Frage stellt und das in seiner Bedeutung zumindest für die dichterische Entwicklung Barlachs kaum zu überschätzen ist. Nach einem jahrelangen zermürbenden juristischen Streit mit der Mutter des Kindes verbringt Barlach das Jahr 1909 in Florenz, allerdings ohne sich dort auch nur annähernd heimisch zu fühlen, weilt dann wiederum eine kurze Zeit in Berlin, um schließlich nach Güstrow überzusiedeln.

Daß Barlach diese hier lediglich flüchtig angedeutete komplexe „unmögliche Situation“[67] als persönliche Katastrophe erlebt, läßt sich aus der Korrespondenz dieser Zeit eindringlich ablesen. So nennt er sein Leben eine „Passionsgeschichte“,[68] vergleicht sich mit Hiob,[69] empfindet sich als Verbannter[70] bzw. als „im Sumpf“,[71] „im Hexenkessel“,[72] „in Mausefallen“[73] oder in der „Schlinge“[74] befindlich. Um ihn gehe es „böser als bös“[75] zu, er fühlt sich durch „Zank und Verdruß“[76] „klein gemahlen“,[77] sieht auch „viel Schiefes“[78] bei sich selbst und ist „verzweifelt“,[79] daß „alles im Unklaren“[80] läge. So kommt er sich „wie ein Mensch vor, der sich irrtümlich ins Leben begeben hat, durch eine Unaufmerksamkeit in einen Zug gestiegen ist, der nicht anhält, als bis es heißt: ‚Alle aussteigen!‘“–[81] Solche Äußerungen nehmen zwar etwa um 1910 ab, sie bleiben aber als Untertöne stets gegenwärtig und werden erneut in den letzten Lebensjahren, in denen sich Barlach einem vernichtenden Kesseltreiben von seiten der Nazis ausgesetzt sah, allbeherrschend.

Woher aber kommt Hilfe für die Mühseligen und Beladenen in der entgötterten Welt und Aufrichtung in gnadenloser Situation? Die Antwort lautet: (u. a.) aus der Kunst, aus der Literatur! Für Barlach ist es vor allem Goethe, der hier wirkungsmächtig wird und zum Segensspender, Heilsbringer, Tröster avanciert. So schreibt er, daß er von diesem „so viel frohe Beschaulichkeit der Welt- und Menschendinge erhalten habe“. In der verdunkelten und erkalteten Welt sieht er dank Goethe „ein Gewimmel sonniger oder besonnter Gestalten, ich fühle Gnaden walten, ich sehe Licht, warmes, herzwärmend. [...] Goethe spricht zu mir, als wäre irgendwo Musik hinter den Wolken, aber keine geheimnisvolle, sondern eine Musik, die klingt, wie die Sonne scheint.“ Und dieser „warme, milde Sonnenschein enthält doch (für meine Empfindung) [...] Gnade“. Und ebenfalls mit dem Blick auf Goethe spricht er von diesem als von einem „Anker“, „der mich an die Erde bindet“,[82] das heißt doch wohl: das Lebensschiff vor dem Untergang bzw. dem haltlosen Dahintreiben und schließlichen Verlorengehen bewahrt. Dieses ist keine Einzelbemerkung! Die sich hier manifestierende lebenserhellende, ja, lebensrettende Funktion Goethes bleibt grundsätzlich erhalten. Noch siebzehn Jahre nach jener Äußerung ist der gleiche Tenor anzutreffen. In dem kurzen Prosastück „Zum Goethe-Tag 1932“ heißt es: „dem Goetheschen Schalten mit mir stehe ich grenzenlos offen. Ich darf sagen, er hat alle Alter meines Lebens immer wieder belächelt, meine selbsteigene Pein oft begütigt, unwirtliche Räume mancher tristen Gelegenheit mit Helle erfüllt. Er verhilft mir unversehens zu einer Heiterkeit, die aus mir selbst nur zähflüssig quillt, er hat Wärme, die mir so, wie sie von ihm ausgeht, nur zu sehr frommt – wahrhaftig, so manches herrliche Wort von ihm als Stiller der Wut eines Leidens und Löser seiner Bitterkeit ist probat geblieben und wird wohl auch an hilfreicher Gewalt nicht schwächer werden –".[83] Die Sätze sprechen für sich! Goethes Wort als frohe Botschaft! Goethe als Licht in der Finsternis, als Gnade und Trost in der Tristesse! Goethe als Friedensstifter und Erlöser! Also: Goethe als Gott, als Ersatz-Gott zumindest. Konsequent hält denn auch der genannte Text das religiöse Vokabular in bezeichnender Weise durch. Da wird von „verschiedenen Auslegungen des ‚Einzigen'" gesprochen, dessen „Lästerung" beklagt. Man wirft sich vor, „den Namen Goethes unnütz im Munde" zu führen und stellt überhaupt „Goethelosigkeit"[84] fest.

Dieses alles mag vielleicht ganz interessant sein, wäre aber im Grunde nicht weiter bemerkenswert, handelte es sich bei der Goetheliebe Barlachs lediglich um eine Schrulle bzw. den letztlich affirmativen Versuch eines Menschen, sich angesichts der erlebten Misere ruhigzustellen. Goethe wäre damit in seiner Funktion als ein mögliches Sedativum, das neben viele andere gängige gestellt zu werden vermag,[85] erkannt – und man könnte ob solcher Feststellung zur Tagesordnung übergehen,[86] hätte der Weimarer Dichter nur für den Menschen Barlach Gewicht. Goethe ist aber darüber hinaus für den Schriftsteller Barlach von geradezu entscheidender Bedeutung.

Mit der oben erwähnten persönlichen Krise ging nämlich eine künstlerische Hand in Hand. Ausdrücklich schreibt Barlach: „Ich habe eine Krisis gehabt in jeder Hinsicht, gesundheitlich und künstlerisch".[87] Barlach war sich auch über den Weg, den er als Künstler einschlagen sollte, nicht im Klaren. Welche Rolle sollten seine verschiedenen Talente spielen, und insbesondere welcher Stellenwert sollte dem Schreiben zukommen? Barlach war unsicher. Er schwankte zwischen mannigfaltigen Möglichkeiten – in offensichtlicher Anlehnung an Zeittendenzen. Aus den Briefen ist auf eine Formen- und Themenvielfalt seiner frühen literarischen Arbeiten zu schließen. Romane, Erzählungen, Gedichte werden produziert und mitunter vernichtet.[88] Barlach versucht sich an märchenhaften, allegorischen, auch sozialkritischen Stoffen – offensichtlich im Wetteifer mit Jugendstil, Ästhetizismus und Naturalismus. Die erhaltenen, ohne Ausnahme sehr kurzen Prosastücke aus seinen Anfängen machen ein Streben nach stilkünstlerischer Vollendung offenkundig. Den Höhepunkt und Abschluß dieser Versuche bildet das sog. „Russische Tagebuch",[89] das inhaltlich vielleicht Neues bietet, sich letztlich aber im Bemühen um handwerkliche Perfektion und die „schöne Diktion" (Hegel) erschöpft. Ein Blick in das von zahlreichen Korrekturen zerfurchte Manuskript dieses Werkes beweist die auf den kultivierten Ausdruck konzentrierte feilende und ziselierende Arbeit. Die ist mitunter durchaus bewundernswert, dennoch besitzt Barlach hier noch kaum einen eigenen Stil: er hat sich als Schriftsteller noch nicht gefunden und bleibt strenggenommen kunsthandwerklich, zumindest unpersönlich – trotz des Persönliches nahelegenden Sujets.

Das sollte sich aber mit einem Schlage ändern. Ende 1906 und Anfang 1907, also auf dem Höhepunkt seiner Krise, entsteht eruptionsartig eine Fülle von Texten ganz neuer und unverwechselbarer Qualität. Diese sind deutlicher und direkter Niederschlag der existentiellen Erschütterung, die Barlach insbesondere durch die Geburt seines Sohnes widerfuhr.[90] Man könnte sagen: die Texte verdanken sich gewissermaßen überhaupt erst der äußerst komplexen Konfliktlage, dem „Zustand einer unerhörten Aufgewühltheit“[91] ihres Autors, „es steckt ein gut Teil Verzweiflung dahinter.“[92] Sie sind daher von vorneherein höchst persönliche Dokumente. Darüber hinaus sind sie auch deutlich inhaltlicher Reflex der Krise: nahezu ohne Ausnahme umkreisen sie das für Barlach nunmehr hoch aktuelle Vater-Sohn-Mutter-Verhältnis.[93] Sie alle sind also Ausdruck, besser: „Auswüchse“[94] einer unbewältigten Lebenssituation. Barlachs Schreiben ist von diesem Zeitpunkt an ohne Ausnahme biographisch, intim – das „freilich verarbeitet und fast unkenntlich.“[95] Ist es einerseits Ausfluß der Krise, so muß es andererseits als Versuch der Krisenbewältigung gesehen werden. Schreiben wird zum Therapeutikum.[96] Schreibend versucht Barlach, sich Klarheit über sein Leben zu verschaffen. Schreiben wird zur Selbstverständigung, zur Sinnsuche, damit zu einem existentiellen Akt. Die so entstehenden Texte sind Lebenszeugnisse – im wahrsten Sinne des Wortes.

Solche Texte sind – natürlicherweise – weit davon entfernt, sich einem kalkulierenden und optimierenden Kunstwillen zu unterwerfen oder sich einer literarischen Mode anzupassen. Sie sind vielmehr höchst individuell, einzigartig, distanzieren sich notwendig von aller Schreibkonvention und etablierten Stilrichtung – und machen es mit der solchermaßen erworbenen Widerborstigkeit ihren Lesern so schwer. Barlach gibt nicht Modelle und Programme, sondern konsequenterweise sein „Innerstes“[97] als ihren Ursprungsort an. Nicht dem Kopf entstammen sie, sondern dem „Eingeweide“.[98] Sie sind folglich „Herzenssache“, „Herzensangelegenheit höchsten Grades“.[99] Offenbar sind sie als Produkte des inneren Überdrucks zu sehen. So wird Barlach nicht müde, auf das Unbewußte als ihre Quelle hinzuweisen. Er schreibe, so sagt er, aus dem „Affekt“,[100] dem „Instinkt“,[101] er folge lediglich einem „Trieb“,[102] „Drang“,[103] „Zwang“,[104] einem „Müssen“.[105]

Diese jenseits aller rationalen Kontrolle entstehenden, ungeschliffenen Texte, die mit ihrem subjektiven Inhalt, der unkonventionellen Form und dem Mangel an erkennbarer nach außen gerichteter ‚message‘ – Qualitäten, die fortan Barlachs Schreiben ausmachen – solche entfesselten Texte also sind nicht vor einer Öffentlichkeit zu legitimieren, kaum vor ihrem Autor selbst. So dachte Barlach denn auch nicht primär an eine Publikation,[106] sprach nur verschämt von ihnen und hielt sie in „Schiebladen“[107] versteckt. Er wußte, daß die egomanen Betroffenheitstexte in ihrer Krausheit vor den zeitgenössischen ästhetizistischen und naturalistischen Programmen und dem entsprechend eingeschworenen Publikum keine Gnade finden konnten.[108]

Ist ein junger angesichts seines Arbeitens unsicherer Schriftsteller, der plötzlich nicht anders kann, als an allen etablierten Normen vorbeizuschreiben, in der Lage, ohne jegliche Anerkennung auszukommen? Sieht er sich nicht durch die Erfahrung des radikalen Andersseins von Grund auf in Frage gestellt! In dieser offensichtlichen Legitimationskrise suchte Barlach nach Halt und Bestätigung für sein dichterisches Tun. Gab es ein Vorbild, gab es eine Autorität, auf die er sich berufen, deren Segen er beanspruchen könnte? Barlach meint, diese in der besten aller denkbaren Möglichkeiten zu finden: scheinbar paradoxerweise ruft er in seiner Situation Goethe als seinen Kronzeugen auf. Im selben Heftchen nämlich, in dem die oben angesprochenen spontan entstandenen Texte niedergelegt sind, findet sich eine kleine Notiz. Gewissermaßen als Bilanz der neuen Schreiberfahrung hält Barlach fest: „Die Grundbedingung für alles Wirken ist ein verzogenes, verstimmtes Instrument."[109] Wie zu erwarten, wird nicht das Gesunde und der kühle Kopf als Grundlage des Schaffens gesehen, sondern der Mangel. Kunst ist ohne Gestörtsein nicht möglich. Was heißt das anderes als: sie ist ohne Krise nicht denkbar.[110] Barlach scheint sich hier des neuen, gewissermaßen aus dem eigenen Leibe schmerzhaft[111] herausbrechenden Schreibens zu vergewissern. So spricht er, dieses unterstreichend, ausdrücklich davon, „der Organismus braucht" „Ätzung", und notiert schließlich: „Göthe in Rom ‚Herrn u. Damen'. – Er lebte ‚mühsam'".[112]

Der Sinn dieser zwei Manuskriptzeilen ist komplex. Barlach unterstellt zunächst einen Gegensatz zwischen Künstler und Publikum. „Göthe in Rom" – das bedeutet doch wohl: der angesichts der sich ihm in Italien eröffnenden neuen Welt ergriffene, ja, in seiner Existenz erschütterte Dichter, dem „Herrn u. Damen" gegenübergestellt sind. Die Floskel meint nichts anderes als das unerschütterbare, nach konventionell abgesegneten Kategorien urteilende gutbürgerliche Publikum, das dem „Großen"[113] unverständig gegenübersteht. Die saloppe Formel verweist u. a. auf Heines „Glatte Herren! Glatte Frauen!", denen gewünscht wird, daß sie „nur Herzen hätten",[114] also Organe für Dinge und Erfahrungen jenseits aller gesellschaftlichen Normen. Barlach benutzte die Wendung in ähnlich distanzierendem Sinne schon 1895, wenn er angesichts seiner Kunst feststellt: „Damen und Herren schütteln die Köpfe".[115] Dasselbe tun sie – das suggeriert Barlach mit der obigen Notiz – auch gegenüber der Ergriffenheit Goethes. Hier bereits wird der identifikatorische Bezug faßbar. Barlach fühlt sich unverstanden und ist unsicher, weil auch er ausgetretene Pfade verlassen hat und entsprechende Erwartungen nicht bedienen will und kann. Er fühlt sich durch Goethe bestätigt, indem er zu sehen meint, daß er nicht allein steht, daß er sein Schicksal mit dem Größten teilt. Barlach hat die Worte geschrieben, um sich durch die implizite, punktuelle Gleichsetzung mit Goethe auf dem nun eingeschlagenen Weg zu bestärken.

Dasselbe geschieht noch einmal in der nächsten Zeile, die Goethe ein mühsames Leben attestiert. Durch seine Etymologie verweist das Wort „mühsam" auf Anstrengung, Kampf, Last, Verdruß.[116] Barlach paßt hier also Goethes Leben seiner eigenen Situation an, er modelliert Goethe für seine Zwecke und bringt so seine eigene Existenz mit der Goethes zur Deckung. Das geschieht sicher auch mit Blick auf das dichterische Schaffen. Der Kontext legt nahe, daß das Wort „mühsam" Goethes Dichtung als Ausfluß eines Getroffenseins, damit ebenfalls als Krisenprodukt markiert. Wieder findet recht eigentlich eine Selbstbestätigung durch Identifizierung statt: Dichten geschieht aus Daseinsnot. Das gilt für Barlach auf jeden Fall, und etwaige Zweifel, ob so etwas Kunst zu nennen sei oder überhaupt eine Berechtigung habe, werden durch den Verweis, daß dasselbe auch auf den großen Goethe zutrifft, beschwichtigt, erledigt. Der hier beschworene ‚mühsame' Goethe verkörpert für den Dichter Barlach zu dieser Zeit, vielleicht für immer, so etwas wie ein dichterisches Über-Ich. An ihm richtet er sich schreibend nicht unbedingt aus, er richtet sich aber an Goethe auf. Durch die Autorität des Großen sah er den Drang, zu dichten, was ihm auf den Nägeln, besser: im Herzen brannte, abgesegnet. Wie bei Goethe war bei ihm der Gehalt der Dichtung das eigene – problematische – Leben; wie bei Goethe fielen bei ihm Existenz und Kunst zusammen. Und wie Goethe findet sich auch Barlach aus der eher formalen dichterischen Spielerei der Jugend in die Wirklichkeit einer gefühlsmäßigen Betroffenheit geworfen, aus der die Kunst beider – bei aller Verschiedenheit im einzelnen – schließlich sich nährt.[117] Auch Barlachs Texte, die nach 1906 entstehen,[118] können, müssen als Bruchstücke einer großen Konfession[119] genommen werden.

Es ist hier nicht der Ort, der Frage nachzugehen, ob Barlachs Goethesicht einer kritischen Prüfung standhalten würde. Ohne Zweifel abstrahiert er von wesentlichen Seiten des Klassikers. Er stilisiert ihn und schafft sich dadurch eine Identifikationsmöglichkeit, die Legitimationsfunktion für das eigene Schaffen hat. Überspitzt könnte man sagen: durch die Identifikation mit gewissen Aspekten des Lebens und Schreibens Goethes lernt Barlach, sich mit sich selbst zu identifizieren, lernt, zu sich und dem verspürten Schreibimpuls und dessen Produkten zu stehen. Aus Goethe bezieht er sein Selbstbewußtsein als Dichter.

Dieses Selbstbewußtsein ist allerdings schwankend, dabei durchaus vielschichtig. Es tritt mitunter geradezu als Hybris auf, und zwar da, wo er sich zu Goethe in direkte Konkurrenz begibt und dessen „Faust", den das Kaiserreich längst als Hauptwerk des Olympiers kanonisiert hatte, eine eigene Version entgegensetzt.[120] Barlach, weit davon entfernt, Goethe-Epigon zu sein, demontiert darin gewissermaßen das Werk, indem er es trivialisiert. Mephisto, der den wenig poetischen und kaum Respekt erheischenden Familiennamen „Meier" erhält, tritt ins Zentrum, zumindest wird er Titelfigur, und macht sich über Faust und sein unbedingtes Streben lustig. Was hier geschieht, ist im Grunde ungeheuerlich: Barlach, soeben als Dichter geboren und unter der Patenschaft Goethes stehend, rüttelt am Podest, auf dem der Meister thront. Wenn man mit Franz Dingelstedt den Goetheschen „Faust" als „die zweite Bibel unserer Nation"[121] nimmt, so handelt es sich hier um ein Sakrileg, um Gottes- bzw. Goethelästerung. Der junge Dichter lehnt sich gegen sein Über-Ich auf und bleibt dennoch (ebengerade dadurch) auf dieses fixiert. Mit seiner Respektlosigkeit vor dem Höchsten wendet er sich gleichzeitig gegen die ideologische Überhöhung des „Faust" zum unantastbaren, ultimativen Kunstwerk, zum deutschen National-Gedicht schlechthin. Er stellt sich also deutlich quer zu seiner Zeit und nimmt damit eine Haltung ein, der er zeitlebens treu bleiben sollte.

Daß sein in diesem allen demonstriertes, scheinbar grenzenloses Selbstbewußtsein allerdings doch nicht allzu weit trägt, läßt sich daran ablesen, daß all seine Versuche am Fauststoff schnell wieder fallen gelassen werden und Fragmente bleiben. Das Vorhaben, Goethe gewissermaßen auf seinem ureigensten Gebiet zu schlagen, wird aber nie gänzlich aufgegeben. Immer wieder findet ein neues Anlaufen[122] statt und hinterläßt seine Spuren; sei es, daß „Faust" gewissermaßen zum Kinderspielzeug gemacht und von Barlach zur Belustigung seines Sohnes zurechtgestutzt wird[123] oder daß der Protagonist in eine neue, evtl. historische Umgebung versetzt wird und Luther und einen Bettler zugesellt bekommt.[124] Als Teile dieser Auseinandersetzung sind sicher auch die verschiedenen Teufelsgestalten in seinen dichterischen Werken zu sehen. Anders als in der frühen Äußerung ist Barlach jedenfalls nicht mehr so sehr von Gretchen enthusiasmiert,[125] sondern vielmehr nahezu ausschließlich an Mephisto interessiert. Wie ist das zu erklären? Dieser „Geist, der stets verneint",[126] der „stets das Böse will und stets das Gute schafft",[127] der also höchst widersprüchlich ist und gerade dadurch Verkrustungen und Versteinerungen aufbricht, kommt Barlachs eigenem Wesen sehr entgegen. Die Auseinandersetzung mit dieser Figur wird damit für seine eigene persönliche und künstlerische Entwicklung bedeutsam. Einem Menschen und Dichter wie Barlach, dem das Auflösen von harten und allzu einfachen Eindeutigkeiten so wichtig ist, der jeglicher Anbetungshaltung so fernsteht[128] und der daher in seinen Werken immer wieder ambivalente Verhältnisse schafft,[129] der schließlich sagen kann: „Teufel und Gott sind eins. Eins ist Zwei also. [...] Um Eins zu sein, muß unendlich Viel sein. Eins ist nicht ohne Viel. [...] Die ewige Harmonie braucht die ewige Dissonanz. [...] Höhe ist nichts ohne Tiefe. Gott und Teufel dürfen sich nicht versöhnen. Teufel als Tiefe, Gott als Höhe, Tiefe und Höhe zusammen machen erst ein Ganzes u. s. weiter",[130] der des weiteren sagt: „Vieldeutigkeit einer Sache ist kein Beweis gegen sie, ich möchte gerade sagen: für sie"[131] – einem Menschen und Dichter also, dem eine un-, ja, antidogmatische Haltung so tief eingekerbt ist, mußte eine Figur wie Mephisto als Bestätigung und Bekräftigung der Eigenheit erscheinen. „Der Teufel", so ist bei Barlach zu lesen, „macht den Menschen zum Kristall von Widerspruch, der Entzündung und Kreuzung eines Bewußtseins von zweierlei, vom Kampf um des Kampfes willen, von der Erfüllung, die schon dadurch keine mehr ist, daß sie ist", und wird dadurch „zum Gott".[132] Erscheint also Goethe etwa auch deshalb als Gott, weil er die Barlachsche Widersprüchlichkeit konfirmiert, vielleicht überhaupt erst entzündet? Wie dem auch sei: die Versuche am „Faust" sind jedenfalls auch Anläufe zur Selbstverständigung, sind auch ein Stück Selbstformung. Mephisto speziell wird also zum Mittel der Identitätsfundierung. Dieses würde die ungebrochene Attraktion, die die Teufelsfigur für Barlach hat, erklären, ja, – im wahrsten Sinne des Wortes – sein Eintauchen in sie, sein Einswerden mit ihr: in einem Notizbuch nämlich bezeichnet sich Barlach selbst – nach allem bisher Entwickelten durchaus nicht mehr überraschend – als „Mephisto".[133] Als Geist des Widerspruchs aber muß er sich zwangsläufig auch gegen das Objekt seiner Liebe kehren. Er tut es, indem er „Faust" nicht einfach nachempfindet, nachdichtet, sondern sich ironisierend und verfremdend von diesem und seinem Erzeuger distanziert, ohne dabei wiederum eindeutig und endgültig zu sein.

Barlach und Goethe! Barlach und Goethe? Müßte es nicht besser heißen: Barlach durch Goethe? Oder durch Goethe gegen Goethe? Der Autor selbst, so oft er sich auch zum Thema äußerte, blieb eine letzte Antwort schuldig. Wenn anläßlich des Goethe-Tags „der filouhafte Peter" wissen will: „Was ist das mit dem Goethe"?[134] – so hat Barlach diese Frage bereits im „Güstrower Tagebuch" beantwortet, allerdings ebenfalls filouhaft, nämlich in für ihn charakteristischer Ambivalenz: er sei, so schreibt er, „dankbar, daß die Großen uns ihre Spuren gelassen haben. Als Maß für unsere Schritte? Ach Gott, natürlich – und doch sollen wir in unsern Zeitschuhen gehen, am besten ists, man denkt nicht dran, wer vormals war. Nur, daß ich mirs nicht leicht werden lasse, darf ich mir bezeugen."[135] Barlach unentrinnbar in seinen „Zeitschuhen" steckend, kann die Spuren Goethes zwar lesen, darf ihnen aber als Zeitgenosse der Moderne dichtend nicht folgen. Sein Weg muß sich notwendig von jenem trennen, muß eine ganz andere Richtung nehmen. Dennoch bleibt der ‚Große' stets in seinem Blickfeld. Widersprüchlichkeit ist die Signatur der Beziehung Barlachs zu Goethe. Dieser ist ihm also nicht einfach nur Gott, sondern, so müßte man mit einer Briefstelle ergänzen: „das Widrige, das Komische und [...] das Göttliche zugleich".[136]

Anmerkungen

1 Johann Wolfgang von Goethe: Faust, Vers 4727. In: Goethes Sämtliche Werke. Jubiläums-Ausgabe, 14. Bd., S. 7.
2 Friedrich Nietzsche: Die fröhliche Wissenschaft. In: Friedrich Nietzsche: Werke in drei Bänden. Hrsg. von Karl Schlechta. Bd. 2, 1958, S. 127.
3 Friedrich Nietzsche: Aus dem Nachlaß der Achtzigerjahre. In: Friedrich Nietzsche: Werke in drei Bänden, a. a. O., Bd. 3, 1958, S. 881.
4 Ernst Barlach: Die Briefe I. 1888 – 1924. Hrsg. von Friedrich Droß. München 1968, S. 572; (hinfort zitiert als: Briefe I).
5 Briefe I, S. 301.
6 Briefe I, S. 416.
7 Briefe I, S. 376.
8 Briefe I, S. 482.
9 Briefe I, S. 594.
10 Vgl. Briefe I, S. 376.
11 Briefe I, S. 628.
12 Briefe I, S. 447; vgl. auch Briefe I, S. 594f., wo es heißt: „Ich bin [...] armer Vetter, Verbannter, Zuchthäusler".
13 Briefe I, S. 521.
14 Briefe I, S. 691.
15 Ernst Barlach: Der Graf von Ratzeburg. In: Ernst Barlach: Die Dramen. In Gemeinschaft mit Friedrich Droß hrsg. von Klaus Lazarowicz. München 1956, S. 554.
16 Ernst Barlach: Die Briefe II. 1925 – 1938. Hrsg. von Friedrich Droß. München 1969, S. 63; (hinfort zitiert als: Briefe II).
17 Briefe I, S. 310.
18 Briefe I, S. 323f.
19 Friedrich Schult: Barlach im Gespräch. Mit ergänzenden Aufzeichnungen des Verfassers. Hrsg. von Elmar Jansen. Leipzig 1987, S. 9.
20 Goethes Briefe II. Briefe der Jahre 1786 – 1805. Textkritisch durchgesehen und mit Anmerkungen versehen von Karl Robert Mandelkow. Hamburg 1964, S. 25.
21 Ebenda, S. 18.
22 Johann Wolfgang von Goethe: Tagebuch der Italiänischen Reise für Frau von Stein. In: Goethes Werke. Hrsg. im Auftrage der Großherzogin Sophie von Sachsen. III. Abtheilung, 1. Bd. Weimar 1887, S. 214.
23 Ebenda.
24 Ebenda.
25 Ebenda, S. 217.
26 Goethes Werke, a. a. O., IV. Abtheilung: Goethes Briefe. 8. Bd. Weimar 1890, S. 45.
27 Zitiert bei Karl Vietor: Goethe. Dichtung – Wissenschaft – Weltbild. Bern 1949, S. 93.
28 Johann Wolfgang von Goethe: Römische Elegien. In: Goethes Sämtliche Werke. Jubiläums-Ausgabe. 1. Bd., S. 159f.
29 Briefe I, S. 287.
30 Briefe I, S. 394, siehe auch Briefe I, S. 423.
31 Briefe I, S. 390.
32 Ebenda.
33 Briefe I, S. 321.
34 Briefe I, S. 166.
35 Briefe II, S. 347.
36 Briefe I, S. 375.
37 Briefe II, S. 803.
38 Briefe I, S. 693.
39 Briefe I, S. 711.
40 Briefe I, S. 391.
41 Briefe I, S. 572.
42 Vgl. etwa das Verhältnis der beiden Dichter zum eher ‚krausen' Jean Paul, dem Goethe bekanntlich äußerst distanziert gegenüberstand, von dem Barlach aber charakteristischerweise sagt: „An Jean Paul komme ich gut heran. Er kommt mir immer chinesisch vor, ich kann es nicht anders sagen. Es ist dieselbe Wirklichkeit und zugleich dieselbe Unwirklichkeit der Dinge." (Friedrich Schult: Barlach im Gespräch, a. a. O., S. 26.)

43 Briefe I, S. 194.
44 Briefe I, S. 443.
45 Ernst Barlach: Die Prosa II. Hrsg. von Friedrich Droß. Mit einem Nachwort von Walter Muschg. München 1959, S. 410; (hinfort zitiert als: Prosa II).
46 Briefe I, S. 279.
47 So in einem nachgelassenen Manuskript, Güstrow, Signatur LM 4, S. 61.– Ich danke den Herren Ernst Barlach, Ratzeburg, und Hans Barlach, Hamburg, für die freundliche Genehmigung, die unveröffentlichten Manuskripte einzusehen und aus ihnen zu zitieren.
48 Siehe Briefe I, S. 498 und S. 746.
49 Siehe Prosa II, S. 196.
50 Siehe Briefe I, S. 497.
51 So z. B. in der ersten Szene des „Armen Vetter“. Ernst Barlach: Die Dramen, a. a. O., S. 100. Siehe auch Prosa I, S. 44.
52 Briefe II, S. 663.
53 Briefe I, S. 450; siehe auch Prosa II, S. 196.
54 Briefe II, S. 13.
55 Briefe I, S. 450.
56 Siehe etwa Briefe I, S. 210, 447, 450 u. ö.
57 Prosa II, S. 348.
58 Siehe dazu: Ernst Barlachs Drama „Der arme Vetter“. Aufnahme – Kritik – Wirkung. Ein Kapitel deutscher Theatergeschichte. Hrsg. von Ulrich Bubrowski. München 1988, S. 43.
59 Richard Biedrzynski: Barlachs Faust-Drama. Ernst Barlach: „Der blaue Boll“. In: Deutsche Zeitung, 35. Jg., Nr. 287b, 8. Dezember 1930, S. 2; vgl. u. a. auch „Der blaue Boll“ von Ernst Barlach“. In: Berliner Börsen-Zeitung, 72. Jg., Nr. 483, Morgenausgabe, 16. Oktober 1926, S. 5.
60 Briefe II, S. 347.
61 Prosa II, S. 196.
62 Karl Robert Mandelkow: Goethe in Deutschland. Rezeptionsgeschichte eines Klassikers. Bd. I. 1773–1918. München 1980, S. 201.
63 Vgl. ebenda, S. 235.
64 Ebenda, S. 241.
65 Briefe I, S. 194.
66 Briefe I, S. 276.
67 Briefe I, S. 275.
68 Briefe I, S. 259.
69 Briefe I, S. 273.
70 Vgl. Briefe I, S. 274.
71 Briefe I, S. 296.
72 Briefe I, S. 311.
73 Briefe I, S. 301.
74 Briefe I, S. 271.
75 Briefe I, S. 336.
76 Briefe I, S. 295.
77 Briefe I, S. 336
78 Briefe I, S. 305.
79 Briefe I, S. 339.
80 Briefe I, S. 288.
81 Briefe I, S. 294. Siehe auch Barlachs Bilanzierung seiner Erfahrungen in „Ein selbsterzähltes Leben“, (Prosa I, S. 53).
82 Alle Zitate Briefe I, S. 443.
83 Prosa II, S. 410.
84 Alle Zitate Prosa II, S. 409.
85 Im Zusammenhang mit Barlach wären hier noch Tabak, Wein und Tabletten zu nennen.
86 Immerhin wäre es interessant, der Frage nachzugehen, was konkret bei Goethe Barlach so faszinierte. Ein weites Spekulationsfeld täte sich da auf. Vermutlich war es die angesichts der eigenen Misere als verteufelt human, verteufelt intakt empfundene Welt der Goetheschen Werke, die auf Barlach so wohltuend kompensatorisch wirkte. – In der Zeit der Verfolgung durch die Nazis mag auch die direkte Identifikation mit dem alten Goethe, der von Eckermann als Unverstandener, Einsamer, aber nicht von seinem Weg Abweichender stilisiert wird, eine wesentliche Rolle gespielt haben.

87 Briefe I, S. 370.
88 Siehe dazu Barlachs Gesprächsäußerung vom August 1920: „Eh ich nach Rußland ging, gab es [...] ein großes Autodafé. Der Ofen platzte zwar nicht, aber er bekam Sprünge". (Friedrich Schult: Barlach im Gespräch, a. a. O., S. 9.) Diverse frühe erhaltene Texte, vor allem Gedichte, blieben bisher unveröffentlicht.
89 Diese Bezeichnung ist nicht authentisch. Im Manuskript findet sich vielmehr als von Barlach vorgesehene Titulierung: „Reise ins Herz d. südlichen Rußland".
90 Die Problematik kann hier nur angedeutet werden. Siehe ausführlicher dazu Ulrich Bubrowski: Dramatischer Anfang. Zu bisher unveröffentlichten Texten Ernst Barlachs. In: Ernst Barlach. Der tote Tag. [Ausstellungskatalog] Hamburg 1988, S. 8 – 21.
91 Briefe II, S. 50.
92 Briefe I, S. 618.
93 Barlach spricht davon, daß er „immer Kinder-Schicksale" (Briefe I, S. 291) behandele.
94 Briefe I, S. 330.
95 Briefe II, S. 578.
96 Barlach ist sich dessen auch selbst bewußt. So bemerkt er gegenüber Julius Cohen, daß er den „Toten Tag" nicht aus „Vergnügen" geschrieben habe; es müsse dagegen die Rede sein „wohl mehr von Flucht aus einer drohenden Verelendung in einen höheren Bereich. Ich mußte (koste, was es wolle: Vernunft z. B.) meinen Optimismus erhalten oder herstellen." (Briefe I, S. 478.)
97 Briefe I, S. 729.
98 Briefe I, S. 388.
99 Briefe I, S. 352.
100 Briefe I, S. 562.
101 Briefe I, S. 394.
102 Briefe II, S. 795.
103 Briefe II, S. 300.
104 Briefe II, S. 24.
105 Briefe I, S. 377.
106 Von den vielen diesbezüglichen Äußerungen seien hier nur die folgenden angeführt: Reinhard Piper gegenüber sagt Barlach angesichts eines diesem übergebenen Dramenmanuskripts: „Sie haben Zeit damit, denn es ist mir ganz ausgeschlossen, daß ich's verwende." (Briefe I, S. 309); und Friedrich Schult versichert er mit Blick auf seine Stücke: „Es ist so schön, daß niemand darum weiß." (Friedrich Schult: Barlach im Gespräch, a. a. O., S. 24).
107 Briefe II, S. 450.
108 Siehe dazu: Ernst Barlachs Drama „Der arme Vetter", a. a. O. Dort ist der vielstimmige Ausdruck des Unverständnisses dokumentiert. Übrigens war sich Barlach seines „dramatischen Abseitertums" (Briefe I, S. 635) stets selbst bewußt.
109 Ernst Barlach: Nachgelassenes Manuskript, Güstrow, Signatur LM 4, S. 17.
110 Konsequenterweise zieht sich das Wort „Krisis" zur Beschreibung der eigenen Situation fast leitmotivisch durch Barlachs Korrespondenz. Siehe Briefe I, S. 334, S. 361, S. 370, S. 389, S. 489, S. 676 u. ö.
111 Signifikant sind die Ausdrücke, die Barlach im Zusammenhang mit dem dichterischen Schaffensakt benutzt. So spricht er etwa von „Blutigreiben" (Briefe I, S. 707) und „Hacken, Schneiden, Schaufeln, Würgen, Wüten usw." (Briefe II, S. 55).
112 Ebenda.
113 Prosa II, S. 196.
114 Heinrich Heine: Die Harzreise. In: Heinrich Heine: Werke und Briefe in zehn Bänden. Hrsg. von Hans Kaufmann. Berlin und Weimar 1972, Bd. 3, S. 17.
115 Briefe I, S. 222. In Briefe I, S. 507, spricht Barlach von „Kunstanalphabeten".
116 Siehe Friedrich Kluge: Etymologisches Wörterbuch der deutschen Sprache. 18. Aufl. bearbeitet von Walther Mitzka. Berlin 1960, S. 490.
117 Barlach distanziert sich ausdrücklich von seinem frühen Schaffen: „Die dekorativ-ornamentale Lösung allein genügt mir nicht, es muß ein Leben unter der Haut stecken". (Briefe I, S. 430.) Vgl. auch die folgende Anmerkung.
118 Auch für Barlach selbst stellt das Jahr 1906 eine deutliche Zäsur dar. So äußert er gegenüber Friedrich Schult: „Die Jahre 1890 bis 1906 sind herzlich überflüssig." (Friedrich Schult: Barlach im Gespräch, a. a. O., S. 14). Vgl. auch Briefe II, S. 59, wo es heißt: „Fast sämtliche Arbeiten vor 1906 sind für mich gewissermaßen tot geblieben." Oder Briefe I, S. 716: „Ich kann fast alle, alles,

was vor 1906 entstand, nur mit dem entschiedenen Eingeständnis ansehen: daß mein Fall fast aussichtslos war."

119 Im Sinne allerdings eines Ausdrucks tiefster persönlicher Betroffenheit. Im Zusammenhang mit dem „Toten Tag" spricht Barlach von seinem „persönlichen Drinsein" (Briefe II, S. 363), und an Reinhard Piper schreibt er: „Und ich habe von mir in das Manuskript mehr hineingegeben als sonst" (Briefe I, S. 352); anläßlich des „Armen Vetter" heißt es: „ich habe das alles tödlich und schwer erlitten und habe mich durch die Arbeit befreit" (Briefe I, S. 539); den „Findling" nennt er „die schwerste und leidenschaftlichste Produktion meines Lebens" (Briefe I, S. 655) und zur „Sündflut" bemerkt er: „Mein Innerstes ist mit dem Kern des Stückes eng verwachsen." (Briefe I, S. 729.)

120 Siehe Text I auf Seite 76ff in diesem Buch.

121 Franz Dingelstedt: Eine Faust-Trilogie. Dramaturgische Studie. In: Goethe im Urteil seiner Kritiker. Dokumente zur Wirkungsgeschichte Goethes in Deutschland. Teil III 1870 – 1918. Hrsg., eingel. und kommentiert von Karl-Robert Mandelkow. München 1979, S. 32.

122 Möglicherweise hat die Fixierung auf „Faust" ganz konkrete Gründe. Der Nietzsche-Kenner Barlach mag angesichts einer Stelle – sollte er sie je vor Augen gehabt haben – aus dem zweiten Band von „Menschliches, Allzumenschliches. Ein Buch für freie Geister" alarmiert gewesen sein. Dort heißt es im 124. Stück: „Die Faust-Idee. – Eine kleine Nähterin wird verführt und unglücklich gemacht; ein großer Gelehrter aller vier Fakultäten ist der Übeltäter. Das kann doch nicht mit rechten Dingen zugegangen sein? Nein, gewiß nicht! Ohne die Beihilfe des leibhaftigen Teufels hätte es der große Gelehrte nicht zustande gebracht. – Sollte dies wirklich der größte deutsche 'tragische Gedanke' sein, wie man unter Deutschen sagen hört? – Für Goethe war aber auch dieser Gedanke noch zu fürchterlich; sein mildes Herz konnte nicht umhin, die kleine Nähterin, 'die gute Seele, die nur einmal sich vergessen', nach ihrem unfreiwilligen Tode in die Nähe der Heiligen zu versetzen". (Nietzsche, Werke, a. a. O., Bd. 1, S. 927.) – Die Stelle hätte Barlach an seine eigene Situation erinnern und ihn in der Tat alarmieren können! Gretchen, die uneheliche Mutter, wird hier zweimal als „kleine Nähterin" apostrophiert. Die Frau nun, mit der Barlach ein Kind hatte, Rosa Limona Schwab, war Näherin von Beruf. Die ständige Hinwendung Barlachs zum „Faust" ist also möglicherweise im Zusammenhang mit seinen sonstigen literarischen Versuchen der inneren Krisenbewältigung und Verarbeitung persönlicher Erfahrungen zu sehen. Nietzsche mag darüber hinaus auch bei der Trivialisierung des Faust-Stoffs durch Barlach Pate gestanden haben.

123 Siehe Text II auf Seite 82 in diesem Buch.

124 Siehe Text III auf Seite 83 in diesem Buch.

125 Vgl. Briefe I, S. 450: „Gretchen – eine Puppe – richtig! aber doch unermeßlich falsch zu gleicher Zeit, sie ist leer [...] Sie ist eine unmögliche Frau Dr. Faust". Vgl. dagegen den Brief vom 19. 2. 1893, der auf S. 63 dieser Arbeit zitiert ist!

126 Johann Wolfgang von Goethe: Faust, Vers 1338. In: Goethes Sämtliche Werke, a. a. O., Bd. 13, S. 54.

127 Ebenda, Vers 1335f.

128 Daß Barlach letztlich auch Goethe gegenüber keine Anbetungshaltung einnimmt bzw. eine solche immer wieder auflöst, zeigt eben auch und gerade seine wenig respektvolle Behandlung des „Faust".

129 Zum Problem der Ambivalenz bei Barlach siehe auch Ulrich Bubrowski: „Verstehen Sie Anspielungen?" Probleme einer Kommentierung der Werke Ernst Barlachs. In: Kommentierungsverfahren und Kommentarformen. Hamburger Kolloquium der Arbeitsgemeinschaft für germanistische Edition 4. bis 7. März 1992, autor- und problembezogene Referate. Hrsg. von Gunter Martens. Tübingen 1993, S. 62 – 72.

130 Prosa II, S. 380.

131 Briefe I, S. 562.

132 Prosa II, 380.

133 Ernst Barlach: Nachgelassenes Manuskript, Güstrow, Signatur LM 2, S. 13; vgl. auch Prosa II, S. 40. Dem Gerede von Barlach als einem Gottsucher im Sinne des „feierlichen Peter" (Briefe II, S. 324 oder des „reinen sanften Heinrich" (Briefe II, S. 547) ist übrigens auch von hierher aller Boden entzogen.

134 Prosa II, S. 409.

135 Prosa II, S. 196.

136 Briefe I, S. 375.

Barlach und Goethe 2
Verstreute Werke

Ernst Barlachs „Faust"-Variationen

Nach der Handschrift erstellt von Ulrich Bubrowski

Die hier so benannten und mitgeteilten Texte dokumentieren die langwährende Beschäftigung Barlachs mit dem Fauststoff. Sie entstammen gänzlich verschiedenen Epochen im Leben des Dichters und finden sich auf drei Handschriften des Güstrower bzw. Ratzeburger Barlach Nachlasses verstreut.

„Dr. Mephisto" (Text I.) ist niedergelegt in einem unetikettierten schwarzen Wachstuchheft im Oktavformat, das zahlreiche Texte aus den Jahren 1906 und 1907 enthält: neben der mitgeteilten Skizze diverse Dramennotizen, Anekdoten, Tagebuchaufzeichnungen, Aufsatzfragmente, Briefentwürfe, Adressen etc. Der Text ist mit Bleistift geschrieben und zwischen dem 29. November und dem 19. Dezember 1906, wahrscheinlich in den ersten Dezembertagen des Jahres, entstanden.

Text II. befindet sich im dritten von insgesamt vier das „Güstrower Tagebuch" beherbergenden schwarzen Wachstuchheften im Quartformat auf den Seiten 39 und 40. Er datiert vom 15. Mai 1915 und ist in Tinte geschrieben.

Text III. ist in einem schwarzen Oktavheft vom Januar 1925 in Tinte notiert. Im selben Heft befindet sich ein Entwurf zu Barlachs Drama „Der Graf von Ratzeburg".

Leitendes Prinzip dieser Textedition ist es, den Befund der Handschriften möglichst genau zur Erscheinung zu bringen. Dazu gehört neben präziser Wiedergabe des Wortlauts die Mitteilung der Tilgungen, das Verzeichnen späterer Hinzufügungen usw. (Siehe dazu die nachfolgende Zeichenerklärung!) Zu vermeiden gilt es, Abgerundetes zu suggerieren, wo lediglich Vorläufiges, Unfertiges vorliegt. ‚Verbesserungen' wie Glättungen, Normierungen, Interpolationen etc. verbieten sich also von vornherein.

Zeichenerklärung

Drang	fortlaufender Text
[Kritiker]	getilgter Text
en	unspezifisch geschriebener, nicht eindeutig festzulegender Text
[von] |aus|	nachträgliche Texttilgung in Verbindung mit Textersetzung (Der die Tilgung ersetzende Text wird mit Hilfe der Abgrenzungszeichen in den Grundtext eingeblendet)
[ni]→Nichtexistenz	beim Überschreiben durch das mit → bezeichnete Wort getilgter Text
\ /	nachträglich hinzugefügter Text
+	unleserlicher Buchstabe
*	aufgrund Papierschadens nicht mehr vorhandener Wortteil

I.

15

[Der] [Kritiker Mephisto] |Dr. Mephisto|

Dr. Faust in seinem Drang – [++]→ der Oster
nacht; Mephisto Meier aus dem
Ofenloch. – Hier heißt es aber mei-
stens Faust – und Dr Mephisto.

[[Das]→ Die Wette ist geschlossen – nun geht es
an eine [+]→ Erfüllung]

Mephistos [Unm]→ Unfähigkeit den Faust
schen Drang zu fassen – das ist [i+++]→ ihm
Unsinn – („[+]→ was hast du da in Höhlen –")
Aber die Sachlichkeit [+]→ des Glücks nach [++]→ abgelei-
teten erklügelten Begriffen, dann streben nach
(was Guts in Ruhe kosten)

[[Dein]→ |Das| Ahnen, Sehnen ist ein schnöder Trieb]

Das Ahnen, Sehnen [g]→ kann ich garnicht [L]→ loben
Du glaubst zu schieben u d. wirst geschoben.
Das Ahnen, Sehnen ist ein schnöder Drang

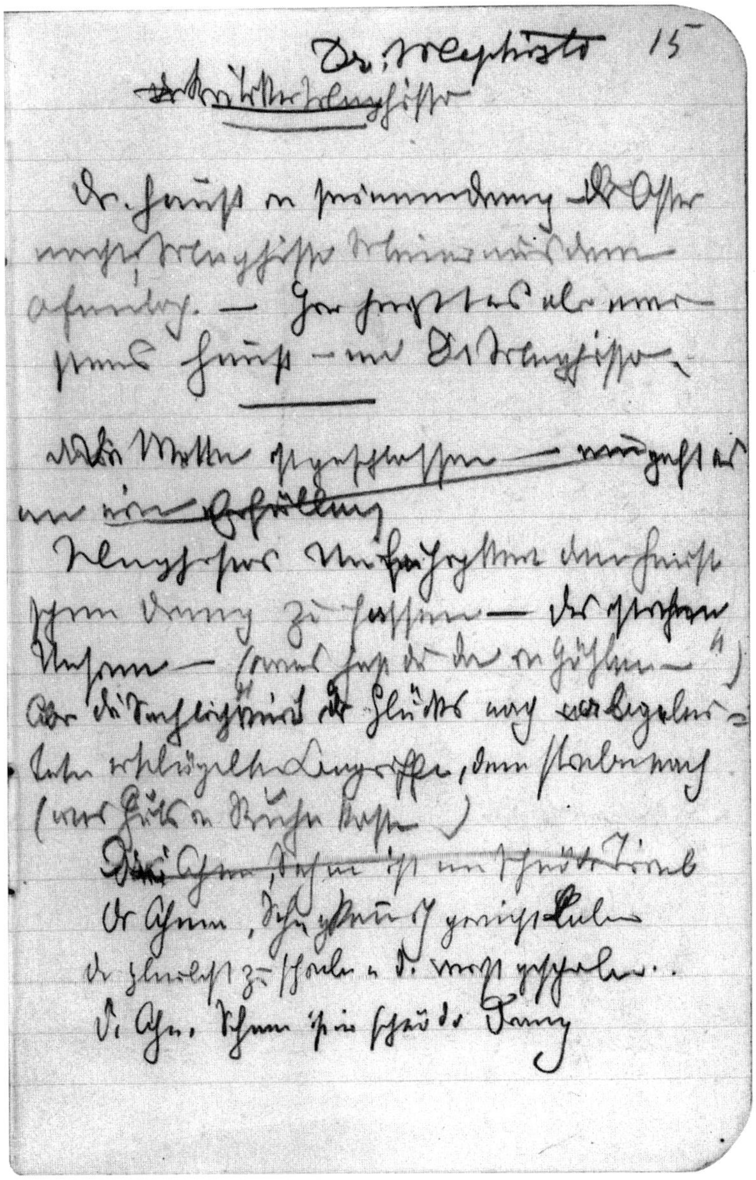

15v

[Das Ahnen, Sehnen ist ein böses Gas
Es trieb Dich auf]

Dein Ahnen, Sehnen riecht wie faules Aas,
Es treibt Dich auf [++]→ wie Dünnes Seelengas

D Kunst hat immer nur gekonnt –

+

(Teufelskünste mußt d „können"
Willst Du in [wahre] [Glut entbrennen],
recht**en** Flammen brennen)

Entwicklung sei Dir alma mater
Das „Zeitbewußtsein" Gott u Vater

„In diesem Sinne magst Dus wagen
Denn was Du siehst [darf] + kann man nicht sagen"

Phantasie [+]→ die muß ich dir verübeln

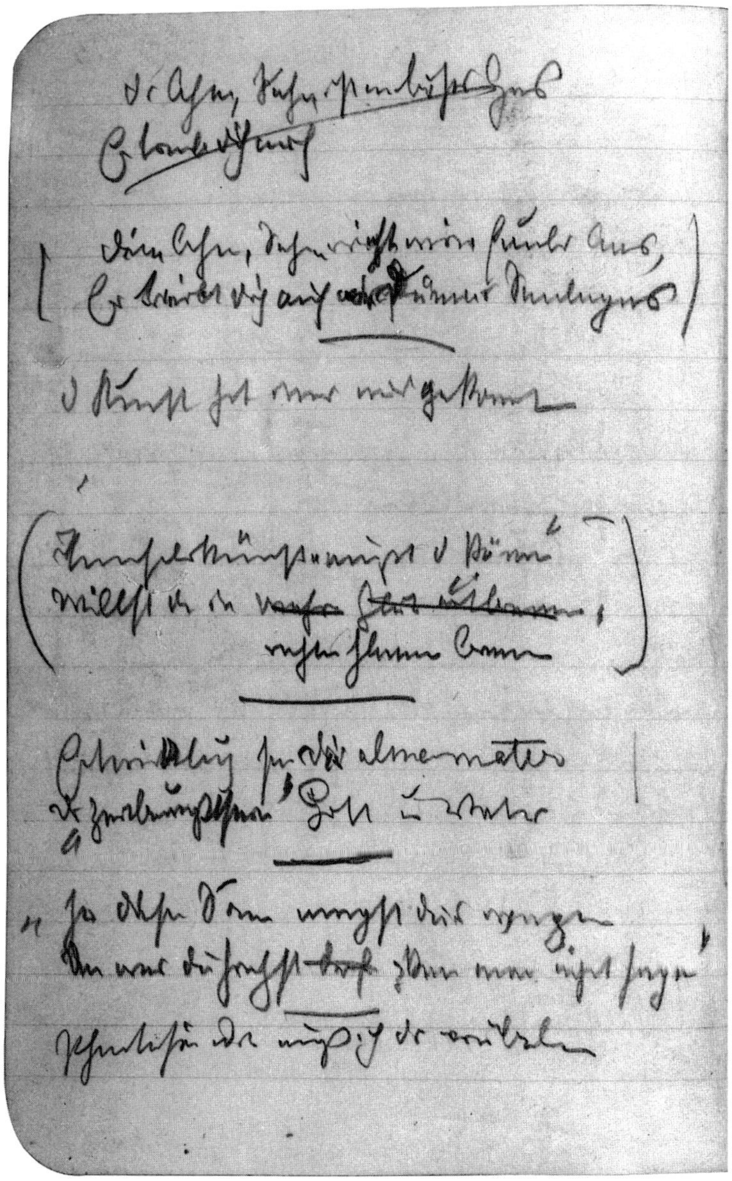

16

[Gefühl [+] zu haben muß ich dir verübeln

Was sie uns thun, das kann auch eine Zwiebel]

Gefühl zu haben ist ein scharfes Übel

Was es bewirkt das kann auch eine Zwiebel.

Nicht immer lassen sich Gedanken meiden:
Doch kommen sie, so halte sie bescheiden.

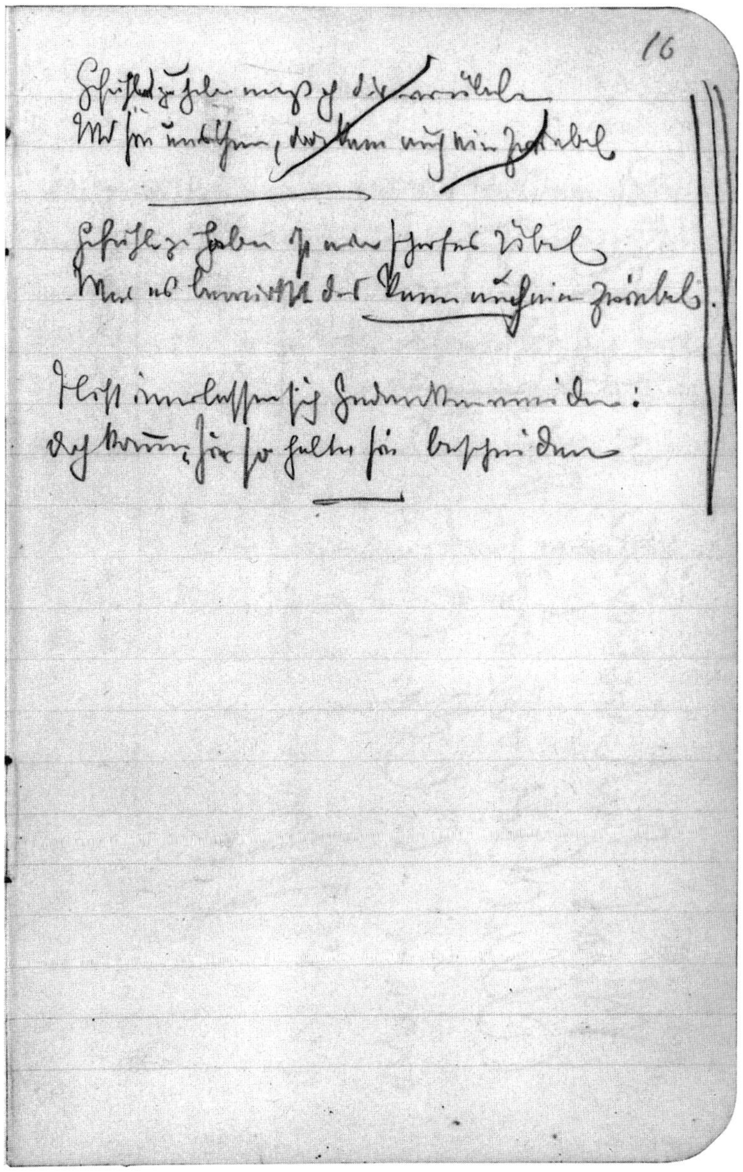

II.

Der [abendliche] Mephistophelische Dämmerabend mit Klaus 39
u Mutter unter einer Decke auf dem Sofa nimmt seinen
Fortgang. Göthes u Junker Satans Studenstreiche
finden beifälliges Publikum. Daß Mephist [als] |[mit] |in| seiner|
Doktorarbeit die [ni]→ Nichtexistenz des Teufels beweist
[ist ja] [+]→ sieht ihm ja ganz ähnlich. Er trifft mit Göthen, [+]→
der [von] |aus| Frankfurt anreist, vom Brocken her in Jena
zusammen u reist in einer Postkutsche mit ihm weiter
nach Leipzig. Seine Großmutter hat ein feuerflammend
rotes, [in d Hölle] |für den Höllengeschmack| indes [ganz de]
mattvornehm getöntes Kleid \genäht/ an u wie sie in Jena
zur Wirtstafel [ang] treten, Mephisto [+]→ seinen Überrock
wegläßt, kann Junggoethe sich nicht verbeißen zu sagen:
Der reine Junker Satan, worauf dieser [+]→ sich hastig
umwendet u flüstert: [+]→ aber nicht weitersagen! – – Im
Leipziger Kleinparis nun [sich]→ |sind| Beide [[den]→ des]
|dem| vornehmen [Auf] Anspruch nicht gewachsen u
sehen sich nach einem gemeinsamen Schneider um.
[Vorher der Namitt] Gestern der [+]→ Sonntagnachmittagsausritt,
wobei Mephist es an [Überraschungen] |Verblüffung| der
ehrsamen Leipziger nicht fehlen läßt, indem er nämlich
[das]→ |den| Gaul, der nicht stehen will, [bei Schwanz] |von
hinten| faßt u ihm dabei der Schwanz in d Hand bleibt.
Der schlägt nun eigenmächtig um sich und [w++]→ wedelt 40
\u strudelt/ [dem]→ den Sonntags-Perücken in die
Gesichter u Haarbeutel [strudelt]. Zurück vom [+]→ Rosenthal
zäumt er, da d Gaul wieder nicht parirt, am Schwanz auf,
\macht so sein Roß lenksam/ u galoppirt zum
abermaligen Staunen der Zeit rückwärts durchs Thor.
Zu denken, daß d Anblick wenn auch nur in d [Vor] \Vor/
Schilderung Klaus erfreute!

III.

Luth* Nichts als 1
was mit wirkender
Freude geschieht, ist gut
Der Gott, Ihr Herren . . .u.
Faust Was + mein*t* Ihr
wirkende Freude?
Luther [Achtr]→ Achtet d Sinnes
im Wort, Herr Dokter,
Wirken = Werken =
d Schaffinden, d ist Gott
also ist Gott, d. Schaffinder
[meiner Fr] der Freude – –
Bettler Kann Gott irren?
Luther (bös) Nur ein
irrender Mensch kann
so fragen –
[Haltet] Halte Dein faules
Maul im Zaum!

1897 gestaltet Ernst Barlach erstmals eine Szene aus dem Faust. In einer Kohlezeichnung führt er die Wagner-Homunkulus-Szene aus dem 2. Akt des Faust II vor. Auf der rechten Bildhälfte erscheint der dem Betrachter zugewandte Mephisto, der, erwartungsvoll die Hände reibend, dem Famulus Wagner gegenübersteht. Als Gelehrter mit einem weiten, pelzbesetzten Mantel, tritt Wagner als Halbprofil im Gewand eines mittelalterlichen Scholastikers auf, der vor sich eine rauchende Alchimistenphiole hält, in der sich ein kleiner, nackter und offensichtlich noch ungeborener Mensch bewegt, der Homunkulus. Während Faustens Abwesenheit hat er sich emanzipiert, der wissenschaftliche Gehilfe Wagner und erscheint nun als ein weder durch Moral noch durch Konvention zurückzuhaltender Forscher, der über alle Formeln und Bausteine des Lebens verfügt. Auf den Spuren des Paracelsus ist Wagner zum weltberühmten Professor geworden und mit Hilfe der chemischen Körperbildung soeben dabei, ein Menschlein zu schaffen. Wagner folgt einer im 13. Jahrhundert aufgekommenen Vorstellung, man könne auf der Grundlage der Dreiheitsidee der Geist, Seele und Körper symbolisierenden Prinzipien von Schwefel, Quecksilber und Salz einen künstlichen Menschen herstellen. „Es trübt, es klärt sich; also muß es werden! | Ich seh in zierlicher Gestalt | Ein artig Männlein sich gebärden."

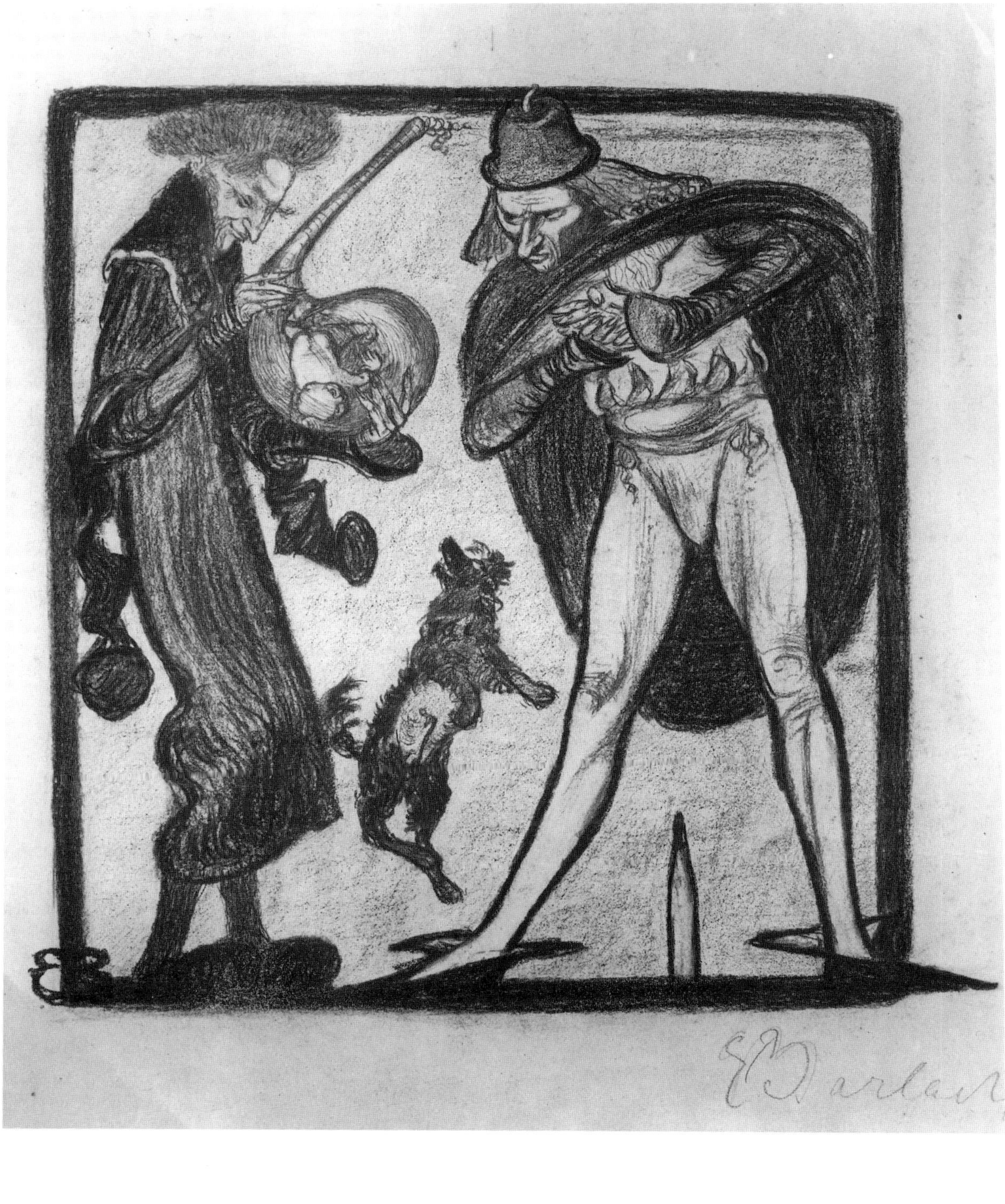

Mephistopheles
und Wagner mit
dem Homunkulus
Kohle, 1897
Bild 366 x 387
Schult III/107
Ernst und Hans
Barlach Lizenz-
verwaltung
Ratzeburg

Figürliche Skizze
für den
Wettbewerb um
ein Straßburger
Goethedenkmal.
Seite 1 einer Serie
aus drei einmal
gefalteten Bögen
ohne Umschlag
Feder über Blei,
1899/1900
Schult III/134
Ernst Barlach
Stiftung Güstrow

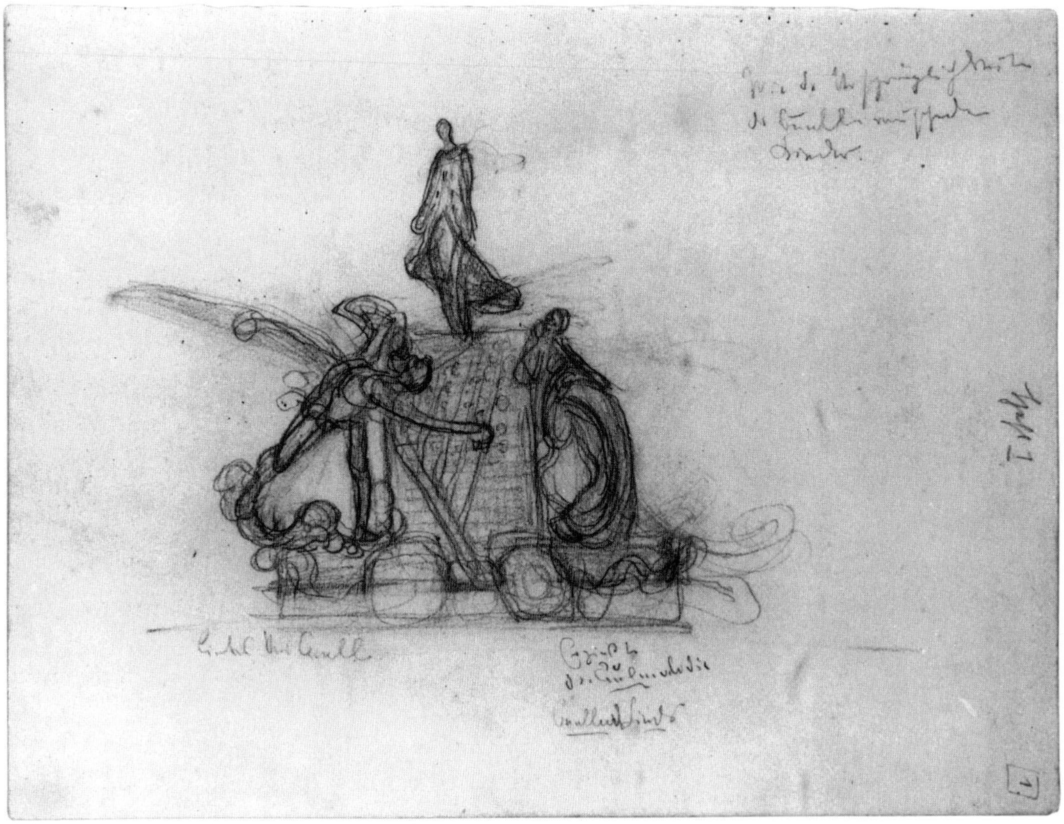

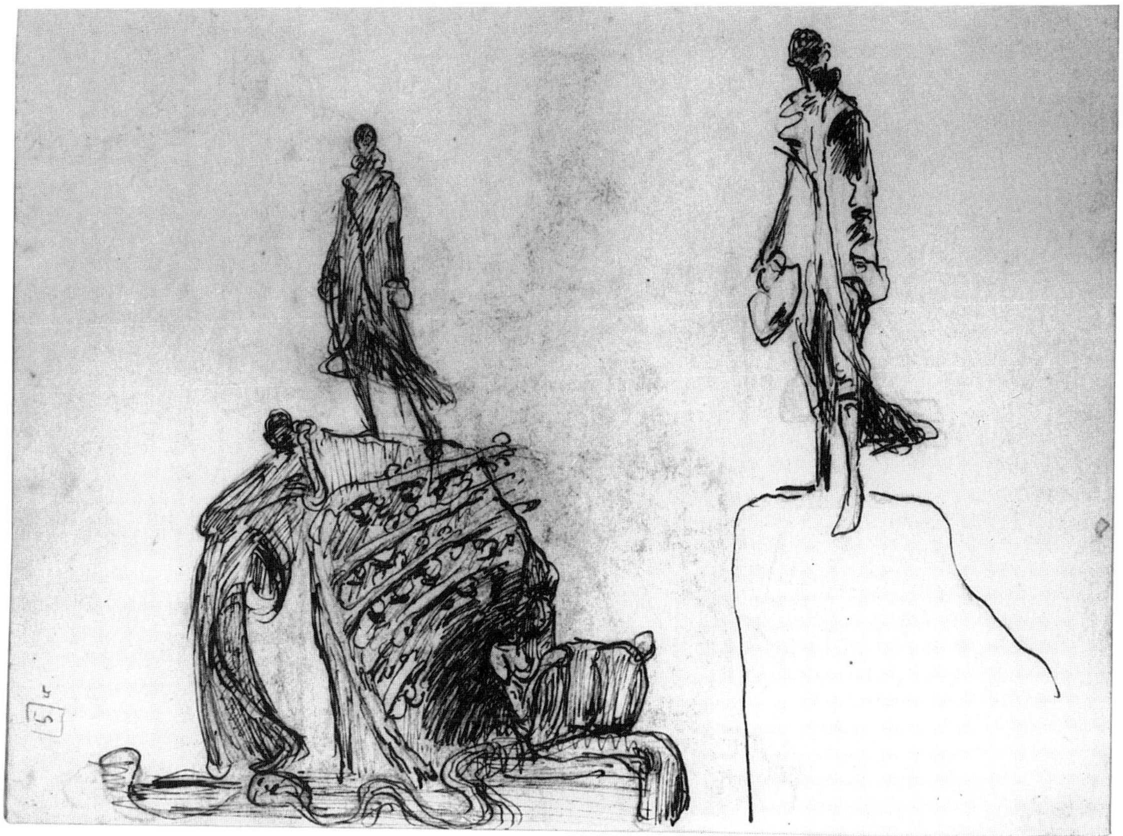

Figürliche Skizze für den Wettbewerb um ein Straßburger Goethedenkmal. Seite 5 einer Serie aus drei einmal gefalteten Bögen ohne Umschlag
Feder über Blei, 1899/1900
Schult III/134
Ernst Barlach Stiftung Güstrow

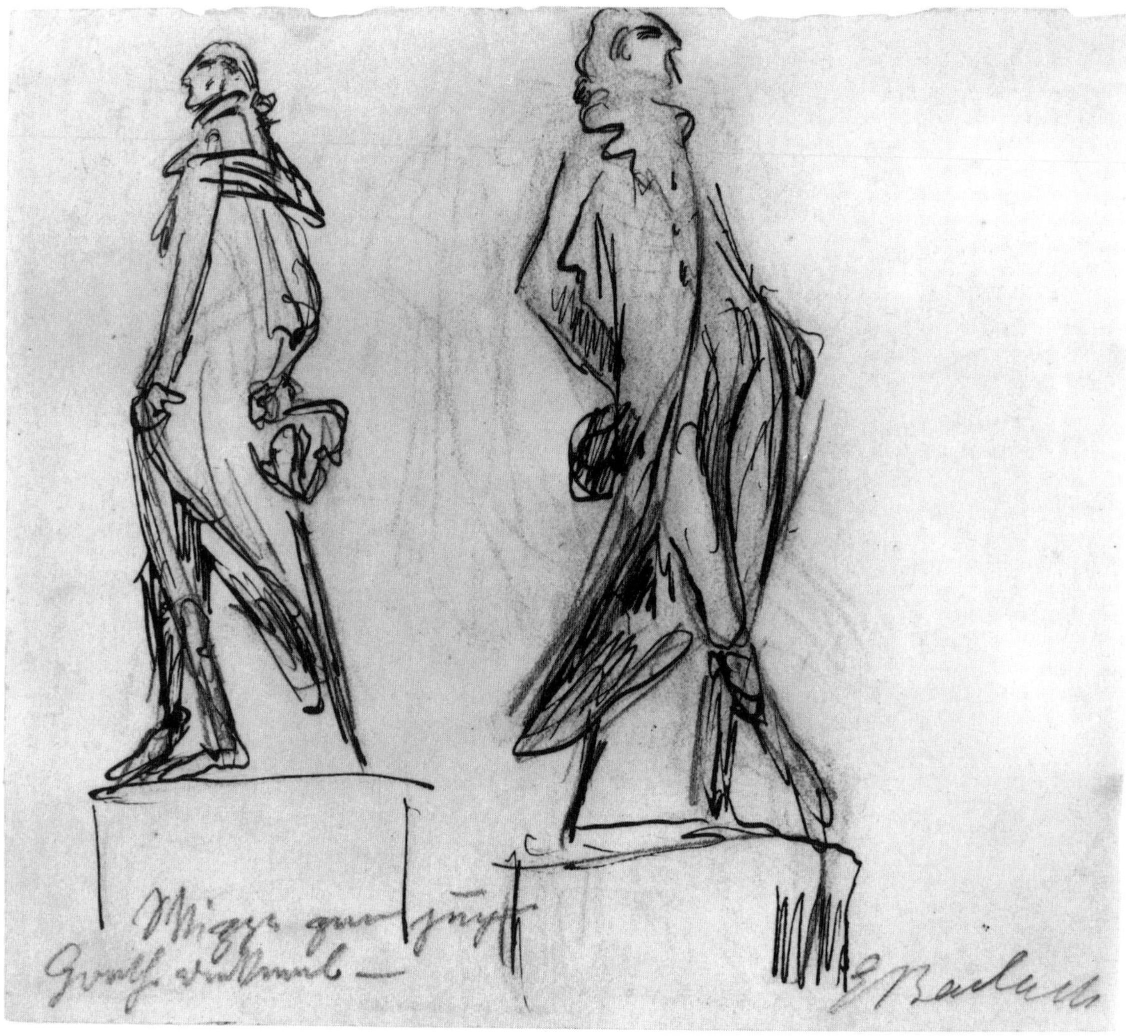

2 Skizzen für ein Straßburger Goethedenkmal. Der junge Goethe auf einem einfachen Sockel in zeittypischer Kleidung, auf einen Stock gestützt. Feder über Blei, 1899 Schult III/133 Ernst Barlach Stiftung Güstrow

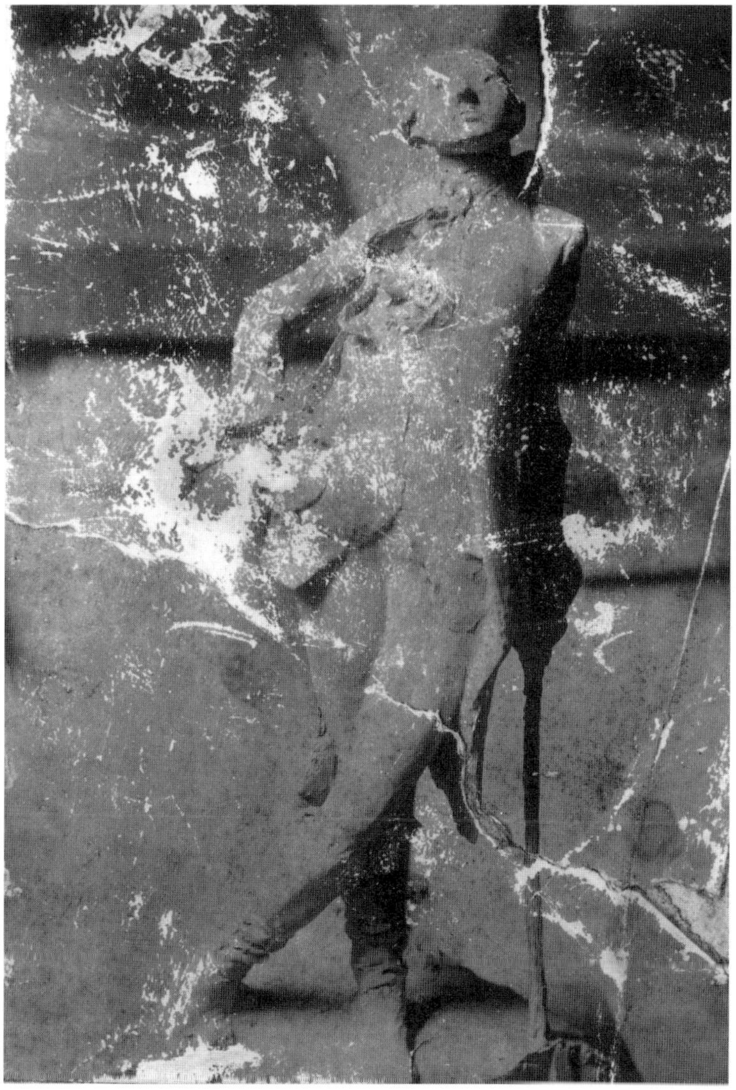

Entwurf für
ein Straßburger
Goethedenkmal.
Bezeugt sind zwei
alternierende Entwürfe aus Ton oder
Gips, die beide
nicht erhalten sind.
Ein altes, 1945
stark beschädigtes
Foto zeigt den
jungen Goethe
schräg nach
hinten auf einen
Stock gestützt.
1899
Höhe ca. 300 – 400
Schult I/17
Foto: Ernst Barlach
Stiftung Güstrow

1908 stellt Barlach den Menschenbildner Prometheus als Karikatur mit überdimensional großen Händen und einem kleinen Kopf auf dem ungestümen Körper dar. Das Menschenbildnis, das Prometheus fertigt, erinnert in Körperhaltung, geschlossener Umrißlinie und Sparsamkeit an die formalen Strukturen der plastischen Arbeiten Barlachs aus den Jahren 1907 bis 1909. Möglicherweise hat er sich in dieser frühen Zeichnung nicht auf den Prometheus Goethes bezogen.

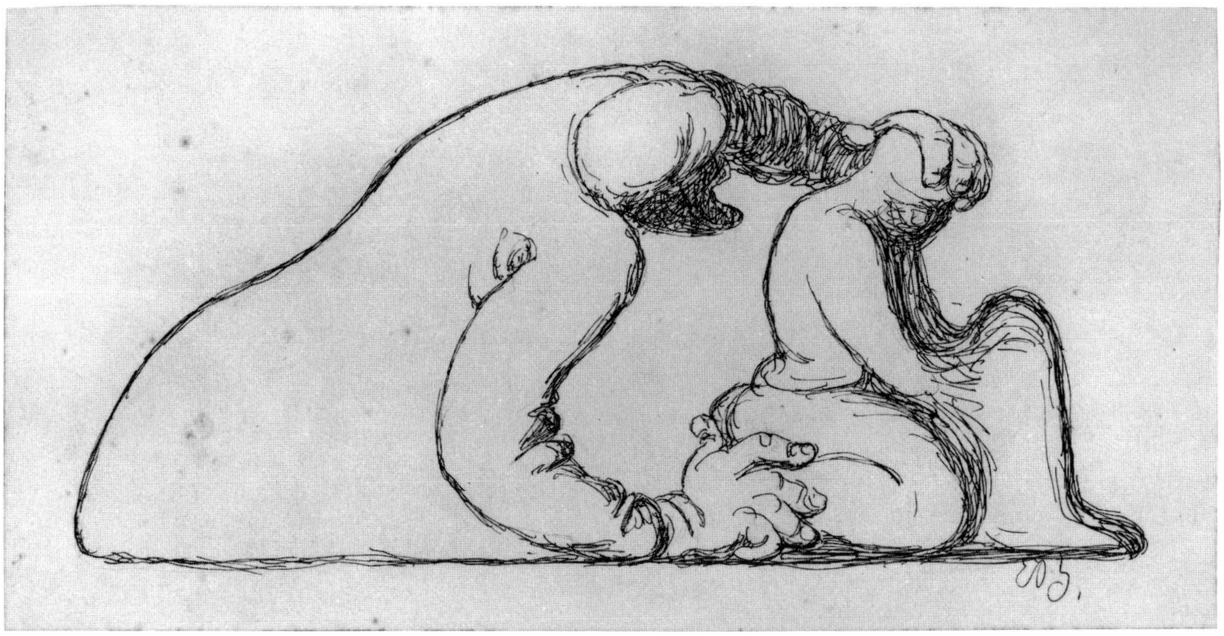

Prometheus als
Menschenbildner
Feder, 1908
Bild 144 x 312
Schult III /575
Ernst Barlach
Stiftung Güstrow

Zwischen 1902 und 1904 arbeitet Barlach intensiv mit dem Hamburger Töpfermeister Richard Mutz zusammen. Auch die kleine, hier entstandene, grün glasierte Keramik „Ruhender junger Goethe“ läßt den jungen Goethe, wie beim „Straßburger Goethe-Denkmal“ schräg nach oben in den Himmel blicken. Zeigt der „Entwurf für ein Straßburger Goethe-Denkmal“ den jungen Goethe aber noch in realistisch-abbildhafter Form, so findet sich bei dem „Ruhenden jungen Goethe“ bereits erstmals ein Stilmittel, das prädisponierend für die gesamte reife Barlach-Plastik werden soll: Der mit einem weiten Umhang verhüllte menschliche Körper.

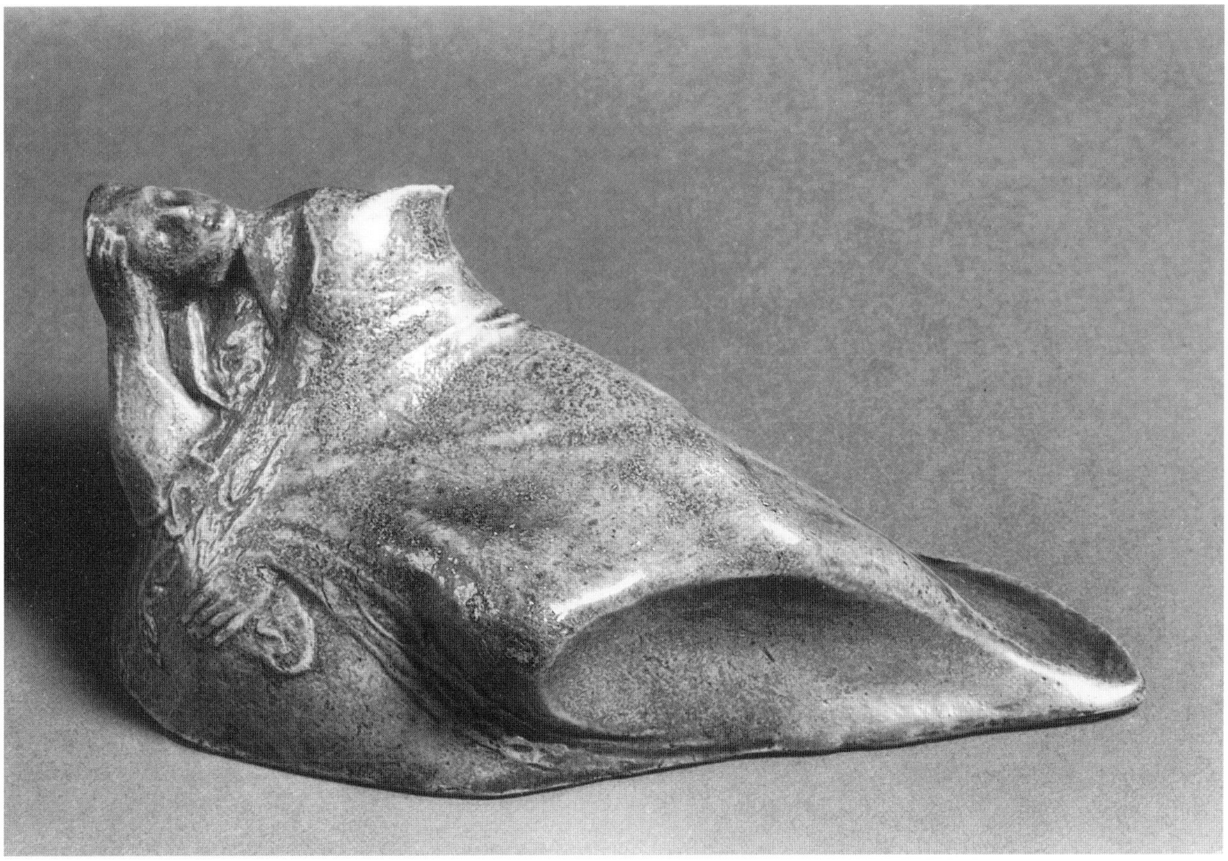

Ruhender junger Goethe
Mutz-Keramik
1903/04
H 75, B 178, T 74
Schult I/44
Ernst Barlach Haus
Hamburg – Stiftung
H. F. Reemtsma

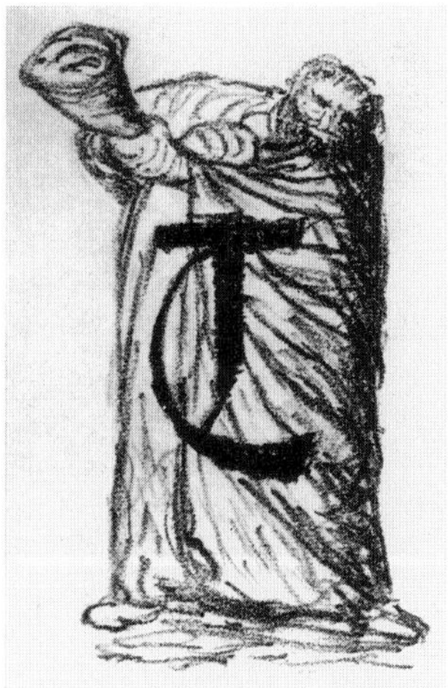

Ernst Barlach hat sich über Jahrzehnte mit dem Motiv des Hornbläsers beschäftigt. Auf der Zeichnung „Verzweiflung und Erlösung“ hat er handschriftlich vermerkt: „Der Bläser setzt an! Aus der Verzweifl(ungs)tiefe reißt ihn d(er) nächste Moment.“ Der rechte Bläser tritt 1911 als nicht zur Ausführung gekommene Initiale (Schult I/13) zum „Toten Tag“ auf. Als Jahresgabe des Deutschen Kunstvereins erscheint im Goethe-Jahr 1932 die mit der Zeichnung von 1912 nahezu identische Lithographie „Der neue Tag“. Als Titelzeichnung wiederholt sich das Motiv auf dem Schutzumschlag und im Prospekt des 1935 im R. Piper-Verlag, München erschienen Buches „Ernst Barlach – Zeichnungen“.
„Horchet! horcht dem Sturm der Horen! | Tönend wird für Geistesohren | Schon der neue Tag geboren.“ (Faust II, Vers 4667–4669)

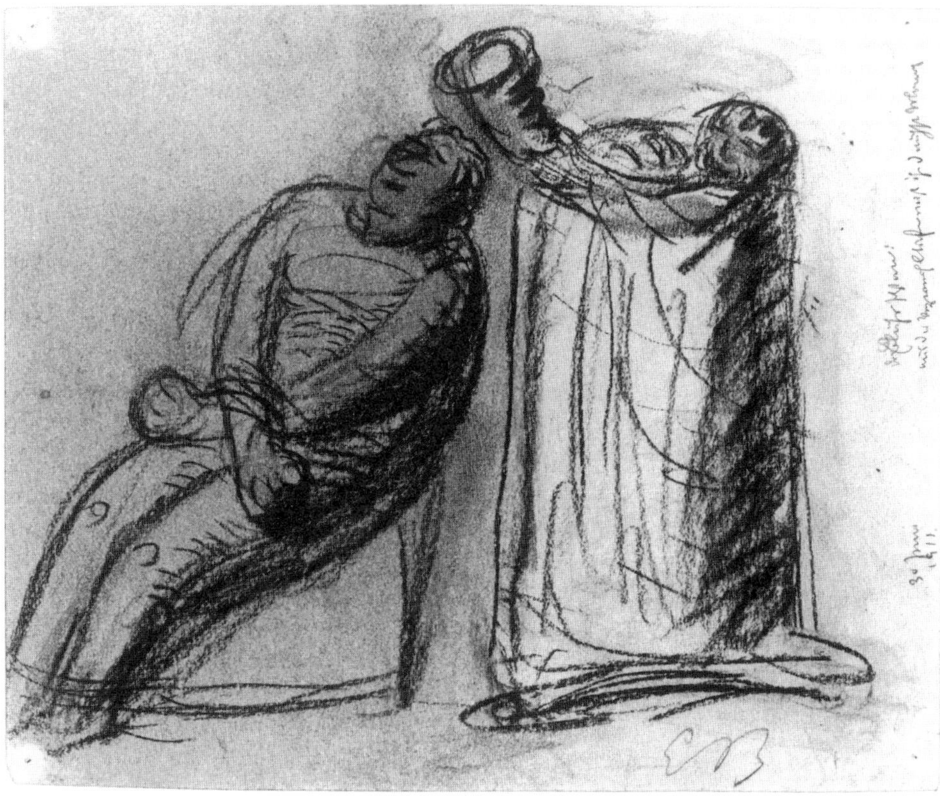

Verzweiflung und
Erlösung
Kohle, 1911
Blatt 220 x 260
Schult III/792
Ernst Barlach
Stiftung Güstrow

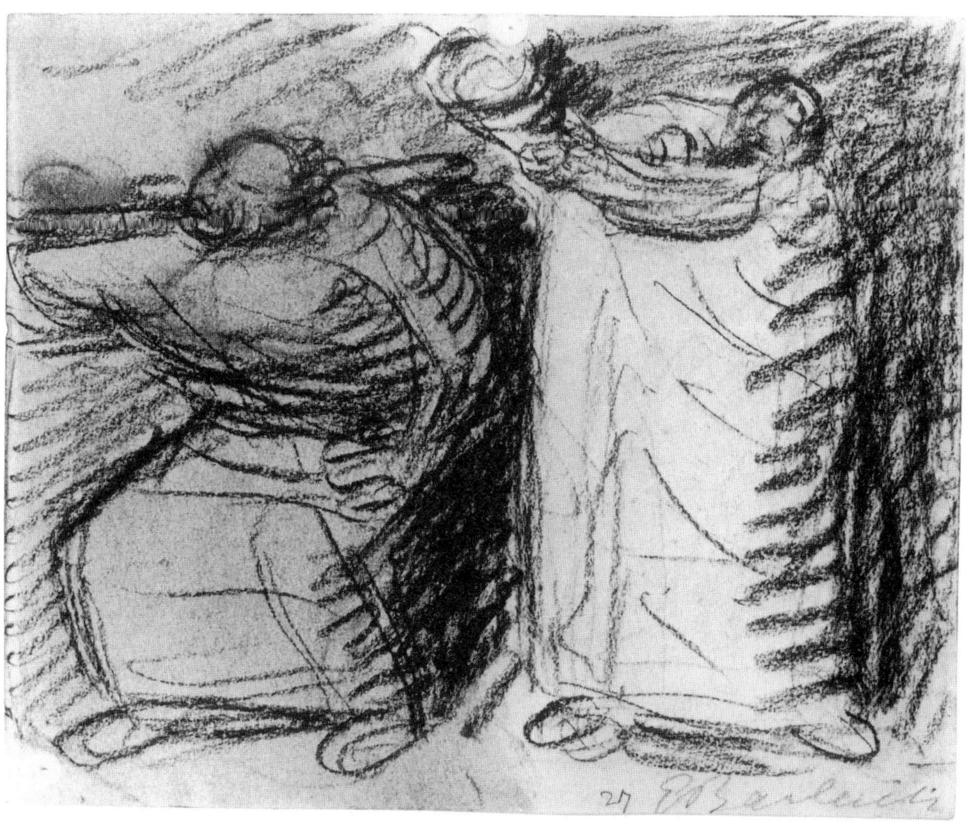

Der neue Tag
Kohle, 1911
Blatt 219 x 270
Schult III/793
Ernst Barlach
Stiftung Güstrow

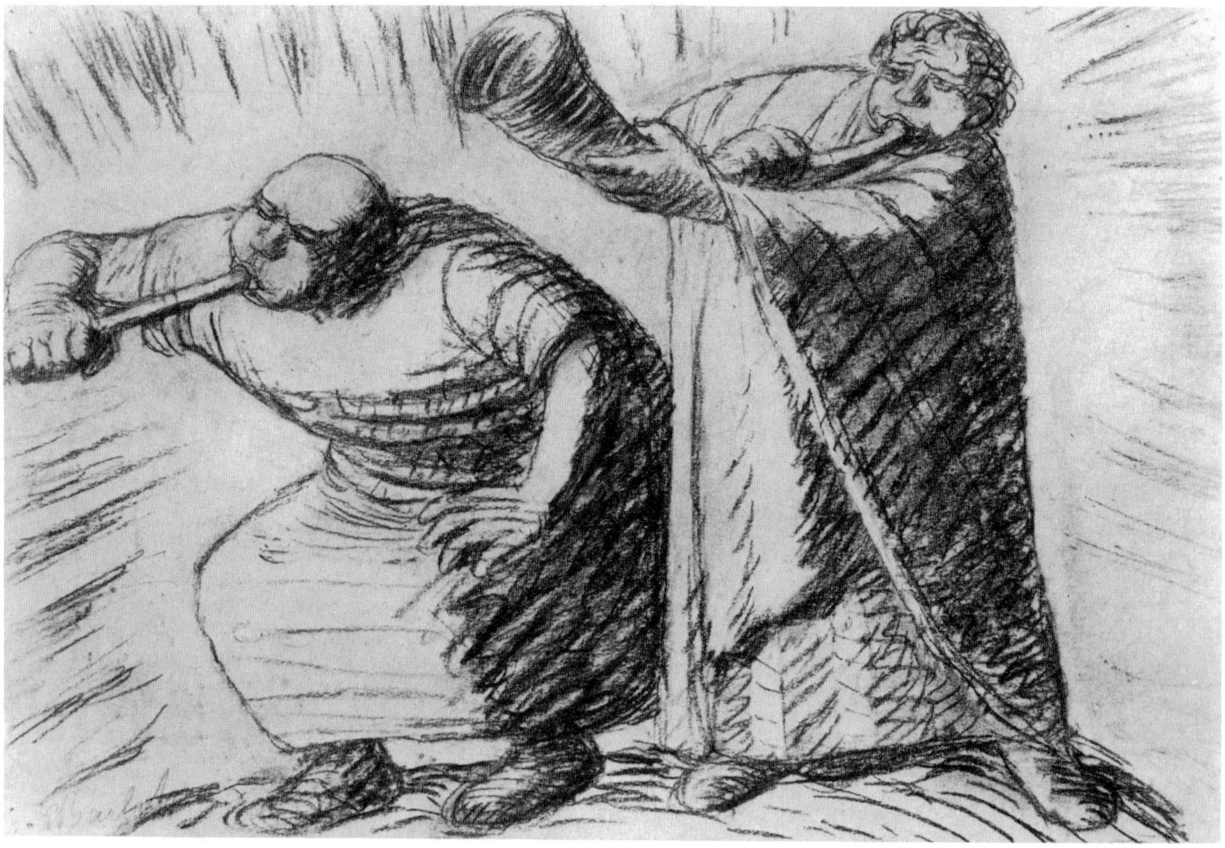

Der neue Tag
Kohle, 1912
Blatt 270 x 395
Schult III/892
Ernst Barlach
Stiftung Güstrow

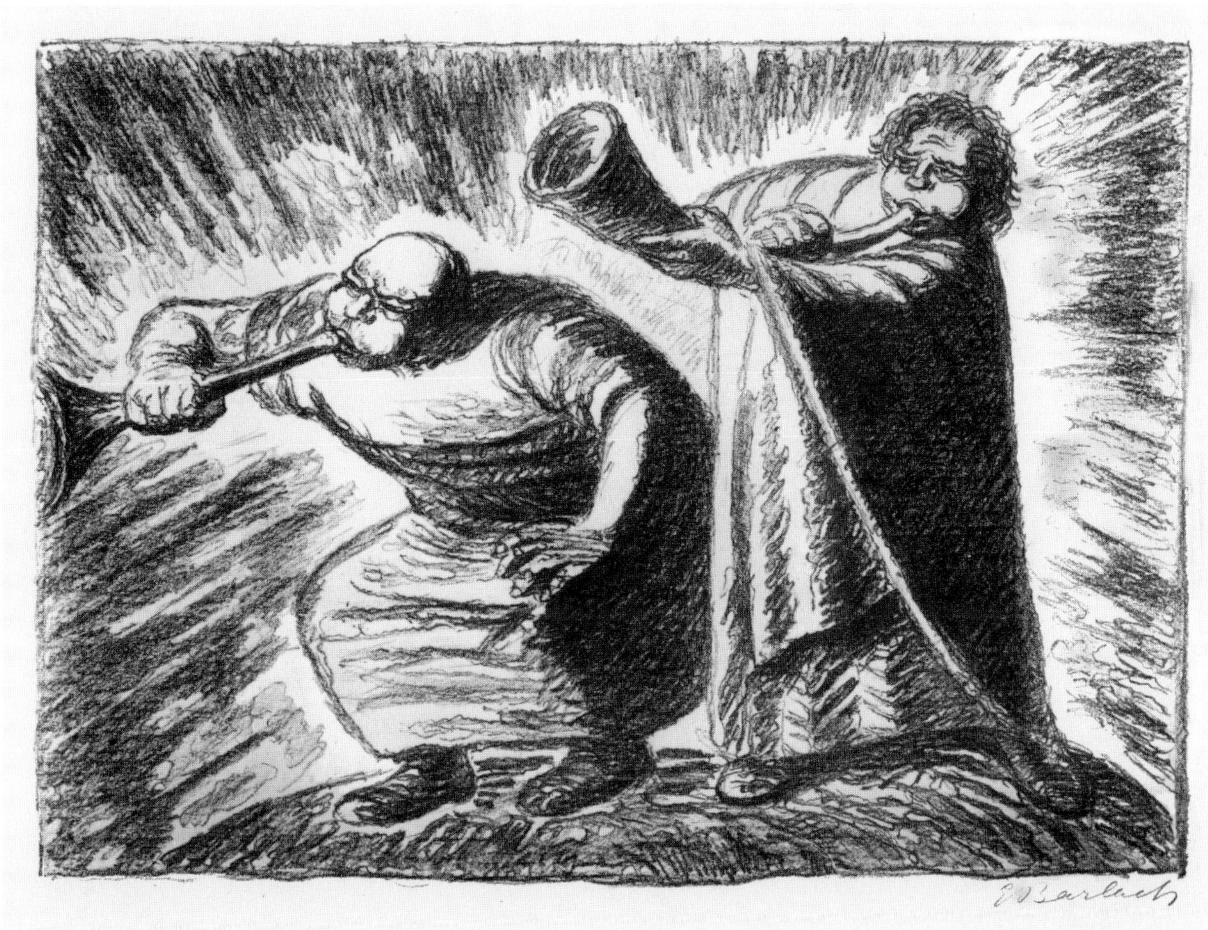

Der neue Tag
Lithographie, 1932
Bild 315 x 432
Schult II/294
Ernst Barlach
Museum Wedel

Barlach und Goethe 3
Zyklen
Goethe: Walpurgisnacht

1923 erschien in einer Vorzugsausgabe im Verlag Paul Cassirer in Berlin der Holzschnittzyklus „Goethe: Walpurgisnacht“ mit 20 Holzschnitten von Ernst Barlach. Gedruckt wurde eine Auflage von 120 numerierten Exemplaren von Poeschel & Trepte in Leipzig auf echtes Zandersbütten. Die Holzschnitte druckte die Pan-Presse zu Berlin. Sämtlichen Exemplaren lag eine zweite Folge der Holzschnitte auf Japanpapier bei, die von Ernst Barlach eigenhändig signiert wurden. Die vorbereitenden Zeichnungen von der Gegenseite entstanden zwischen Dezember 1919 und März 1922. Die Motive wurden 1922 in Holz geschnitten. Die hier wiedergegebenen Texte Goethes sind in der Schreibweise an der Ausgabe: Johann Wolfgang von Goethe, Werke, Hamburger Ausgabe, Band III orientiert.

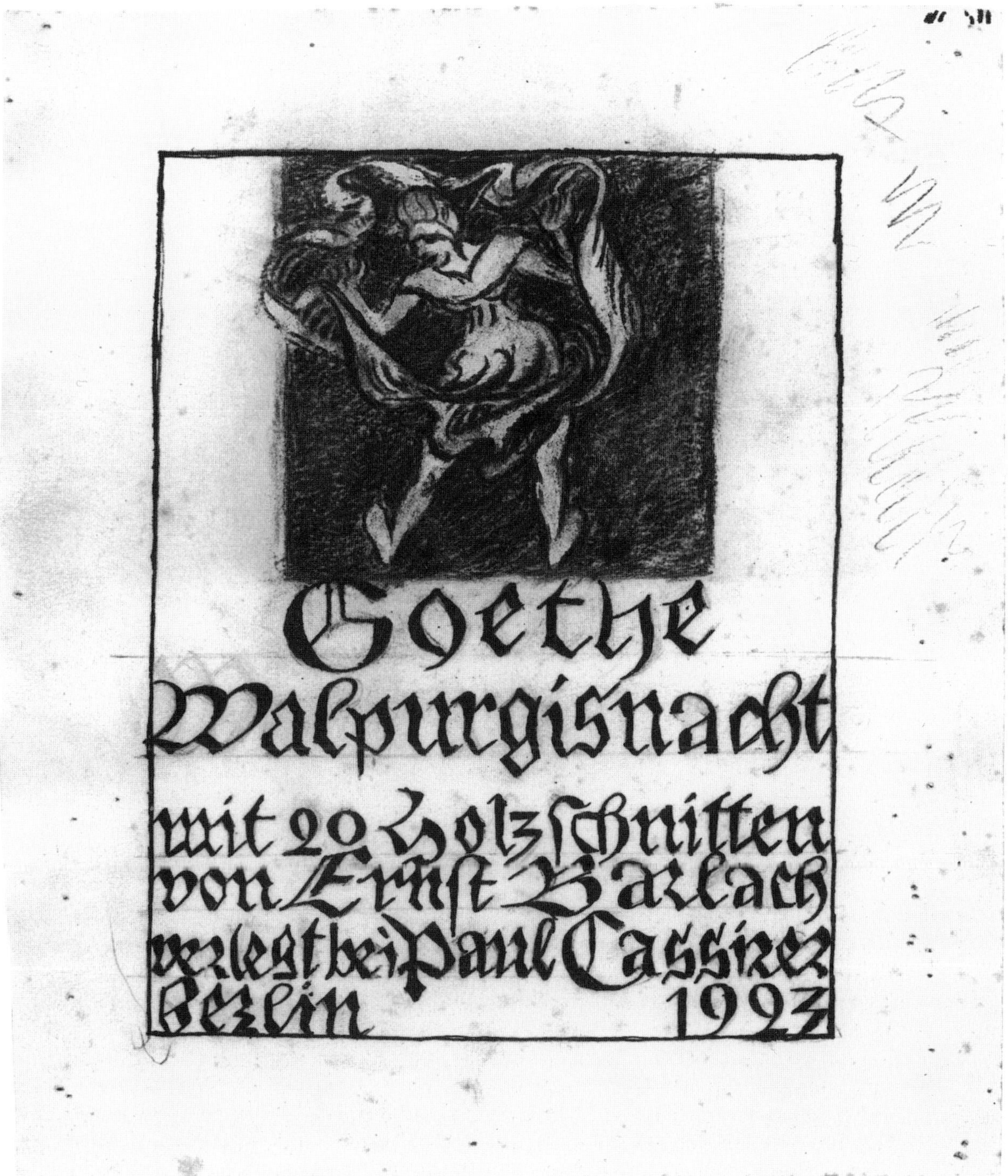

Zeichnung zum Titelblatt der Walpurgisnacht
Kohle, Schrift: Tusche und Feder über Blei, 1919/20
Blatt 190 x 144
Schult III/1372
Ernst Barlach Stiftung Güstrow

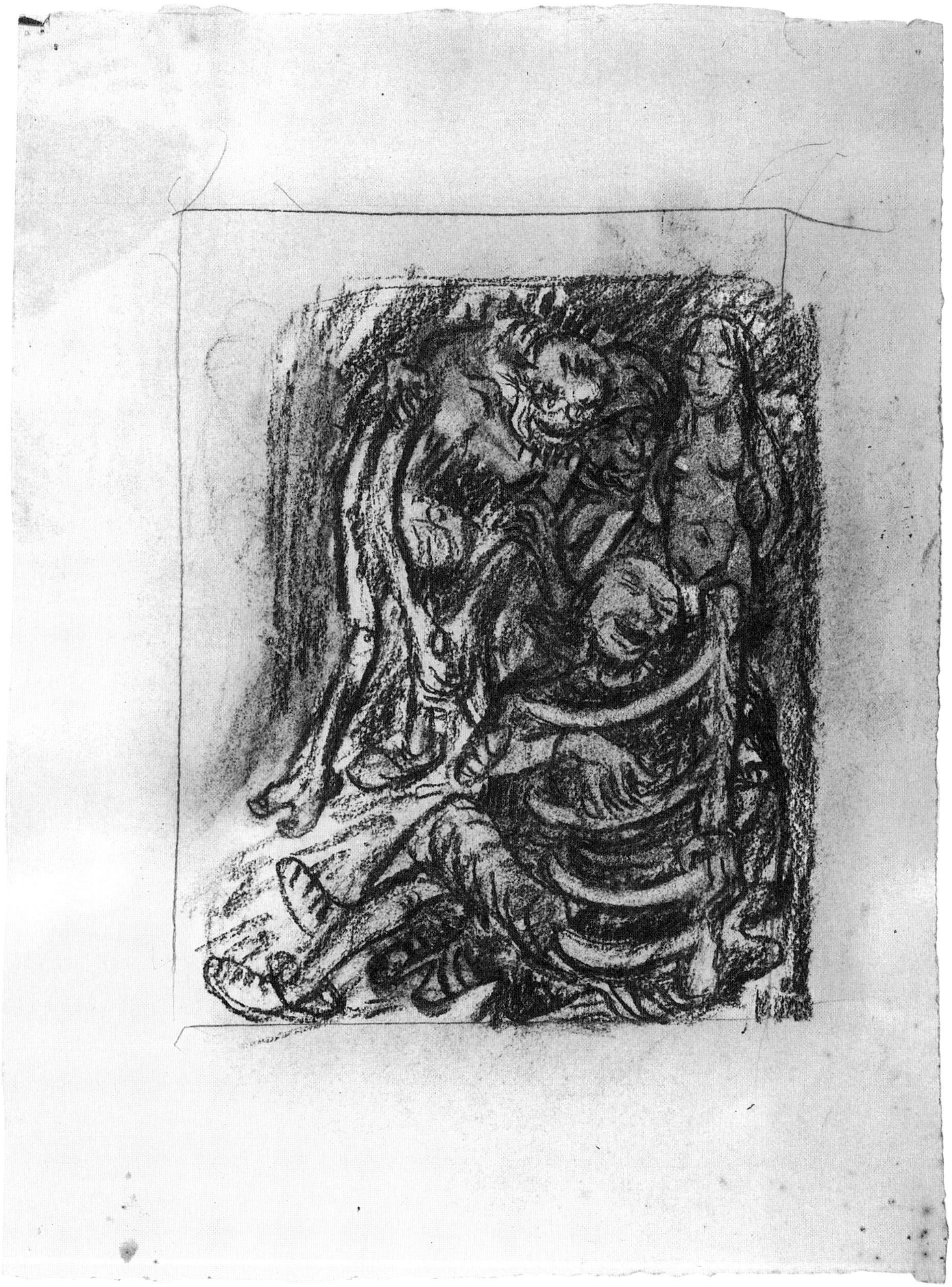

Vorzeichnung von
der Gegenseite
zum gleichnamigen
Holzschnitt
Der Harfner
Kohle, 1919/20
Bild 168 x 134
Schult III/1373
Ernst Barlach
Stiftung Güstrow

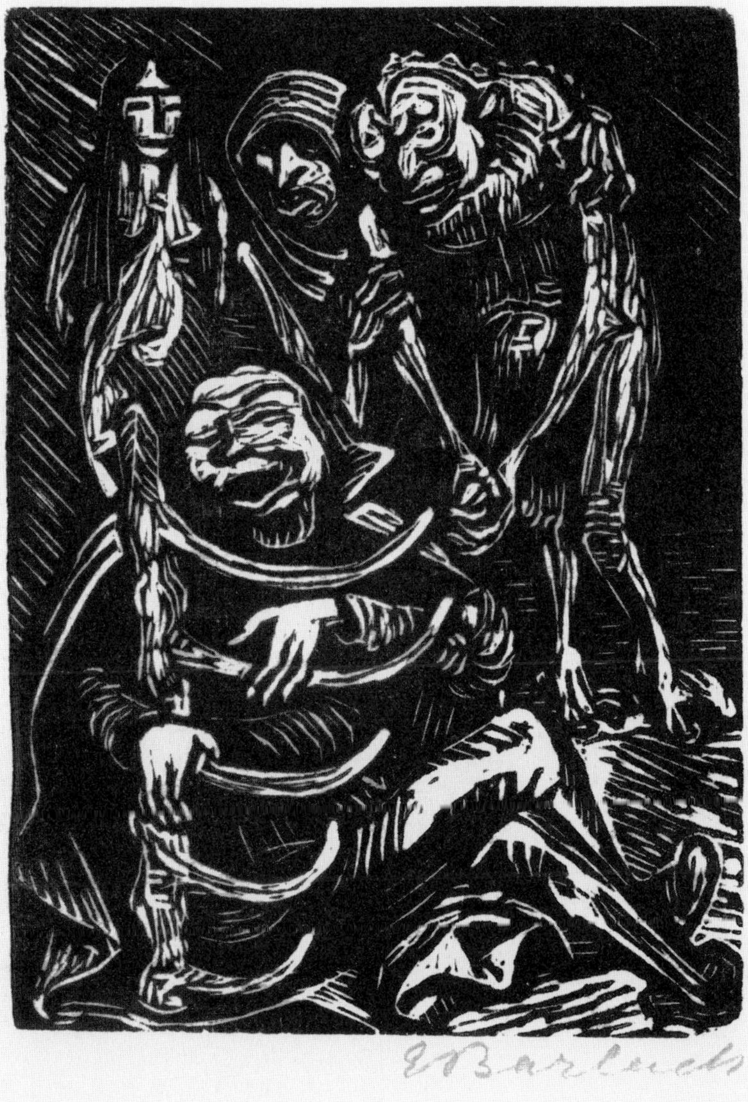

Der Harfner
Holzschnitt, 1923
Bild 131 x 93
Schult II/204
Ernst Barlach
Museum Wedel

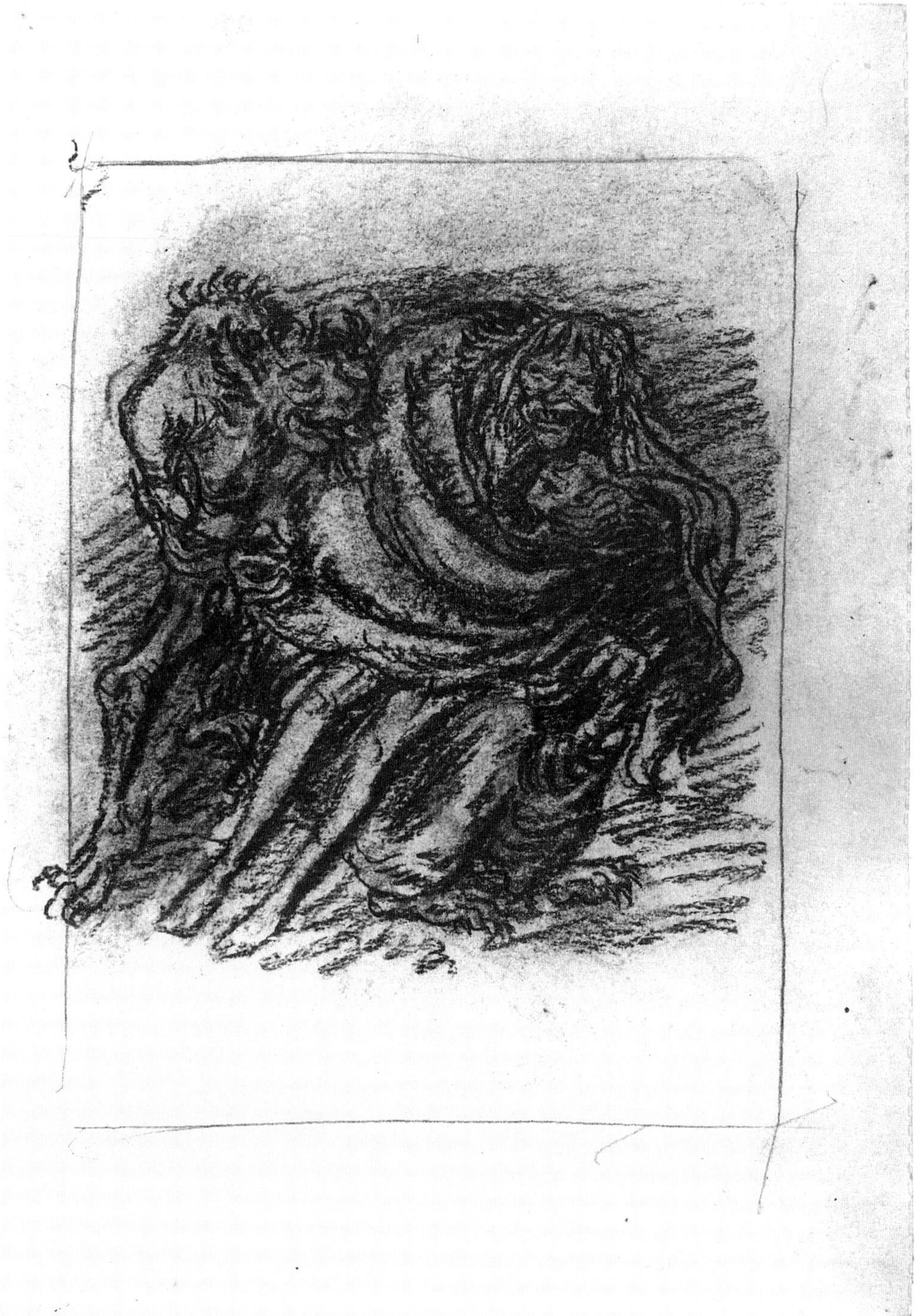

Vorzeichnung
von der Gegenseite
zum gleichnamigen
Holzschnitt
Blocksberggelichter
Kohle, 1919/20
Bild 133 x 138
Schult III/1374
Ernst Barlach
Stiftung Güstrow

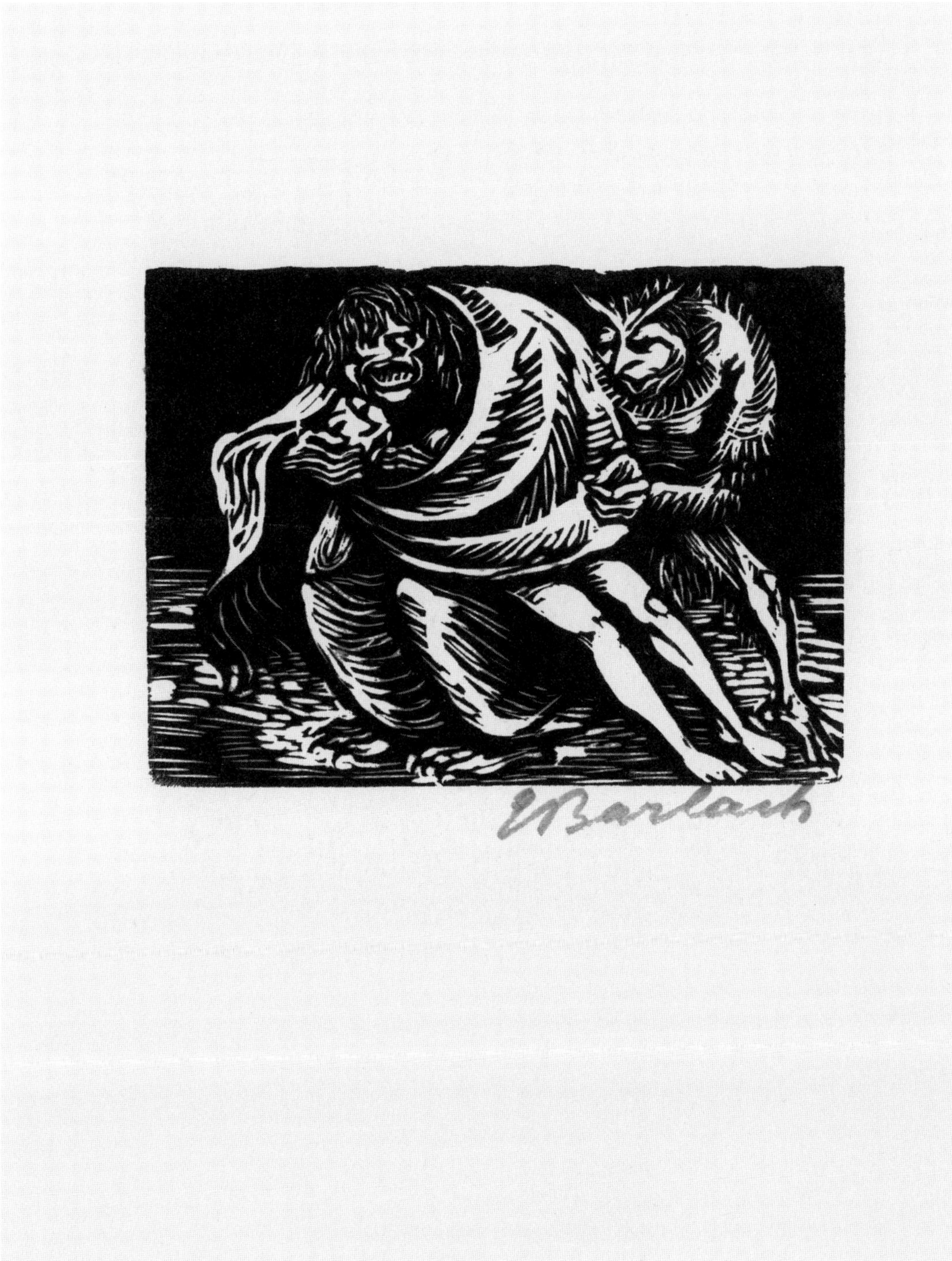

Blocksberggelichter
Holzschnitt, 1923
Bild 76 x 101
Schult II/205
Ernst Barlach
Museum Wedel

Walpurgisnacht

Harzgebirg. Gegend von Schierke und Elend. Faust. Mephistopheles.

MEPHISTOPHELES. Verlangst du nicht nach einem Besenstiele?
Ich wünschte mir den allerderbsten Bock.
Auf diesem Weg sind wir noch weit vom Ziele.

FAUST. So lang' ich mich noch frisch auf meinen Beinen fühle,
Genügt mir dieser Knotenstock.
Was hilft's, daß man den Weg verkürzt! –
Im Labyrinth der Täler hinzuschleichen,
Dann diesen Felsen zu ersteigen,
Von dem der Quell sich ewig sprudelnd stürzt,
Das ist die Lust, die solche Pfade würzt!
Der Frühling webt schon in den Birken,
Und selbst die Fichte fühlt ihn schon;
Sollt' er nicht auch auf unsre Glieder wirken?

MEPHISTOPHELES. Fürwahr, ich spüre nichts davon!
Mir ist es winterlich im Leibe,
Ich wünschte Schnee und Frost auf meiner Bahn.
Wie traurig steigt die unvollkommne Scheibe
Des roten Monds mit später Glut heran,
Und leuchtet schlecht, daß man bei jedem Schritte
Vor einen Baum, vor einen Felsen rennt!
Erlaub', daß ich ein Irrlicht bitte!
Dort seh' ich eins, das eben lustig brennt.
He da! mein Freund! Darf ich dich zu uns fodern?
Was willst du so vergebens lodern?
Sei doch so gut und leucht' uns da hinauf!

IRRLICHT. Aus Ehrfurcht, hoff' ich, soll es mir gelingen,
Mein leichtes Naturell zu zwingen;
Nur zickzack geht gewöhnlich unser Lauf.

MEPHISTOPHELES. Ei! Ei! Er denkt's den Menschen nachzuahmen.
Geh' Er nur grad', in's Teufels Namen!
Sonst blas' ich Ihm sein Flackerleben aus.

IRRLICHT. Ich merke wohl, Ihr seid der Herr vom Haus,
Und will mich gern nach Euch bequemen.
Allein bedenkt! der Berg ist heute zaubertoll,
Und wenn ein Irrlicht Euch die Wege weisen soll,
So müßt Ihr's so genau nicht nehmen.

FAUST, MEPHISTOPHELES, IRRLICHT (im Wechselgesang).
In die Traum- und Zaubersphäre
Sind wir, scheint es, eingegangen.
Führ' uns gut und mach' dir Ehre,
Daß wir vorwärts bald gelangen

In den weiten, öden Räumen!

Seh' die Bäume hinter Bäumen,
Wie sie schnell vorüberrücken,
Und die Klippen, die sich bücken,
Und die langen Felsennasen,
Wie sie schnarchen, wie sie blasen!

Durch die Steine, durch den Rasen
Eilet Bach und Bächlein nieder.
Hör' ich Rauschen? hör' ich Lieder?
Hör' ich holde Liebesklage,
Stimmen jener Himmelstage?
Was wir hoffen, was wir lieben!
Und das Echo, wie die Sage
Alter Zeiten, hallet wider.

Uhu! Schuhu! tönt es näher,
Kauz und Kiebitz und der Häher,
Sind sie alle wach geblieben?
Sind das Molche durchs Gesträuche?
Lange Beine, dicke Bäuche!
Und die Wurzeln, wie die Schlangen,
Winden sich aus Fels und Sande,
Strecken wunderliche Bande,
Uns zu schrecken, uns zu fangen;
Aus belebten derben Masern
Strecken sie Polypenfasern
Nach dem Wandrer. Und die Mäuse
Tausendfärbig, scharenweise,
Durch das Moos und durch die Heide!
Und die Funkenwürmer fliegen
Mit gedrängten Schwärmezügen
Zum verwirrenden Geleite.

Aber sag' mir, ob wir stehen,
Oder ob wir weitergehen?
Alles, alles scheint zu drehen,
Fels und Bäume, die Gesichter
Schneiden, und die irren Lichter,
Die sich mehren, die sich blähen.

Mephistopheles. Fasse wacker meinen Zipfel!
Hier ist so ein Mittelgipfel,
Wo man mit Erstaunen sieht,
Wie im Berg der Mammon glüht.

Faust. Wie seltsam glimmert durch die Gründe
Ein morgenrötlich trüber Schein!
Und selbst bis in die tiefen Schlünde

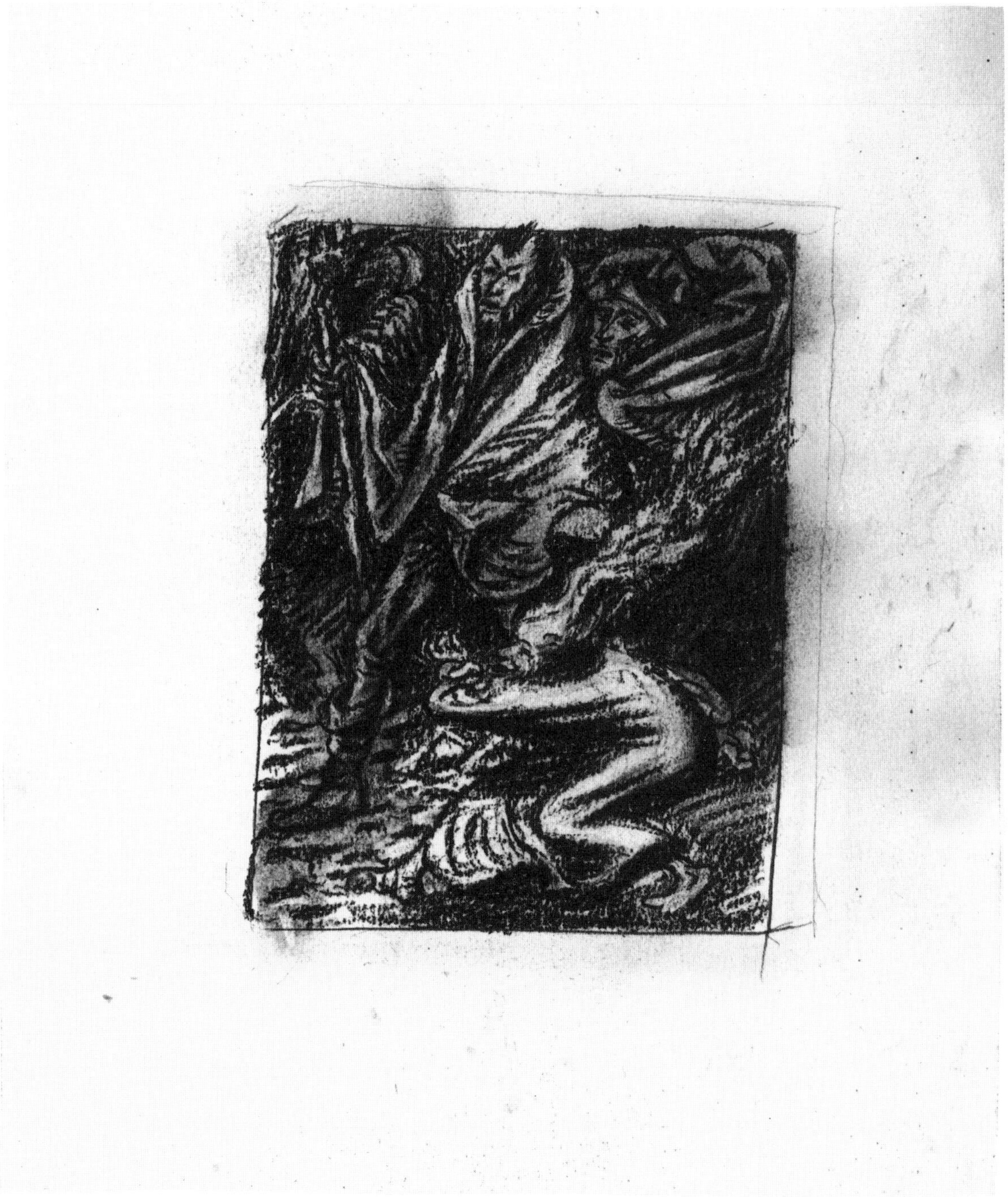

Vorzeichnung
von der Gegenseite
zum gleichnamigen
Holzschnitt
Das Irrlicht
Kohle, 1919/20
Bild 183 x 137
Schult III/1375
Ernst Barlach
Stiftung Güstrow

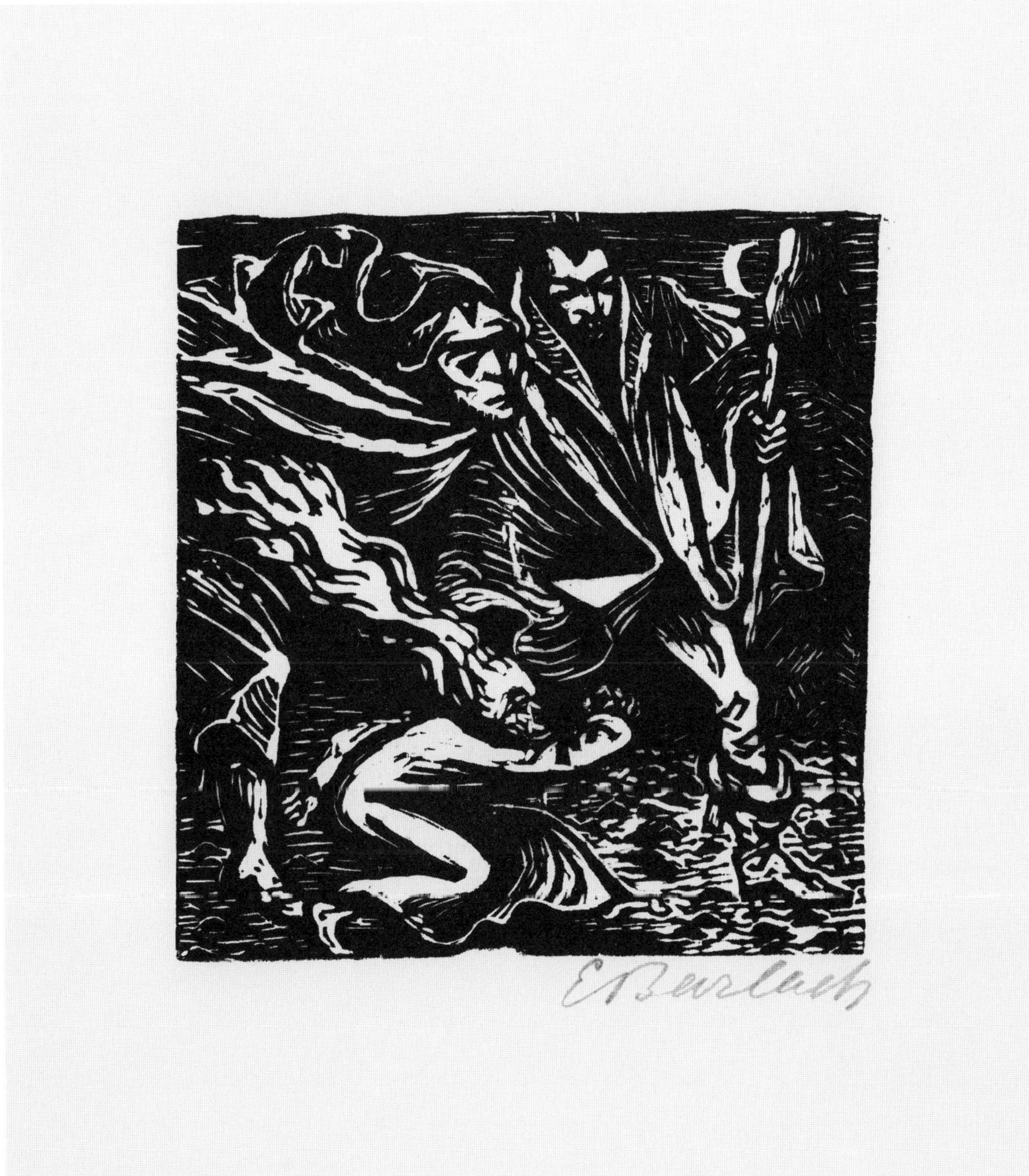

Das Irrlicht
Holzschnitt, 1923
Bild 125 x 119
Schult II/206
Ernst Barlach
Museum Wedel

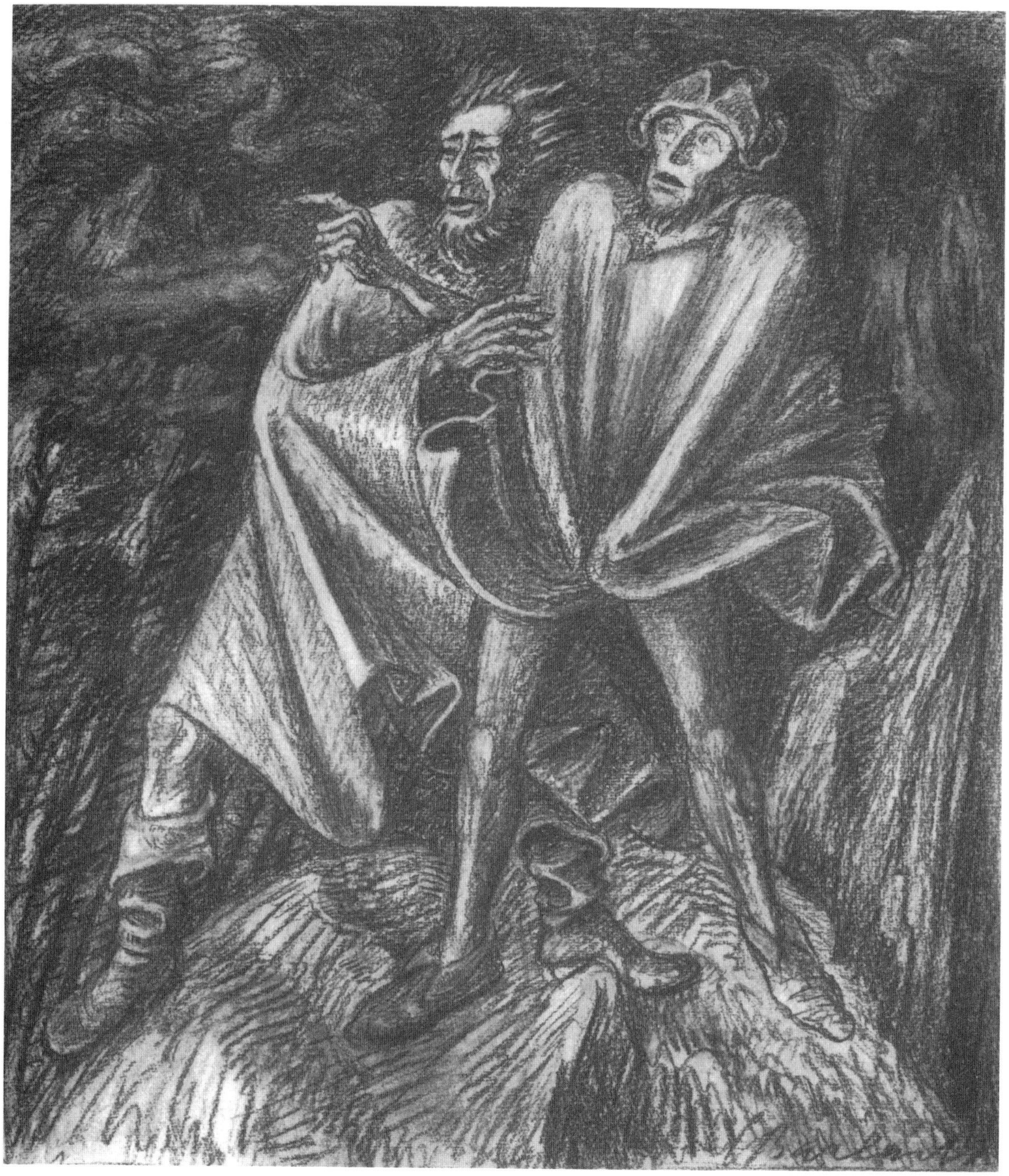

Voll durchgeführte
Zeichnung von der
Gegenseite zum
gleichnamigen
Holzschnitt
Faust und
Mephistopheles
Kohle, 1922/23
oder später
Bild 572 x 482
Schult III/1657
Privatbesitz

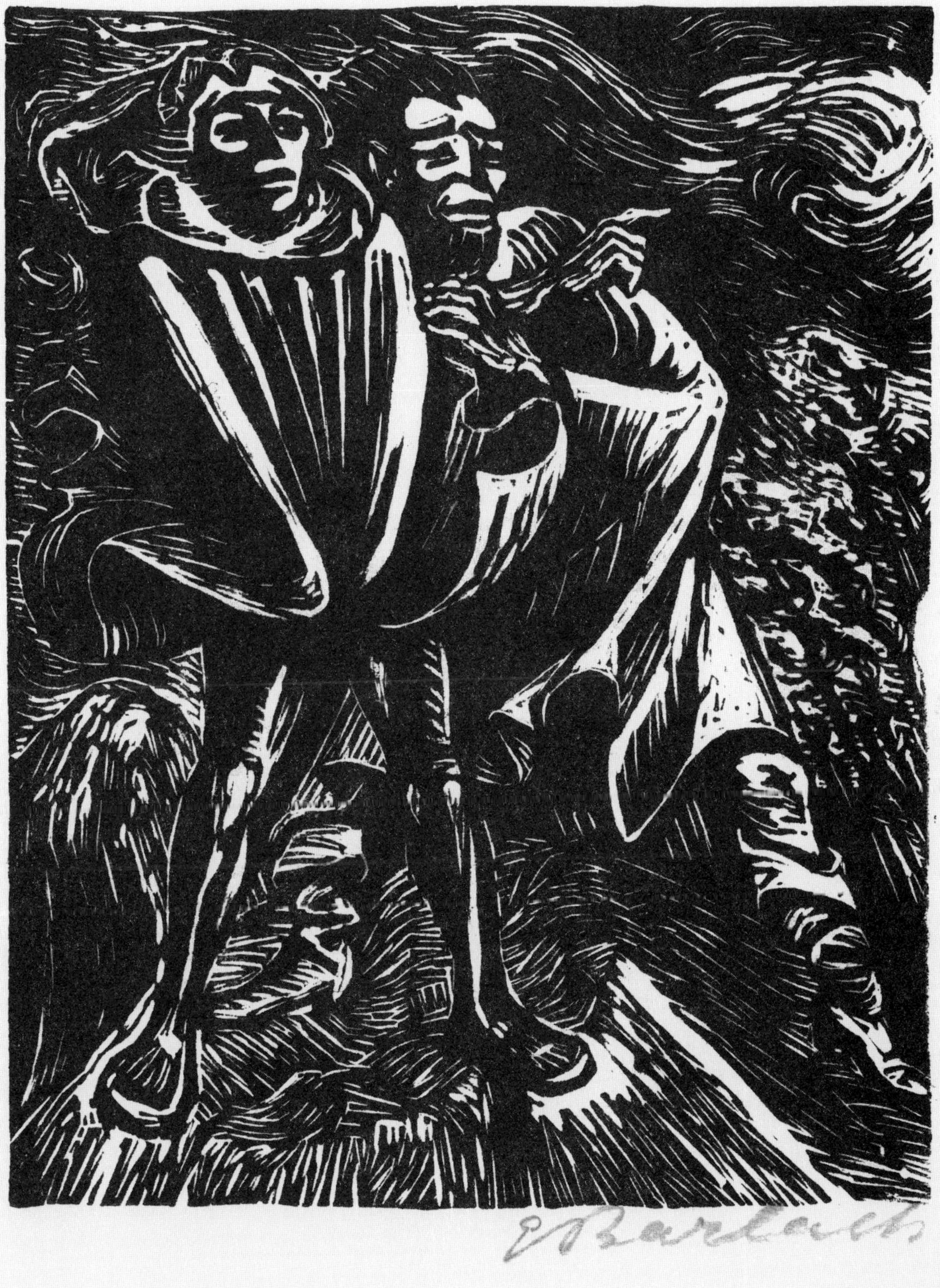

Faust und
Mephistopheles II
Holzschnitt, 1923
Bild 186 x 142
Schult II/208
Ernst Barlach
Museum Wedel

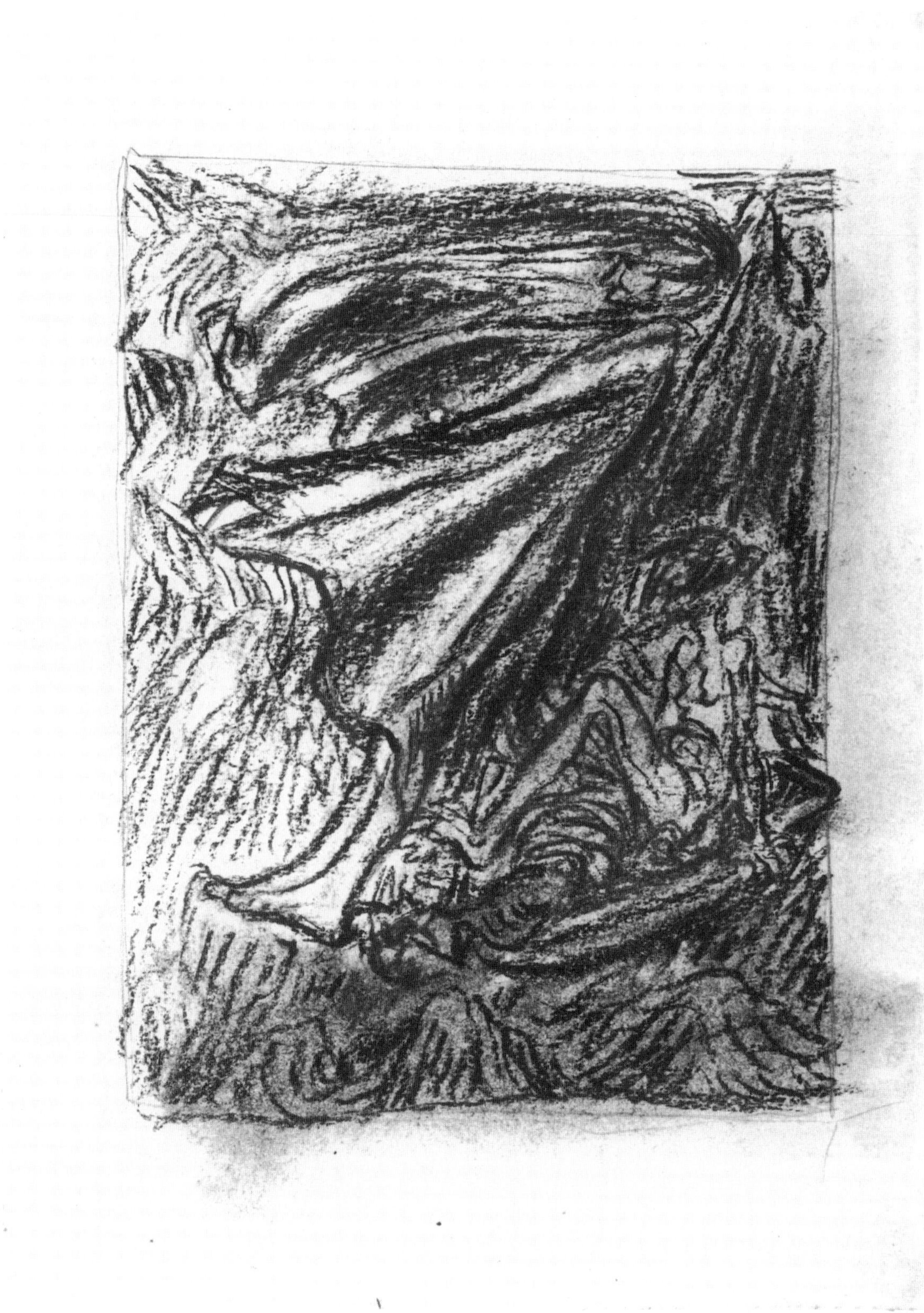

Vorzeichnung von
der Gegenseite zum
gleichnamigen
Holzschnitt
Hexenreise
Kohle, 1919/20
Bild 185 x 138
Schult III/1377
Ernst Barlach
Stiftung Güstrow

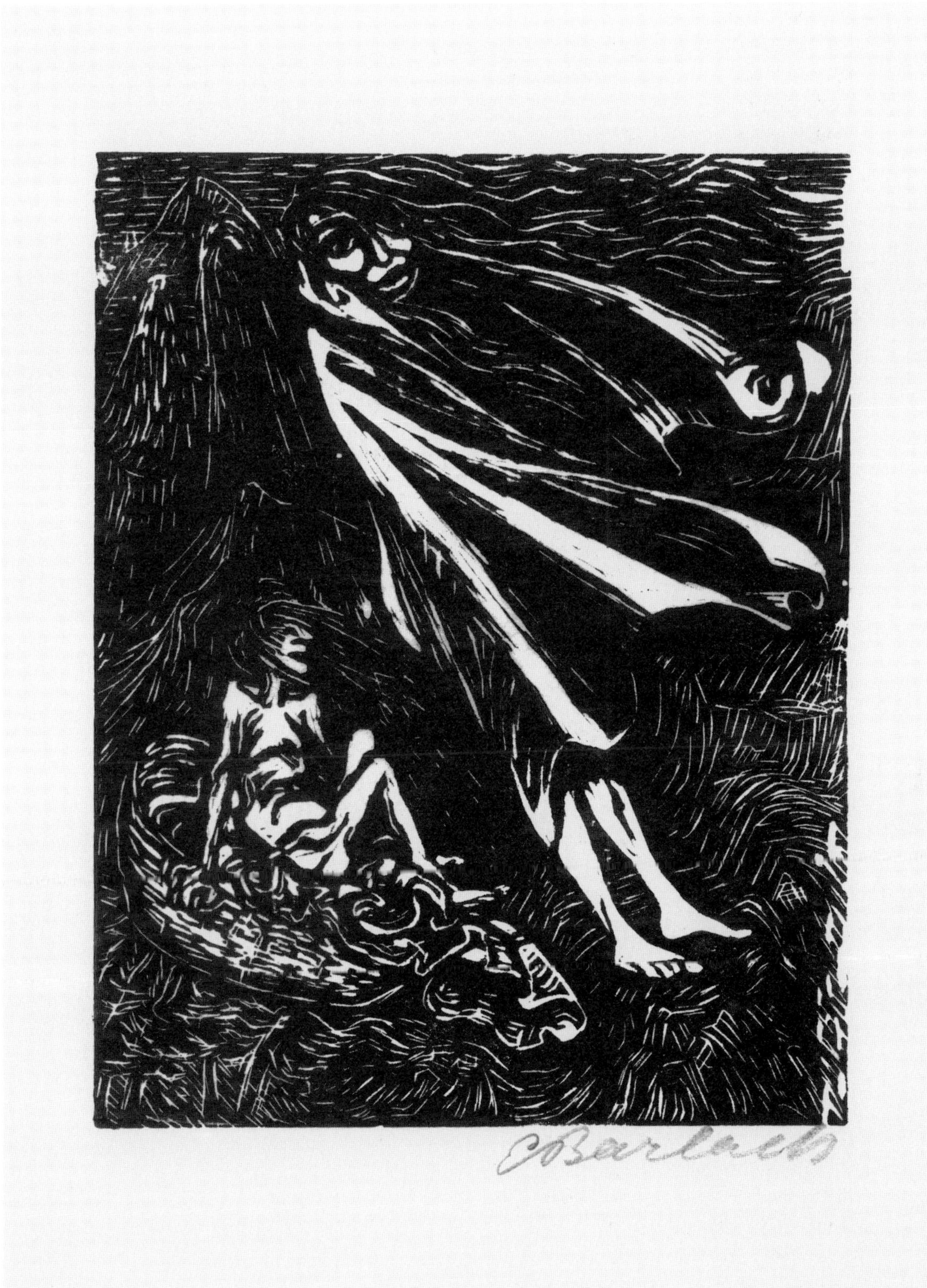

Hexenreise
Holzschnitt, 1923
Bild 182 x 139
Schult II/209
Ernst Barlach
Museum Wedel

Des Abgrunds wittert er hinein.
Da steigt ein Dampf, dort ziehen Schwaden,
Hier leuchtet Glut aus Dunst und Flor,
Dann schleicht sie wie ein zarter Faden,
Dann bricht sie wie ein Quell hervor.
Hier schlingt sie eine ganze Strecke
Mit hundert Adern sich durchs Tal,
Und hier in der gedrängten Ecke
Vereinzelt sie sich auf einmal.
Da sprühen Funken in der Nähe,
Wie ausgestreuter goldner Sand.
Doch schau! in ihrer ganzen Höhe
Entzündet sich die Felsenwand.

MEPHISTOPHELES. Erleuchtet nicht zu diesem Feste
Herr Mammon prächtig den Palast?
Ein Glück, daß du's gesehen hast;
Ich spüre schon die ungestümen Gäste.

FAUST. Wie rast die Windsbraut durch die Luft!
Mit welchen Schlägen trifft sie meinen Nacken!

MEPHISTOPHELES. Du mußt des Felsens alte Rippen packen,
Sonst stürzt sie dich hinab in dieser Schlünde Gruft.
Ein Nebel verdichtet die Nacht.
Höre, wie's durch die Wälder kracht!
Aufgescheucht fliegen die Eulen.
Hör', es splittern die Säulen
Ewig grüner Paläste.
Girren und Brechen der Äste!
Der Stämme mächtiges Dröhnen!
Der Wurzeln Knarren und Gähnen!
Im fürchterlich verworrenen Falle
Übereinander krachen sie alle,
Und durch die übertrümmerten Klüfte
Zischen und heulen die Lüfte.
Hörst du Stimmen in der Höhe?
In der Ferne, in der Nähe?
Ja, den ganzen Berg entlang
Strömt ein wütender Zaubergesang!

HEXEN IM CHOR. Die Hexen zu dem Brocken ziehn,
Die Stoppel ist gelb, die Saat ist grün.
Dort sammelt sich der große Hauf,
Herr Urian sitzt oben auf.
So geht es über Stein und Stock,
Es f–t die Hexe, es stinkt der Bock.

STIMME. Die alte Baubo kommt allein,
Sie reitet auf einem Mutterschwein.

CHOR. So Ehre denn, wem Ehre gebührt!
Frau Baubo vor! und angeführt!
Ein tüchtig Schwein und Mutter drauf,
Da folgt der ganze Hexenhauf.

STIMME. Welchen Weg kommst du her?

STIMME. Übern Ilsenstein!
Da guckt' ich der Eule ins Nest hinein.
Die macht' ein Paar Augen!

STIMME. O fahre zur Hölle!
Was reitst du so schnelle!

STIMME. Mich hat sie geschunden,
Da sieh nur die Wunden!

HEXEN. CHOR. Der Weg ist breit, der Weg ist lang,
Was ist das für ein toller Drang?
Die Gabel sticht, der Besen kratzt,
Das Kind erstickt, die Mutter platzt.

HEXENMEISTER. HALBES CHOR.
Wir schleichen wie die Schneck' im Haus,
Die Weiber alle sind voraus.
Denn, geht es zu des Bösen Haus,
Das Weib hat tausend Schritt voraus.

ANDRE HÄLFTE. Wir nehmen das nicht so genau,
Mit tausend Schritten macht's die Frau;
Doch, wie sie auch sich eilen kann,
Mit einem Sprunge macht's der Mann.

STIMME oben. Kommt mit, kommt mit, vom Felsensee!

STIMMEN von unten. Wir möchten gerne mit in die Höh'.
Wir waschen, und blank sind wir ganz und gar;
Aber auch ewig unfruchtbar.

BEIDE CHÖRE. Es schweigt der Wind, es flieht der Stern,
Der trübe Mond verbirgt sich gern.
Im Sausen sprüht das Zauberchor
Viel tausend Feuerfunken hervor.

STIMME von unten. Halte! Halte!

STIMME von oben. Wer ruft da aus der Felsenspalte?

STIMME unten. Nehmt mich mit! Nehmt mich mit!
Ich steige schon dreihundert Jahr,
Und kann den Gipfel nicht erreichen.
Ich wäre gern bei meinesgleichen.

BEIDE CHÖRE. Es trägt der Besen, trägt der Stock,
Die Gabel trägt, es trägt der Bock;
Wer heute sich nicht heben kann,
Ist ewig ein verlorner Mann.

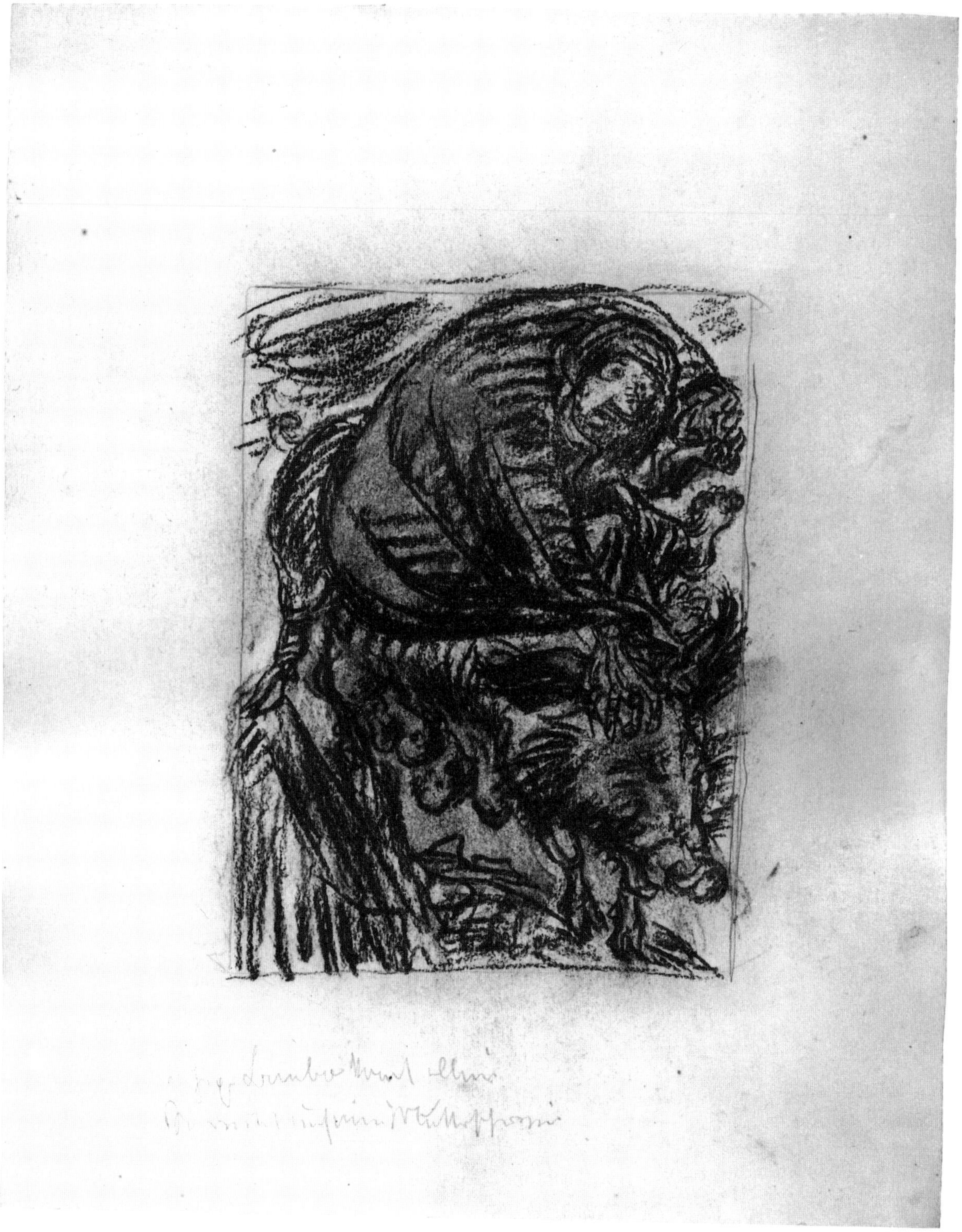

Vorzeichnung von
der Gegenseite zum
gleichnamigen
Holzschnitt
Die Hexe Baubo
Kohle, 1919/20
Bild 191 x 137
Schult III/1378
Ernst Barlach
Stiftung Güstrow

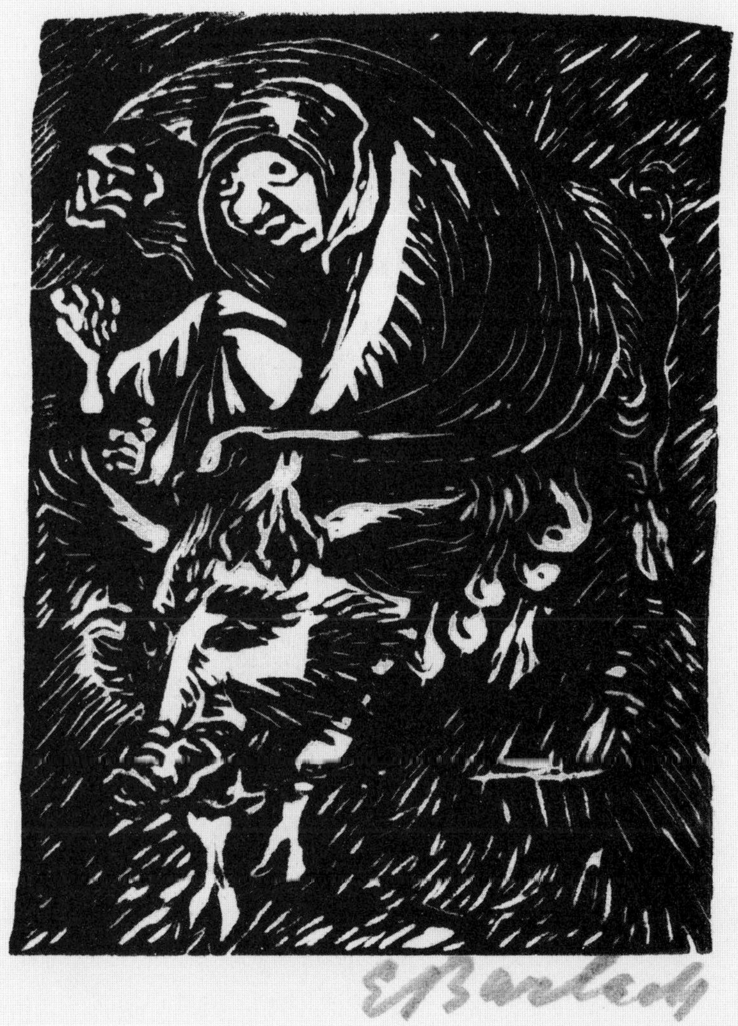

Die Hexe Baubo
Holzschnitt, 1923
Bild 124 x 93
Schult II/210
Ernst Barlach
Museum Wedel

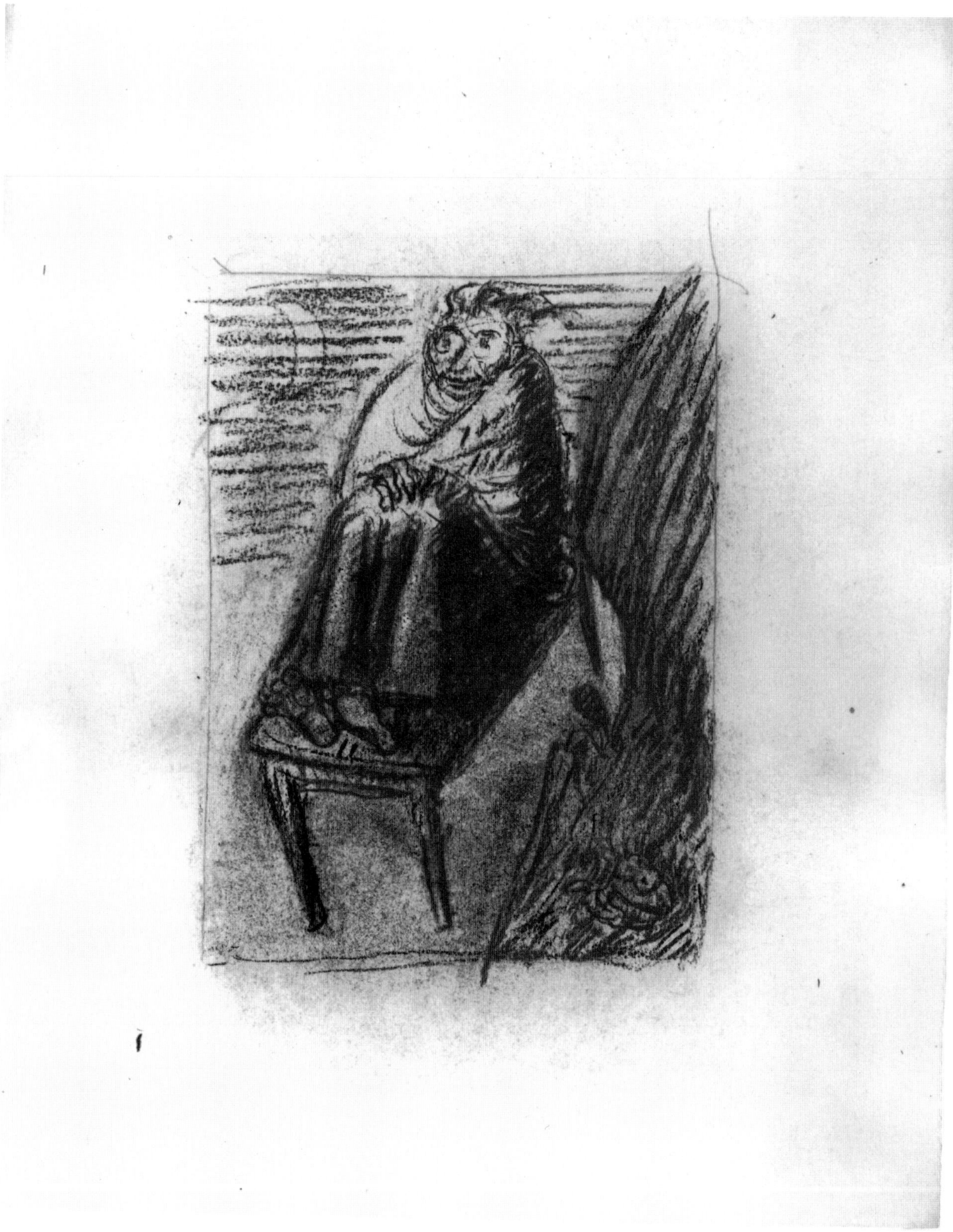

Vorzeichnung
von der Gegenseite
zum gleichnamigen
Holzschnitt
Das Eulennest
Kohle, 1919/20
Bild 185 x 139
Schult III/1379
Ernst Barlach
Stiftung Güstrow

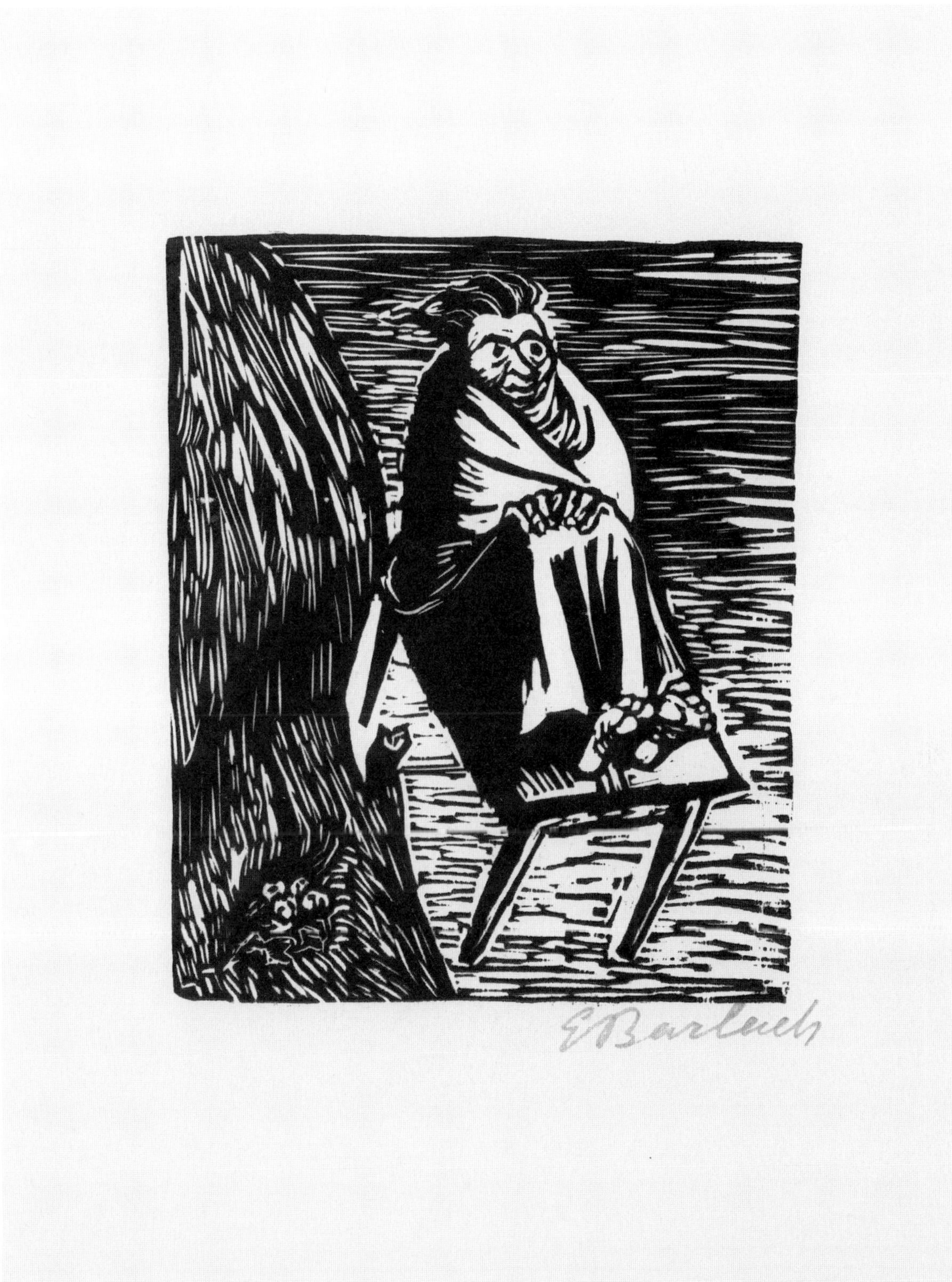

Das Eulennest
Holzschnitt, 1923
Bild 134 x 111
Schult II/211
Ernst Barlach
Museum Wedel

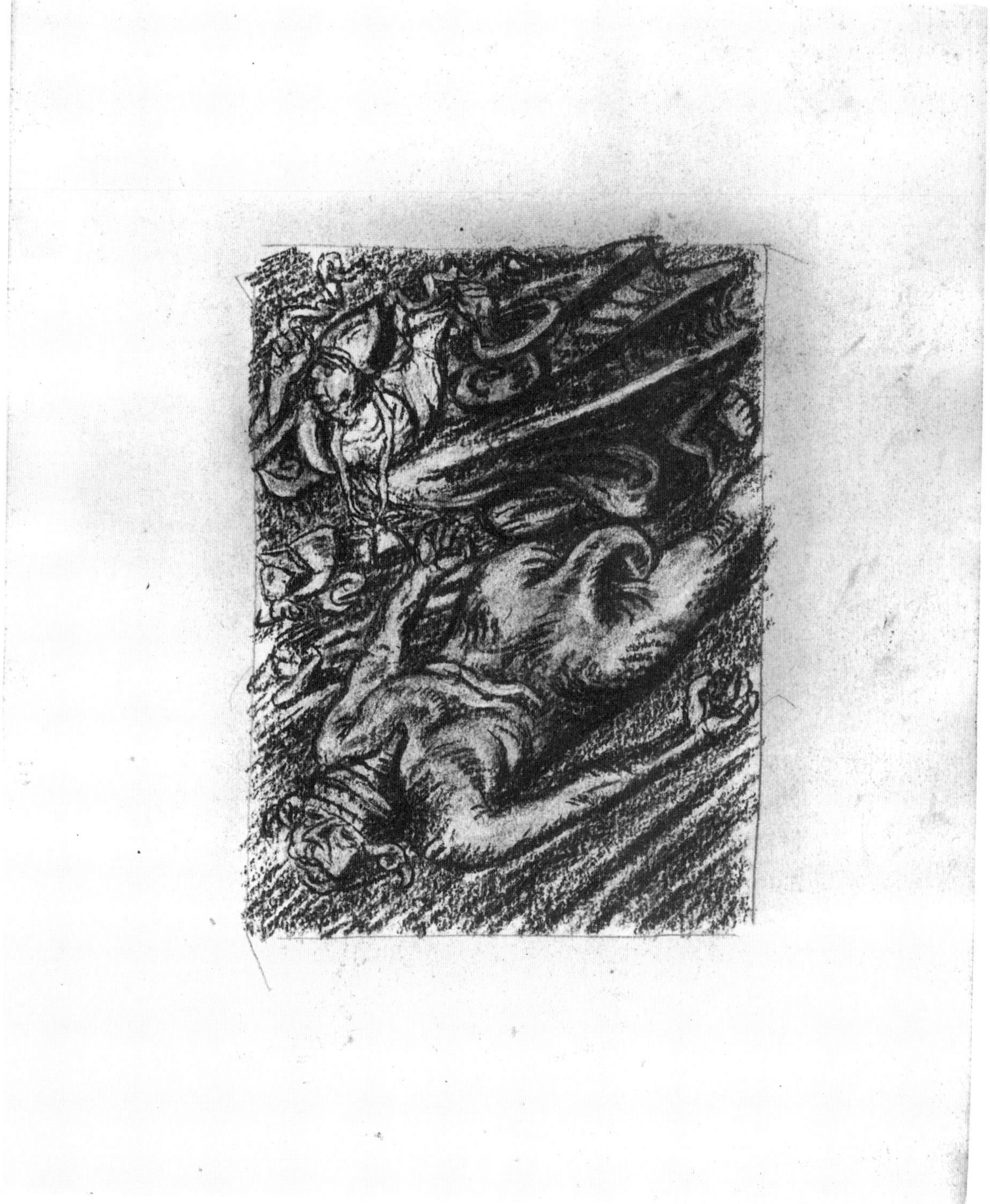

Vorzeichnung
von der Gegenseite
zum gleichnamigen
Holzschnitt
Der Bischof
Kohle, 1919/20
Bild 185 x 137
Schult III/1380
Ernst Barlach
Stiftung Güstrow

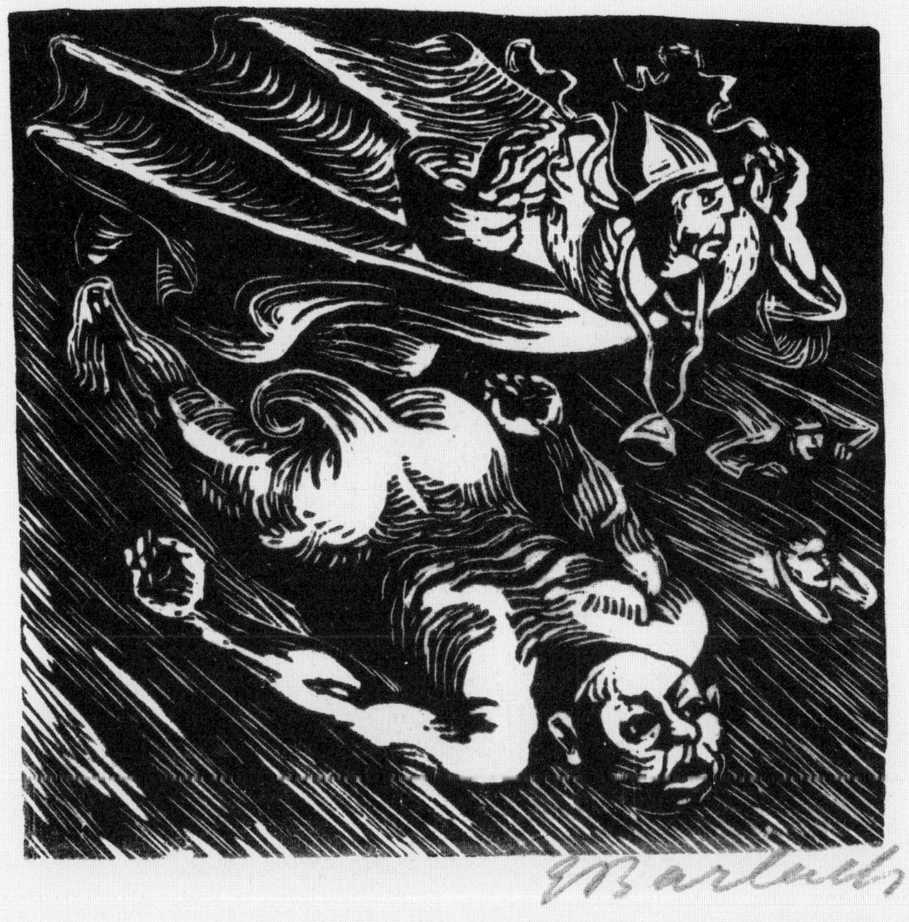

Der Bischof
Holzschnitt, 1923
Bild 140 x 142
Schult II/212
Ernst Barlach
Museum Wedel

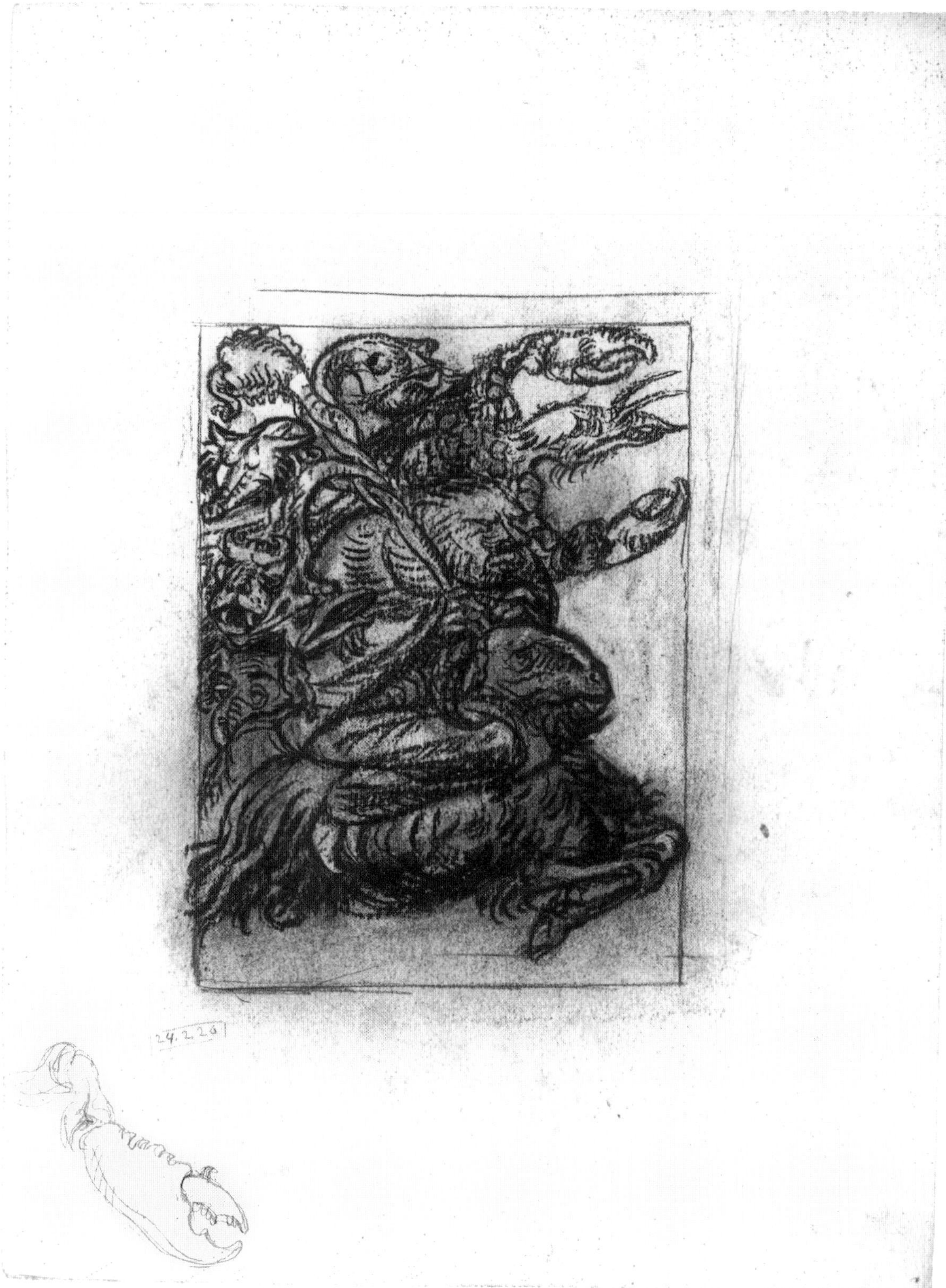

Vorzeichnung
von der Gegenseite
zum gleichnamigen
Holzschnitt
Reitender Urian
Kohle, 1919/20
Bild 180 x 135
Schult III/1381
Ernst Barlach
Stiftung Güstrow

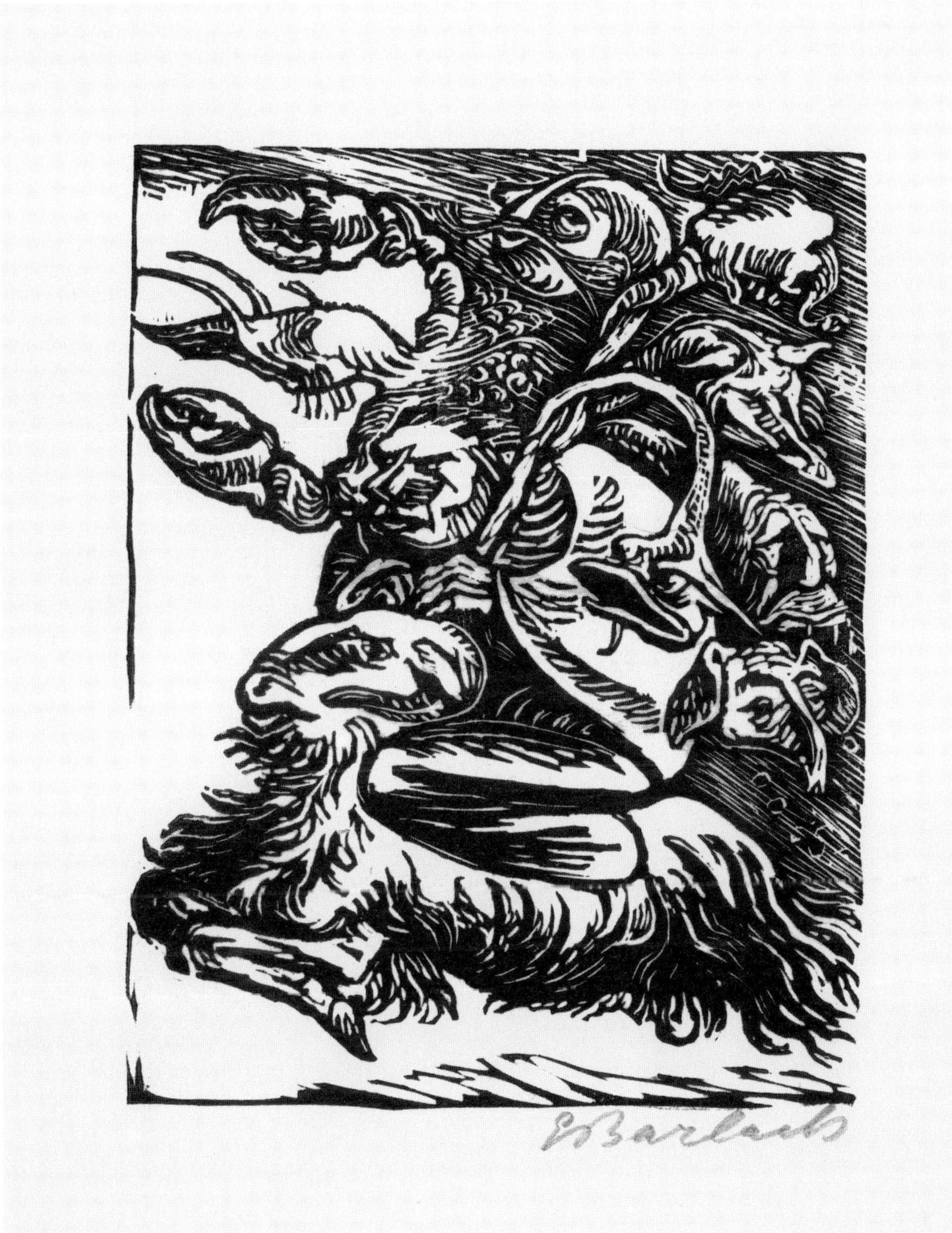

Reitender Urian
Holzschnitt, 1923
Bild 187 x 142
Schult II/213
Ernst Barlach
Museum Wedel

Halbhexe unten. Ich tripple nach, so lange Zeit;
Wie sind die andern schon so weit!
Ich hab' zu Hause keine Ruh,
Und komme hier doch nicht dazu.

Chor der Hexen. Die Salbe gibt den Hexen Mut,
Ein Lumpen ist zum Segel gut,
Ein gutes Schiff ist jeder Trog;
Der flieget nie, der heut nicht flog.

Beide Chöre. Und wenn wir um den Gipfel ziehn,
So streichet an dem Boden hin,
Und deckt die Heide weit und breit
Mit eurem Schwarm der Hexenheit.
(Sie lassen sich nieder.)

Mephistopheles. Das drängt und stößt, das ruscht und klappert!
Das zischt und quirlt, das zieht und plappert!
Das leuchtet, sprüht und stinkt und brennt!
Ein wahres Hexenelement!
Nur fest an mir! sonst sind wir gleich getrennt.
Wo bist du?

Faust in der Ferne. Hier!

Mephistopheles. Was! dort schon hingerissen?
Da werd' ich Hausrecht brauchen müssen.
Platz! Junker Voland kommt. Platz! süßer Pöbel, Platz!
Hier, Doktor, fasse mich! Und nun, in einem Satz,
Laß uns aus dem Gedräng' entweichen;
Es ist zu toll, sogar für meinesgleichen.
Dort neben leuchtet was mit ganz besondrem Schein,
Es zieht mich was nach jenen Sträuchen.
Komm, komm! wir schlupfen da hinein.

Faust. Du Geist des Widerspruchs! Nur zu! du magst mich führen.
Ich denke doch, das war recht klug gemacht:
Zum Brocken wandeln wir in der Walpurgisnacht,
Um uns beliebig nun hieselbst zu isolieren.

Mephistopheles. Da sieh nur, welche bunten Flammen!
Es ist ein muntrer Klub beisammen.
Im Kleinen ist man nicht allein.

Faust. Doch droben möcht' ich lieber sein!
Schon seh' ich Glut und Wirbelrauch.
Dort strömt die Menge zu dem Bösen;
Da muß sich manches Rätsel lösen.
Mephistopheles. Doch manches Rätsel knüpft sich auch.
Laß du die große Welt nur sausen,
Wir wollen hier im stillen hausen.
Es ist doch lange hergebracht,

Daß in der großen Welt man kleine Welten macht.
Da seh' ich junge Hexchen nackt und bloß,
Und alte, die sich klug verhüllen.
Seid freundlich, nur um meinetwillen;
Die Müh' ist klein, der Spaß ist groß.
Ich höre was von Instrumenten tönen!
Verflucht Geschnarr! Man muß sich dran gewöhnen.
Komm mit! Komm mit! Es kann nicht anders sein,
Ich tret' heran und führe dich herein,
Und ich verbinde dich aufs neue.
Was sagst du, Freund? das ist kein kleiner Raum.
Da sieh nur hin! du siehst das Ende kaum.
Ein Hundert Feuer brennen in der Reihe;
Man tanzt, man schwatzt, man kocht, man trinkt, man liebt;
Nun sage mir, wo es was Bessers gibt?

Faust. Willst du dich nun, um uns hier einzuführen,
Als Zaubrer oder Teufel produzieren?

Mephistopheles. Zwar bin ich sehr gewohnt, inkognito zu gehn,
Doch läßt am Galatag man seinen Orden sehn.
Ein Knieband zeichnet mich nicht aus,
Doch ist der Pferdefuß hier ehrenvoll zu Haus.
Siehst du die Schnecke da? Sie kommt herangekrochen;
Mit ihrem tastenden Gesicht
Hat sie mir schon was abgerochen.
Wenn ich auch will, verleugn' ich hier mich nicht.
Komm nur! von Feuer gehen wir zu Feuer,
Ich bin der Werber, und du bist der Freier.
(Zu einigen, die um verglimmende Kohlen sitzen.)
Ihr alten Herrn, was macht ihr hier am Ende?
Ich lobt' euch, wenn ich euch hübsch in der Mitte fände,
Von Saus umzirkt und Jugendbraus;
Genug allein ist jeder ja zu Haus.

General. Wer mag auf Nationen trauen,
Man habe noch so viel für sie getan;
Denn bei dem Volk, wie bei den Frauen,
Steht immerfort die Jugend oben an.

Minister. Jetzt ist man von dem Rechten allzu weit,
Ich lobe mir die guten Alten;
Denn freilich, da wir alles galten,
Da war die rechte goldne Zeit.

Parvenu. Wir waren wahrlich auch nicht dumm,
Und taten oft, was wir nicht sollten;
Doch jetzo kehrt sich alles um und um,
Und eben da wir's fest erhalten wollten.

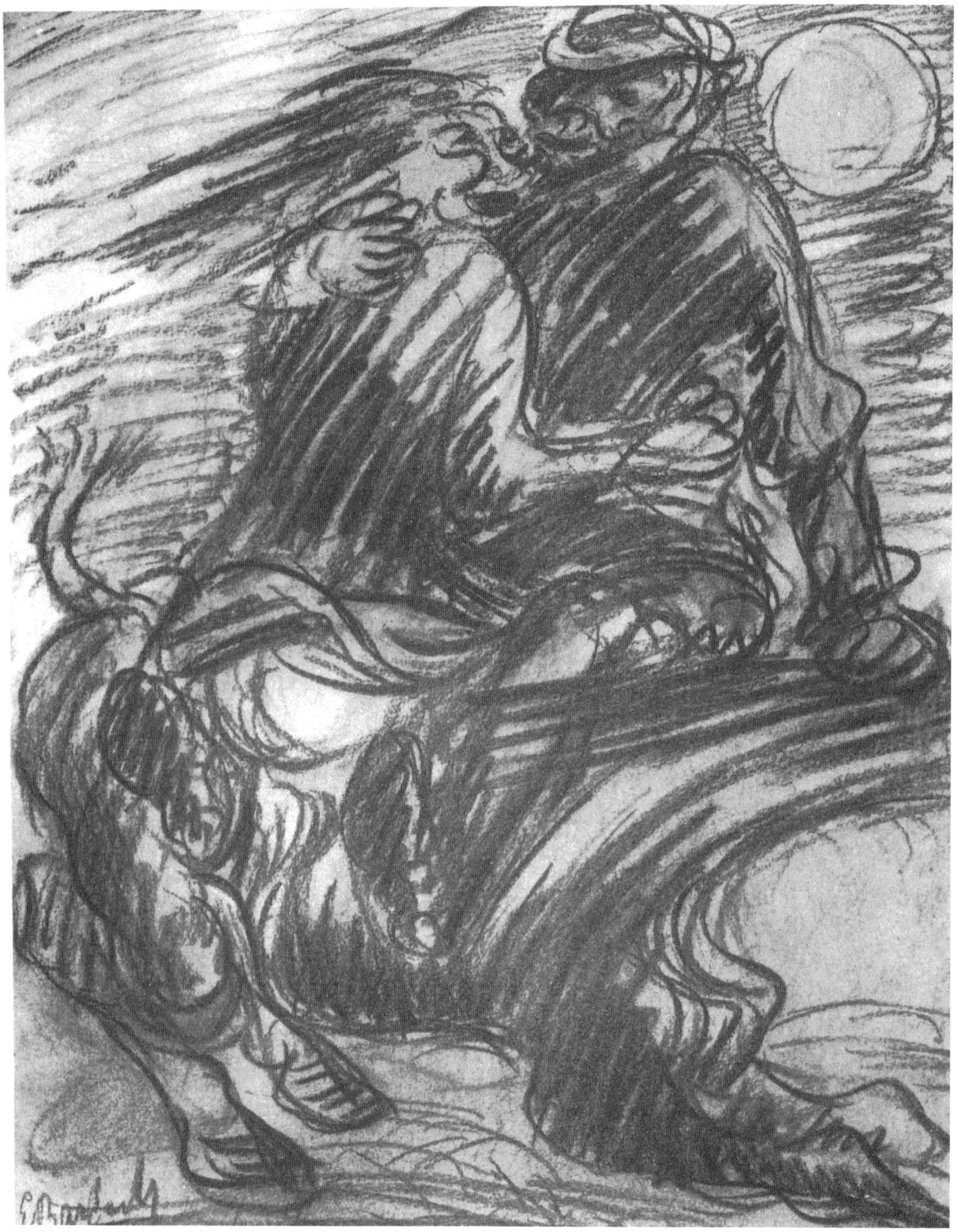

Hexenritt
Kohle, 1922
Blatt 508 x 375
Schult III/1515
Privatbesitz

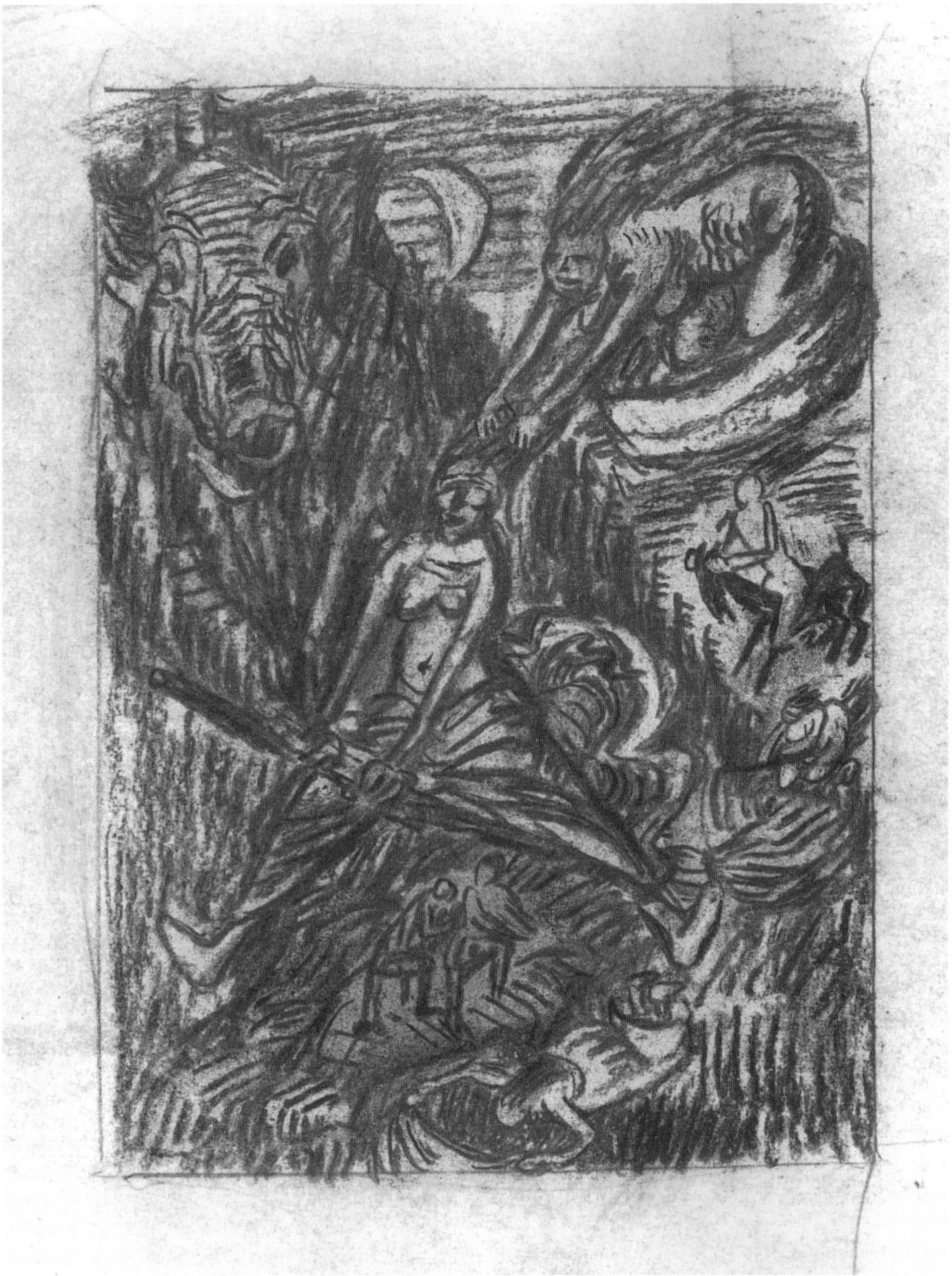

Vorzeichnung
von der Gegenseite
zum gleichnamigen
Holzschnitt
Hexenritt
Kohle, 1919/20
Bild 181 x 135
Schult III/1382
Ernst Barlach
Stiftung Güstrow

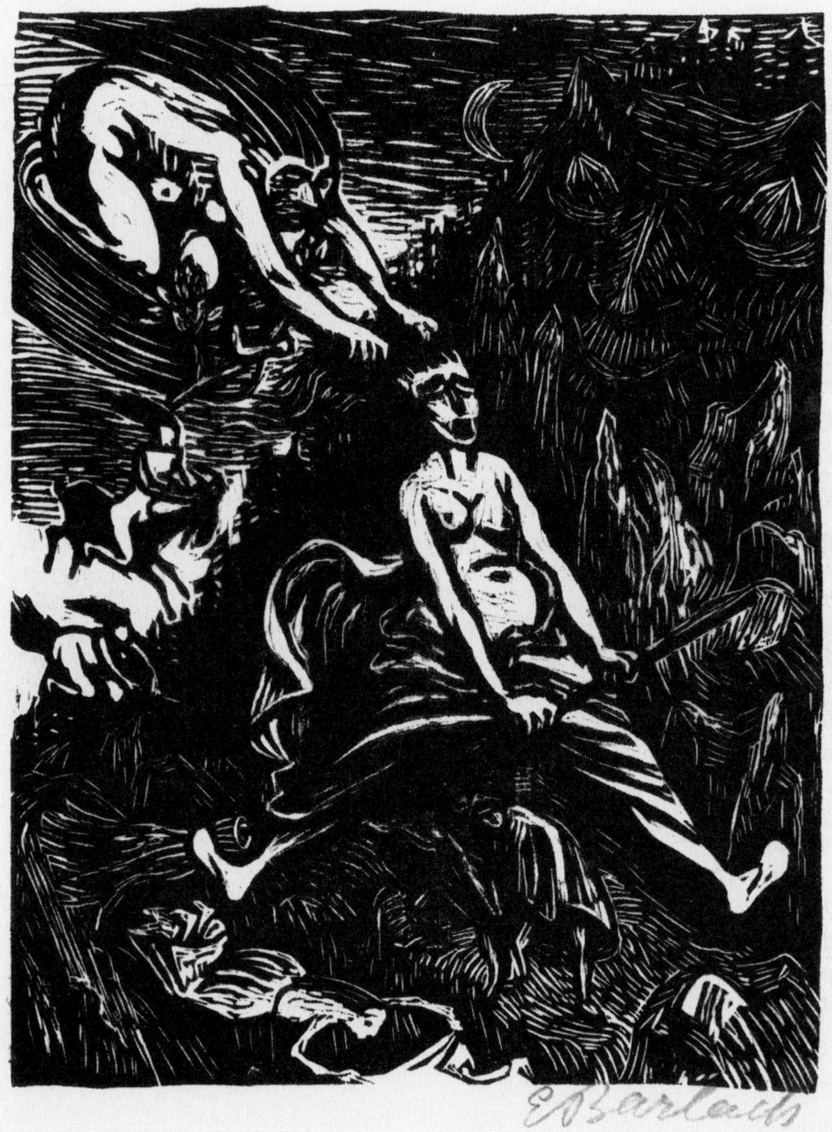

Hexenritt
Holzschnitt, 1923
Bild 188 x 144
Schult II/214
Ernst Barlach
Museum Wedel

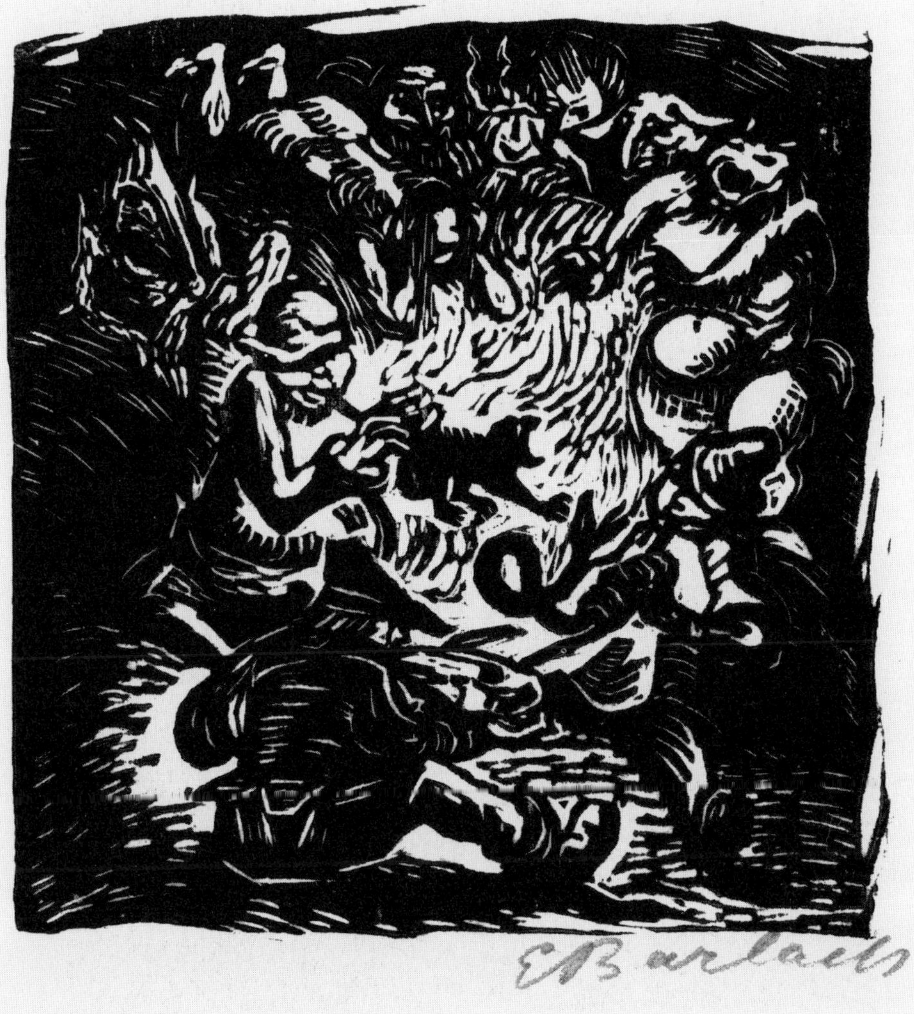

Die Spielleute
Holzschnitt, 1923
Bild 124 x 115
Schult II/215
Ernst Barlach
Museum Wedel

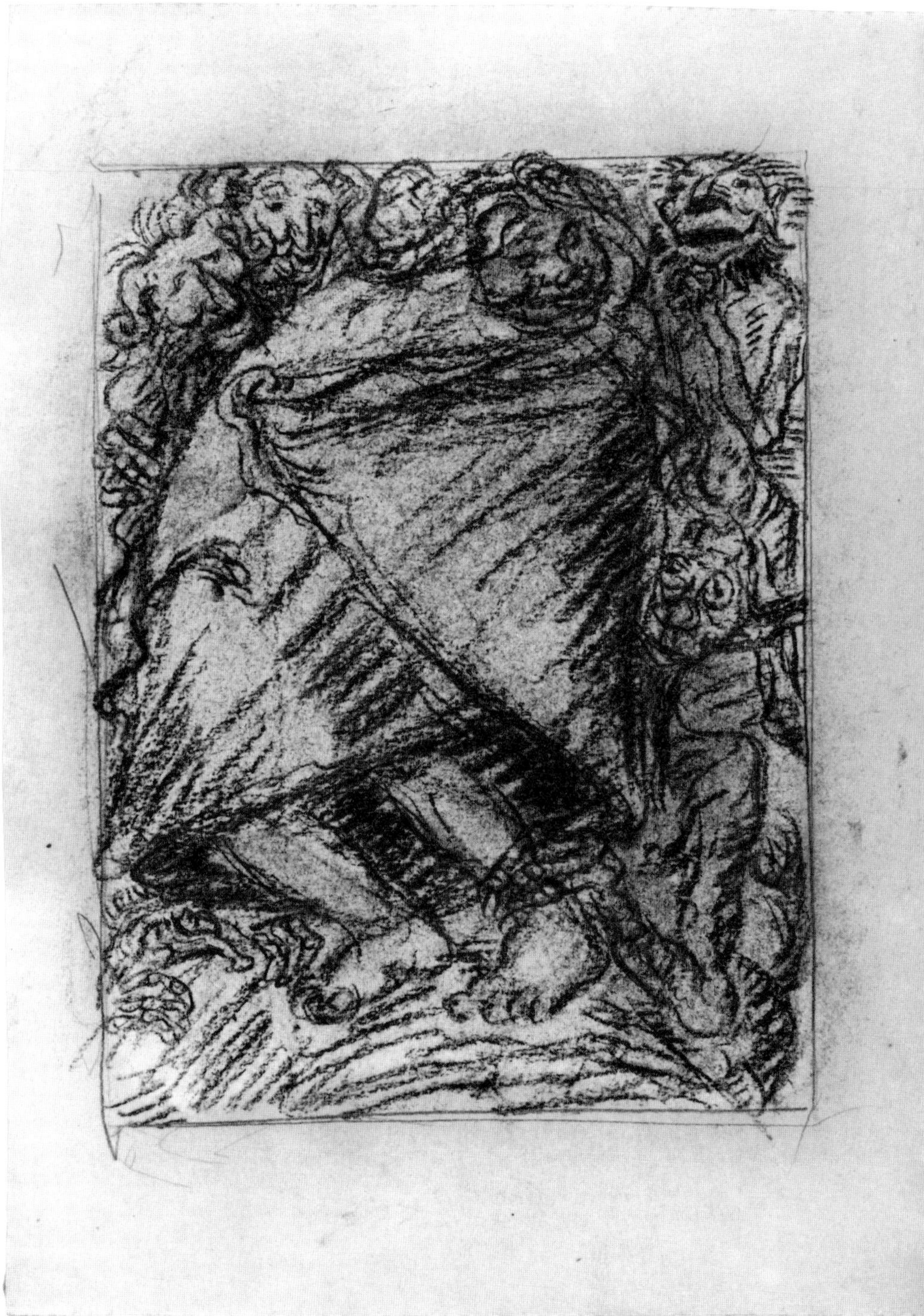

Vorzeichnung
von der Gegenseite
zum gleichnamigen
Holzschnitt
Die Schneckenhexe
Kohle, 1919/20
Bild 184 x 134
Schult III/1384
Ernst Barlach
Stiftung Güstrow

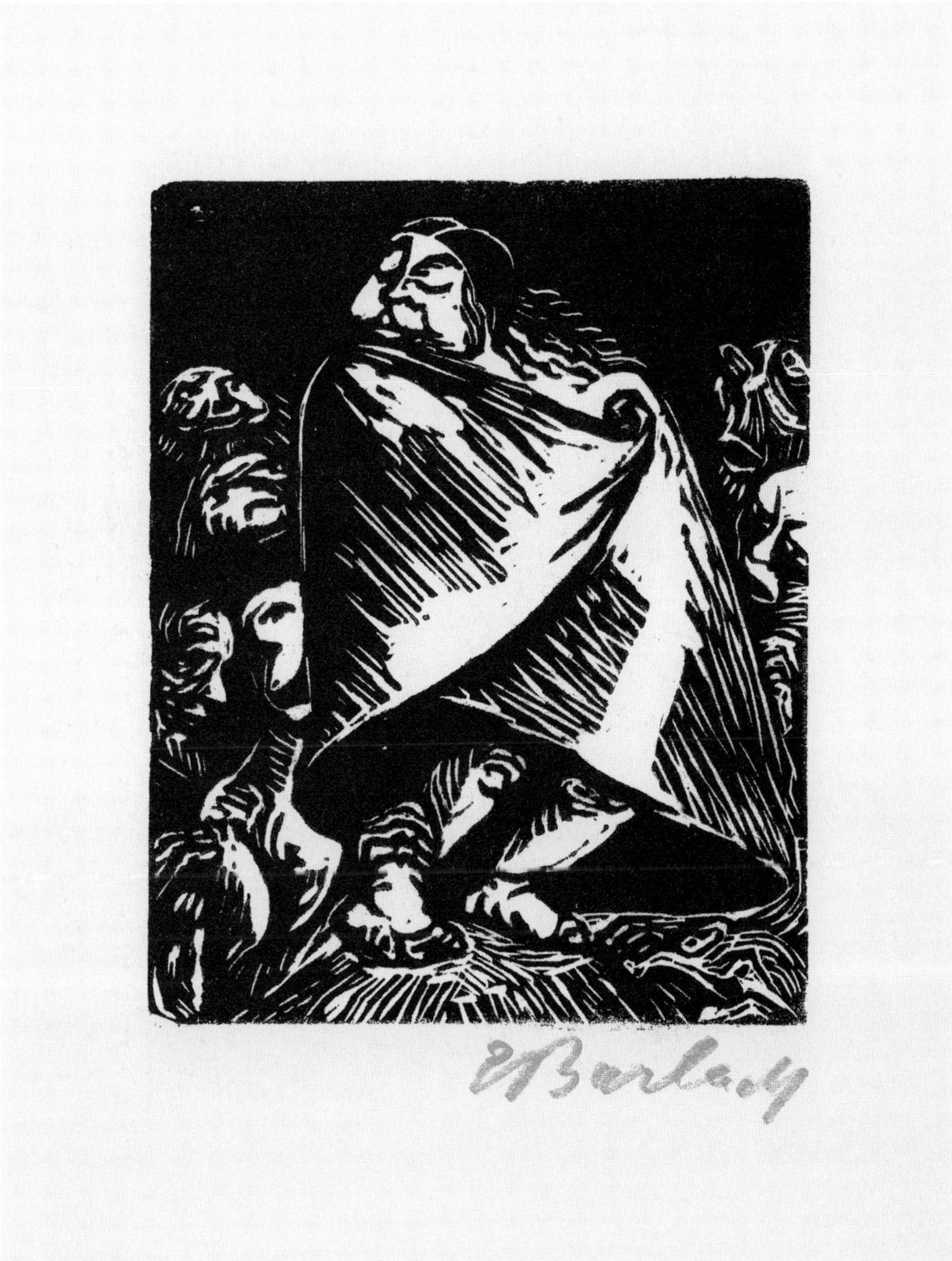

Die Schneckenhexe
Holzschnitt, 1923
Bild 100 x 77
Schult II/216
Ernst Barlach
Museum Wedel

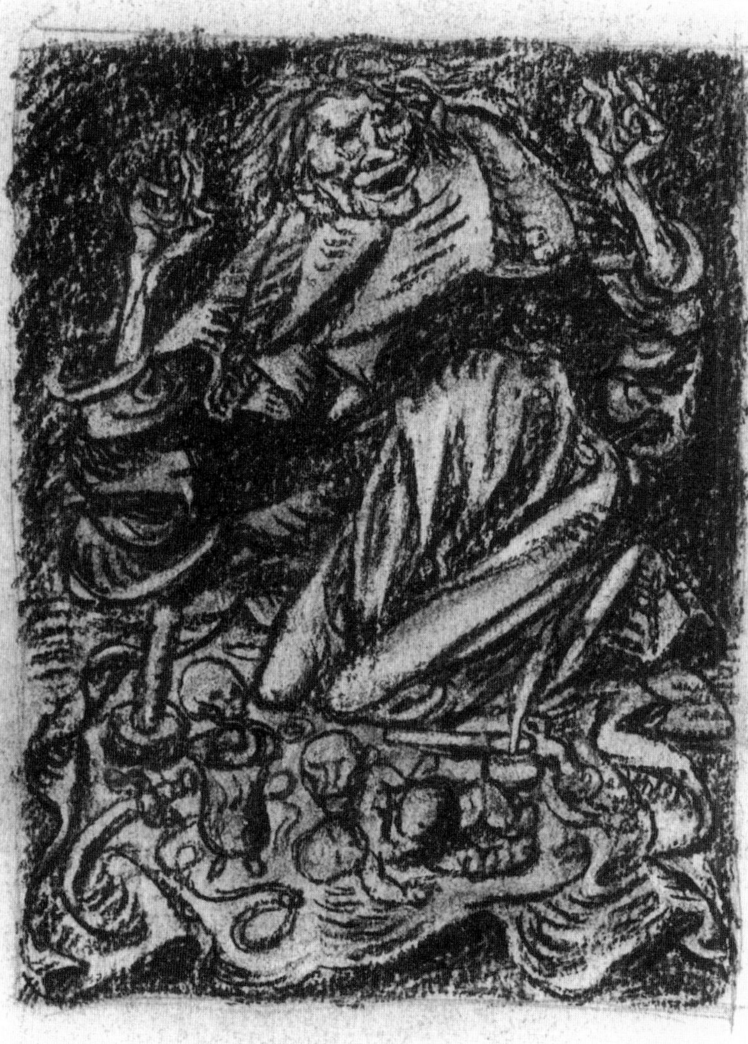

Vorzeichnung
von der Gegenseite
zum gleichnamigen
Holzschnitt
Die Trödelhexe
Kohle, 1919/20
Bild 184 x 134
Schult III/1385
Ernst Barlach
Stiftung Güstrow

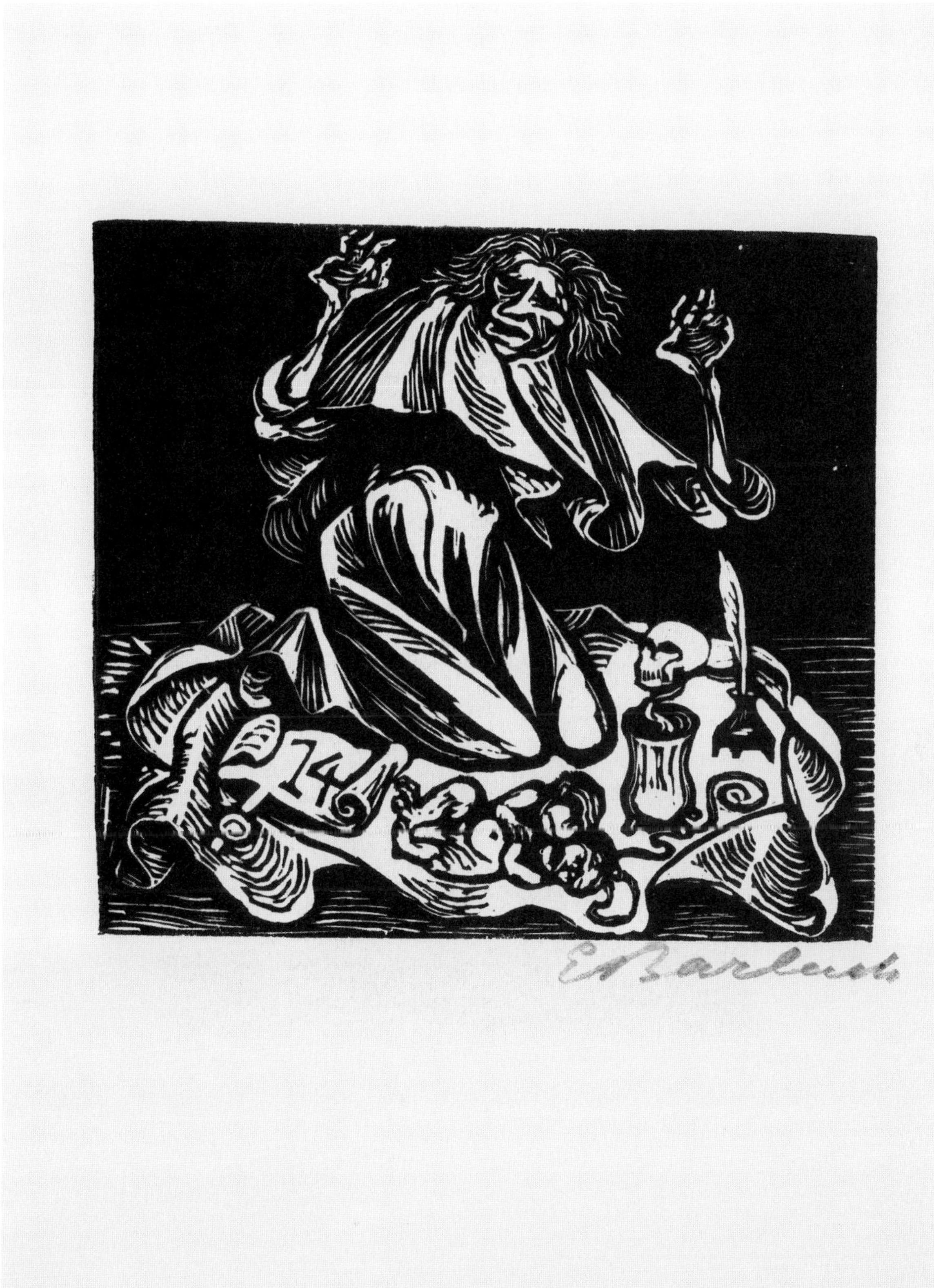

Die Trödelhexe
Holzschnitt, 1923
Bild 129 x 141
Schult II/217
Ernst Barlach
Museum Wedel

AUTOR. Wer mag wohl überhaupt jetzt eine Schrift
Von mäßig klugem Inhalt lesen!
Und was das liebe junge Volk betrifft,
Das ist noch nie so naseweis gewesen.

MEPHISTOPHELES, der auf einmal sehr alt erscheint.
Zum jüngsten Tag fühl' ich das Volk gereift,
Da ich zum letztenmal den Hexenberg ersteige,
Und weil mein Fäßchen trübe läuft,
So ist die Welt auch auf der Neige.

TRÖDELHEXE. Ihr Herren, geht nicht so vorbei!
Laßt die Gelegenheit nicht fahren!
Aufmerksam blickt nach meinen Waren,
Es steht dahier gar mancherlei.
Und doch ist nichts in meinem Laden,
Dem keiner auf der Erde gleicht,
Das nicht einmal zum tücht'gen Schaden
Der Menschen und der Welt gereicht.
Kein Dolch ist hier, von dem nicht Blut geflossen,
Kein Kelch, aus dem sich nicht, in ganz gesunden Leib,
Verzehrend heißes Gift ergossen,
Kein Schmuck, der nicht ein liebenswürdig Weib
Verführt, kein Schwert, das nicht den Bund gebrochen,
Nicht etwa hinterrücks den Gegenmann durchstochen.

MEPHISTOPHELES. Frau Muhme! Sie versteht mir schlecht die Zeiten.
Getan geschehn! Geschehn getan!
Verleg' Sie sich auf Neuigkeiten!
Nur Neuigkeiten ziehn uns an.

FAUST. Daß ich mich nur nicht selbst vergesse!
Heiß' ich mir das doch eine Messe!

MEPHISTOPHELES. Der ganze Strudel strebt nach oben;
Du glaubst zu schieben und du wirst geschoben.

FAUST. Wer ist denn das?

MEPHISTOPHELES. Betrachte sie genau!
Lilith ist das.

FAUST. Wer?

MEPHISTOPHELES. Adams erste Frau.
Nimm dich in acht vor ihren schönen Haaren,
Vor diesem Schmuck, mit dem sie einzig prangt.
Wenn sie damit den jungen Mann erlangt,
So läßt sie ihn so bald nicht wieder fahren.

FAUST. Da sitzen zwei, die Alte mit der Jungen;
Die haben schon was Rechts gesprungen!

MEPHISTOPHELES. Das hat nun heute keine Ruh.

Es geht zum neuen Tanz; nun komm! wir greifen zu.

Faust *mit der Jungen tanzend.* Einst hatt' ich einen schönen Traum:
Da sah ich einen Apfelbaum,
Zwei schöne Äpfel glänzten dran,
Sie reizten mich, ich stieg hinan.

Die Schöne. Der Äpfelchen begehrt ich sehr,
Und schon vom Paradiese her.
Von Freuden fühl' ich mich bewegt,
Daß auch mein Garten solche trägt.

Mephistopheles *mit der Alten.*
Einst hatt' ich einen wüsten Traum;
Da sah ich einen gespaltnen Baum,
Der hatt' ein – – –;
So – es war, gefiel mir's doch.

Die Alte. Ich biete meinen besten Gruß
Dem Ritter mit dem Pferdefuß!
Halt' Er einen – – bereit,
Wenn Er – – – nicht scheut.

Proktophantasmist. Verfluchtes Volk! was untersteht ihr euch?
Hat man euch lange nicht bewiesen:
Ein Geist steht nie auf ordentlichen Füßen?
Nun tanzt ihr gar, uns andern Menschen gleich!

Die Schöne *tanzend.* Was will denn der auf unserm Ball?
Faust *tanzend.* Ei! der ist eben überall.
Was andre tanzen, muß er schätzen.
Kann er nicht jeden Schritt beschwätzen,
So ist der Schritt so gut als nicht geschehn.
Am meisten ärgert ihn, sobald wir vorwärtsgehn.
Wenn ihr euch so im Kreise drehen wolltet,
Wie er's in seiner alten Mühle tut,
Das hieß' er allenfalls noch gut;
Besonders wenn ihr ihn darum begrüßen solltet.

Proktophantasmist. Ihr seid noch immer da! Nein, das ist unerhört.
Verschwindet doch! Wir haben ja aufgeklärt!
Das Teufelspack, es fragt nach keiner Regel.
Wir sind so klug, und dennoch spukt's in Tegel.
Wie lange hab' ich nicht am Wahn hinausgekehrt,
Und nie wird's rein; das ist doch unerhört!

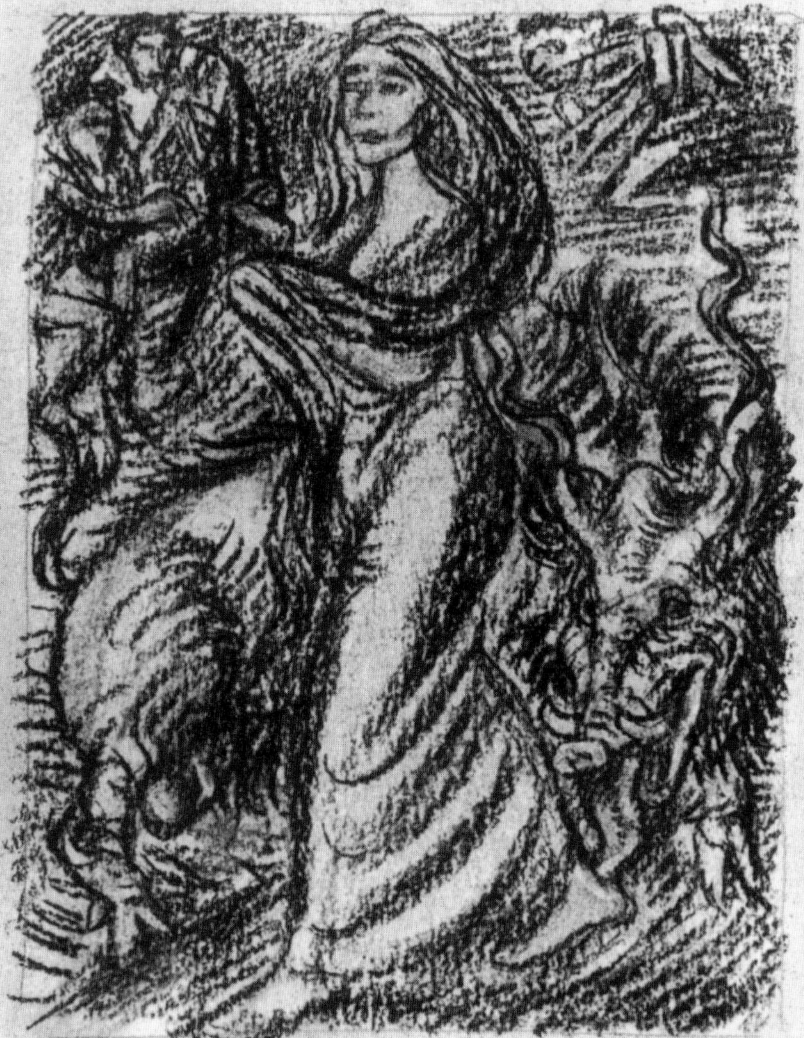

Vorzeichnung
von der Gegenseite
zum gleichnamigen
Holzschnitt
Lilith, Adams
erste Frau
Kohle, 1919/20
Bild 185 x 139
Schult III/1386
Ernst Barlach
Stiftung Güstrow

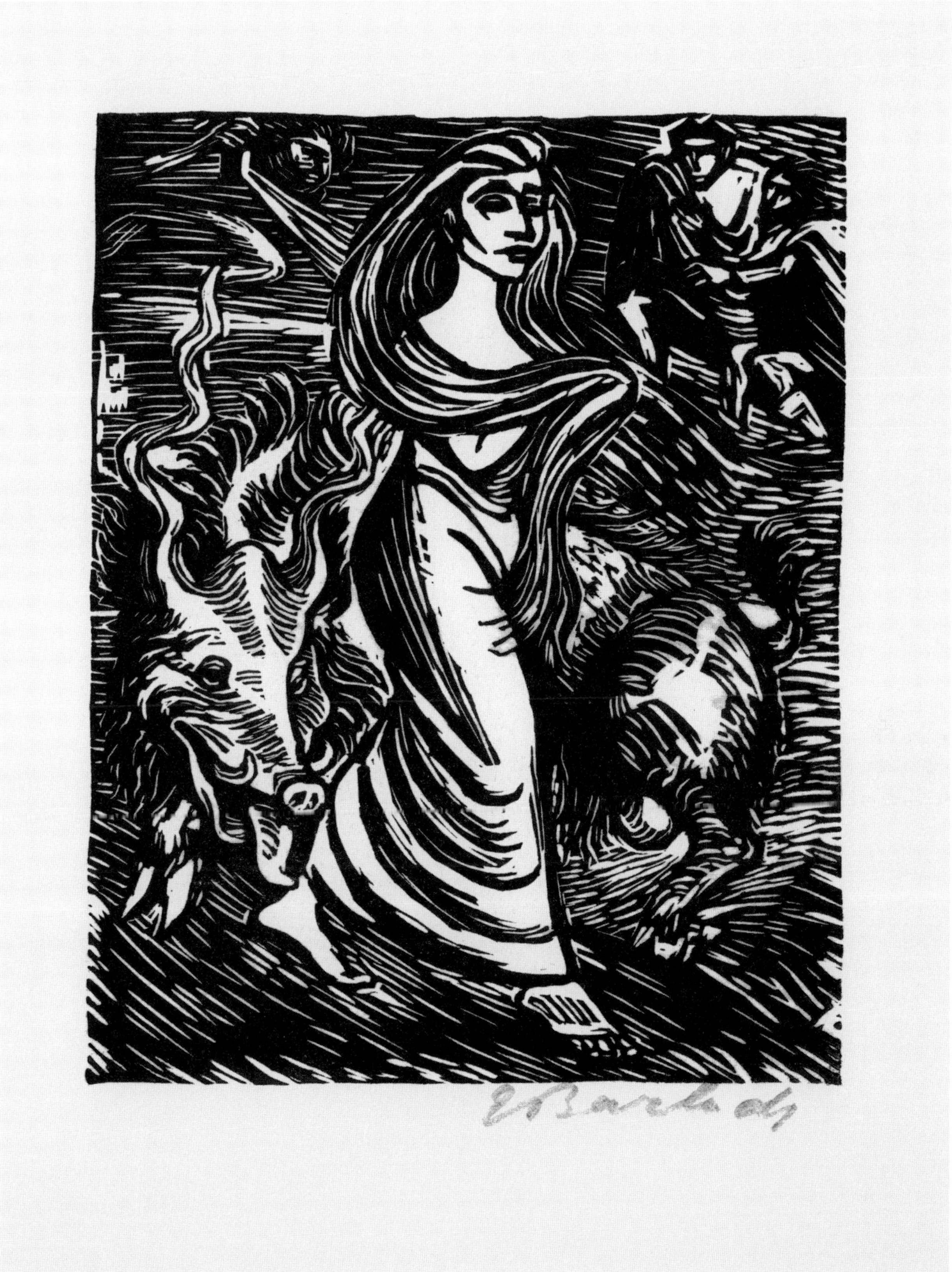

Lilith, Adams
erste Frau
Holzschnitt, 1923
Bild 188 x 143
Schult II/218
Ernst Barlach
Museum Wedel

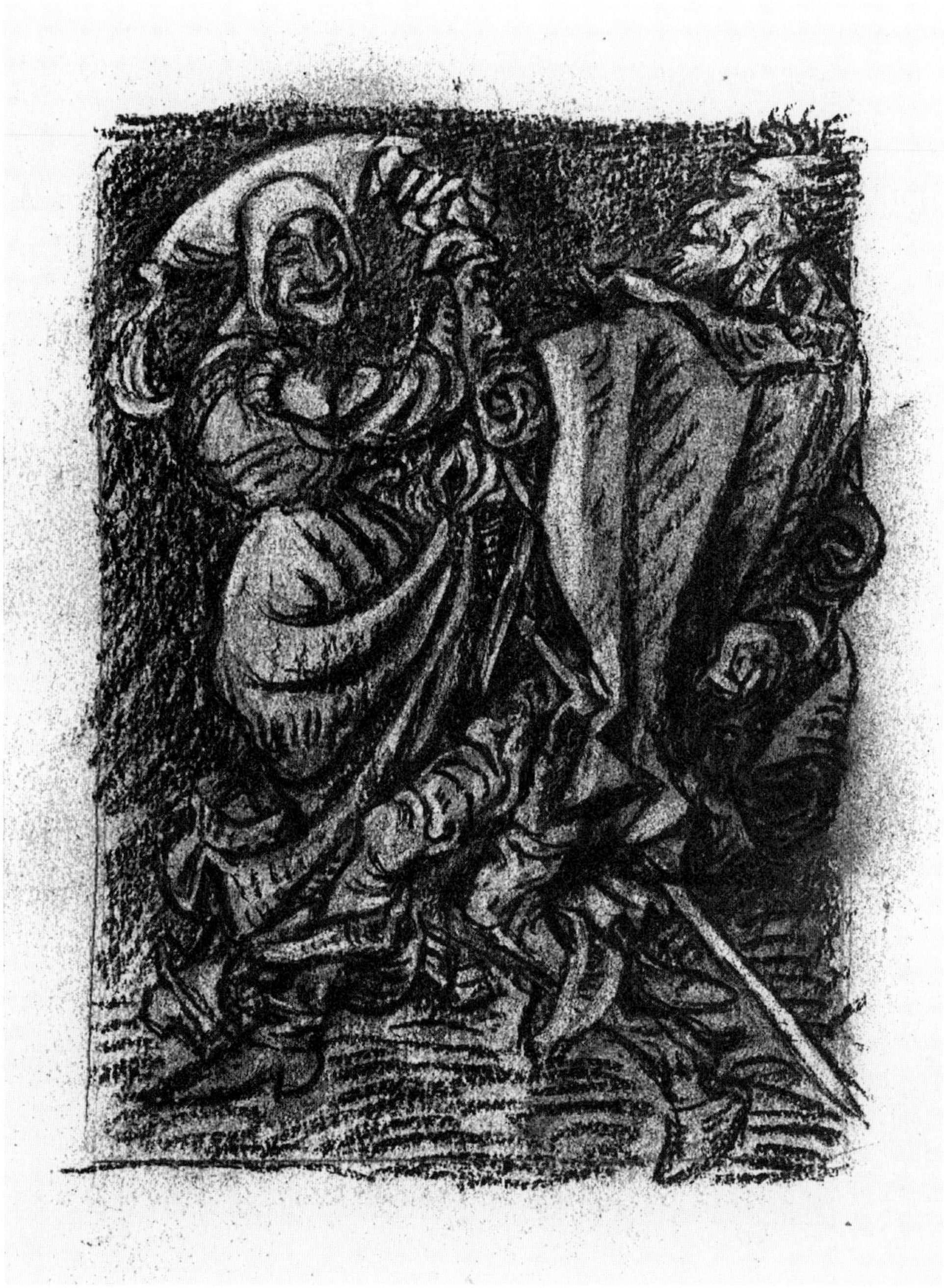

Vorzeichnung
von der Gegenseite
zum gleichnamigen
Holzschnitt
Mephistopheles,
tanzend mit
der Alten
Kohle, 1919/20
Bild 195 x 143
Schult III/1387
Ernst Barlach
Stiftung Güstrow

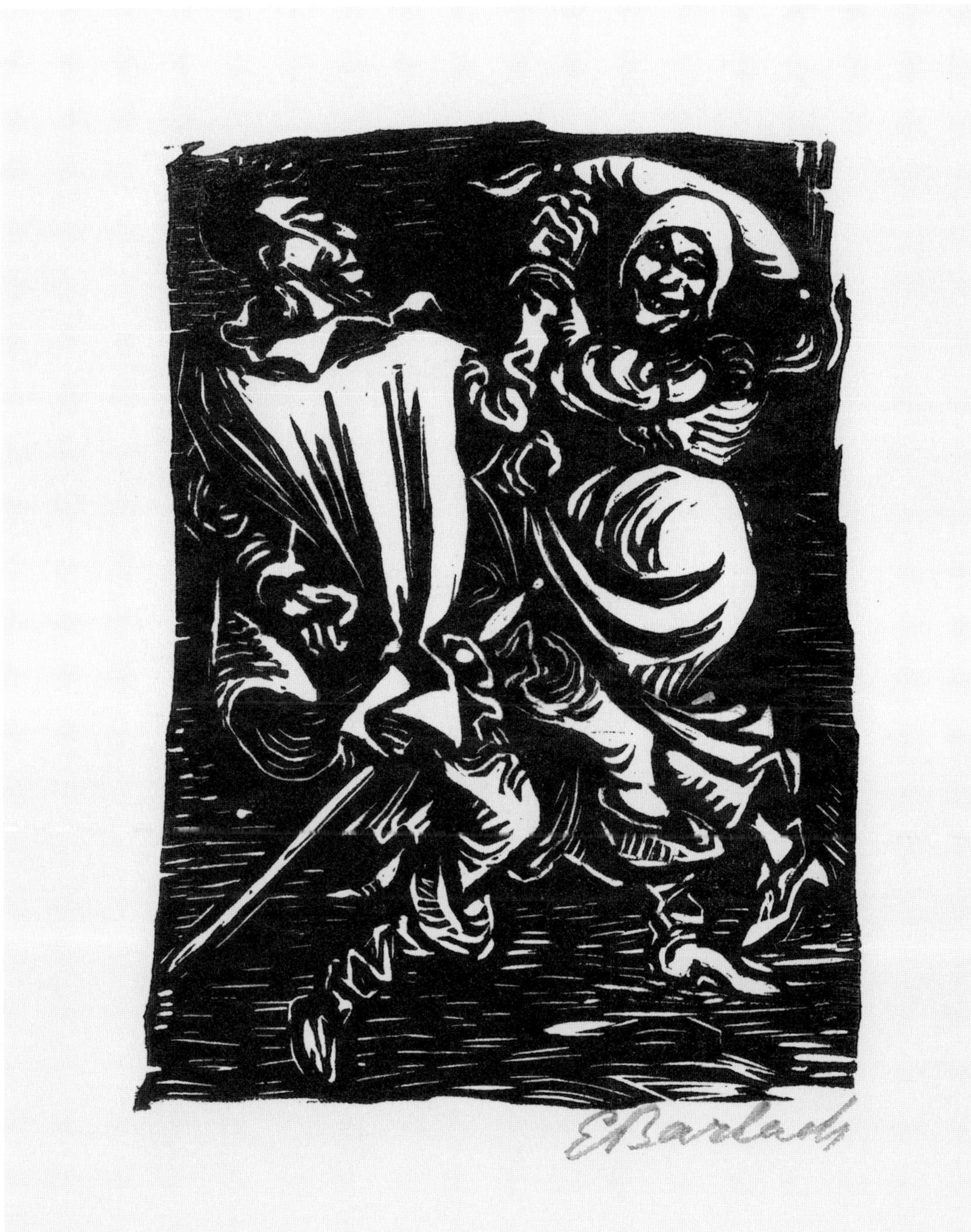

Mephistopheles,
tanzend mit
der Alten
Holzschnitt, 1923
Bild 144 x 105
Schult II/219
Ernst Barlach
Museum Wedel

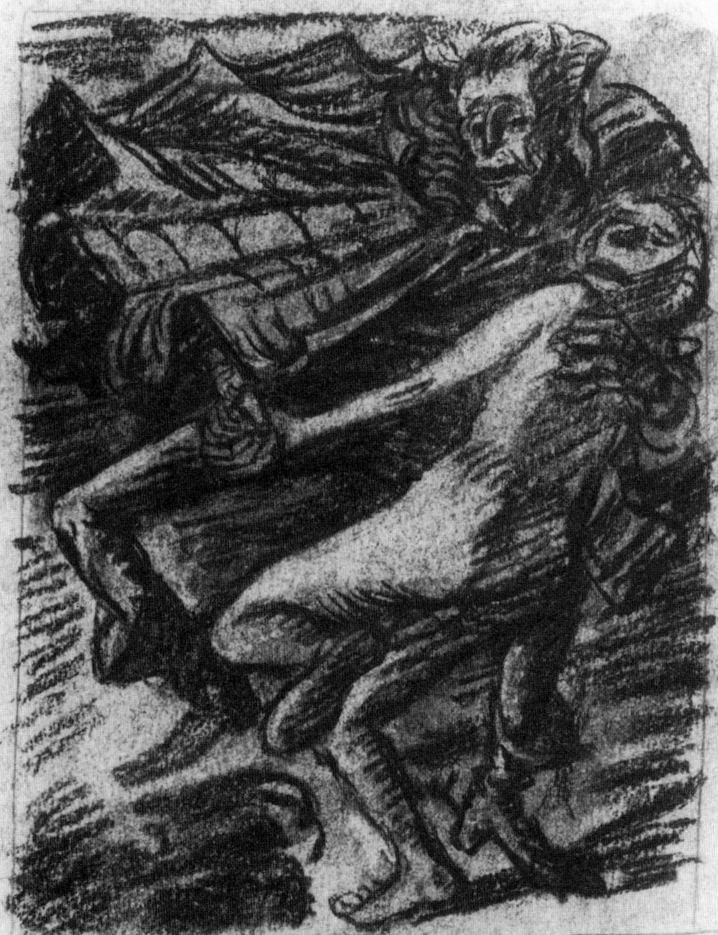

Vorzeichnung
von der Gegenseite
zum gleichnamigen
Holzschnitt
Faust, tanzend
mit der Jungen
Kohle, 1919/20
Bild 182 x 136
Schult III/1388
Ernst Barlach
Stiftung Güstrow

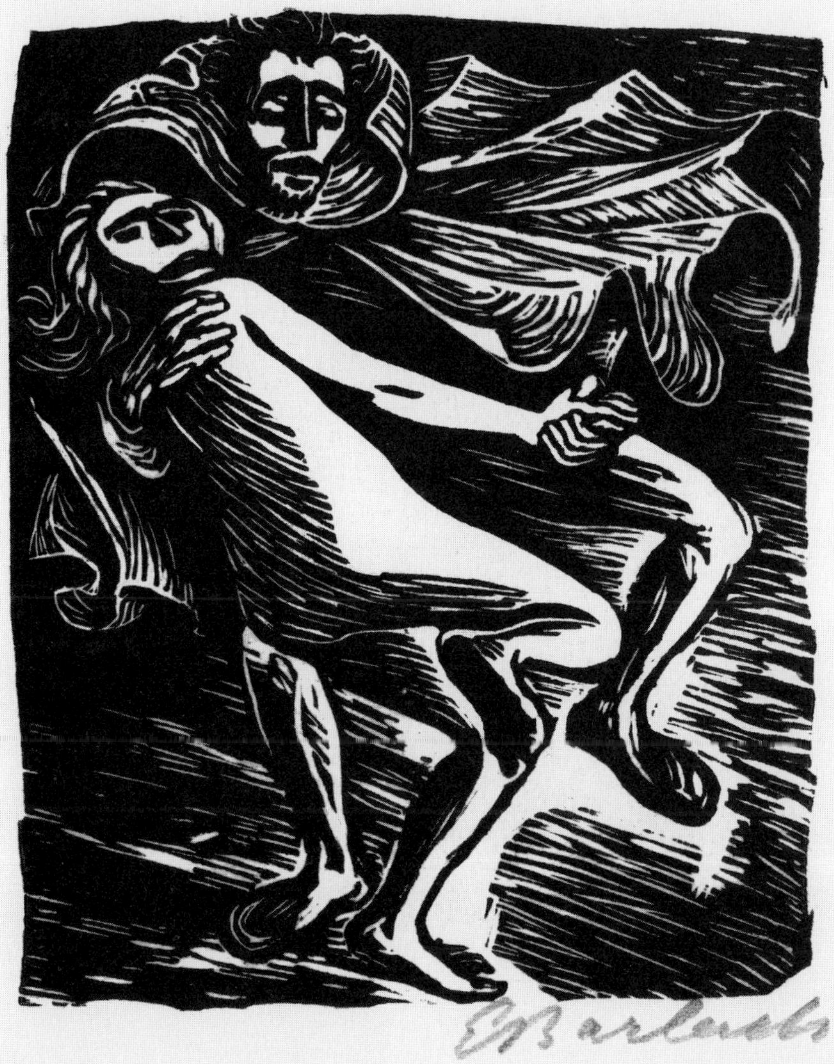

Faust, tanzend
mit der Jungen
Holzschnitt, 1923
Bild 156 x 125
Schult II/220
Ernst Barlach
Museum Wedel

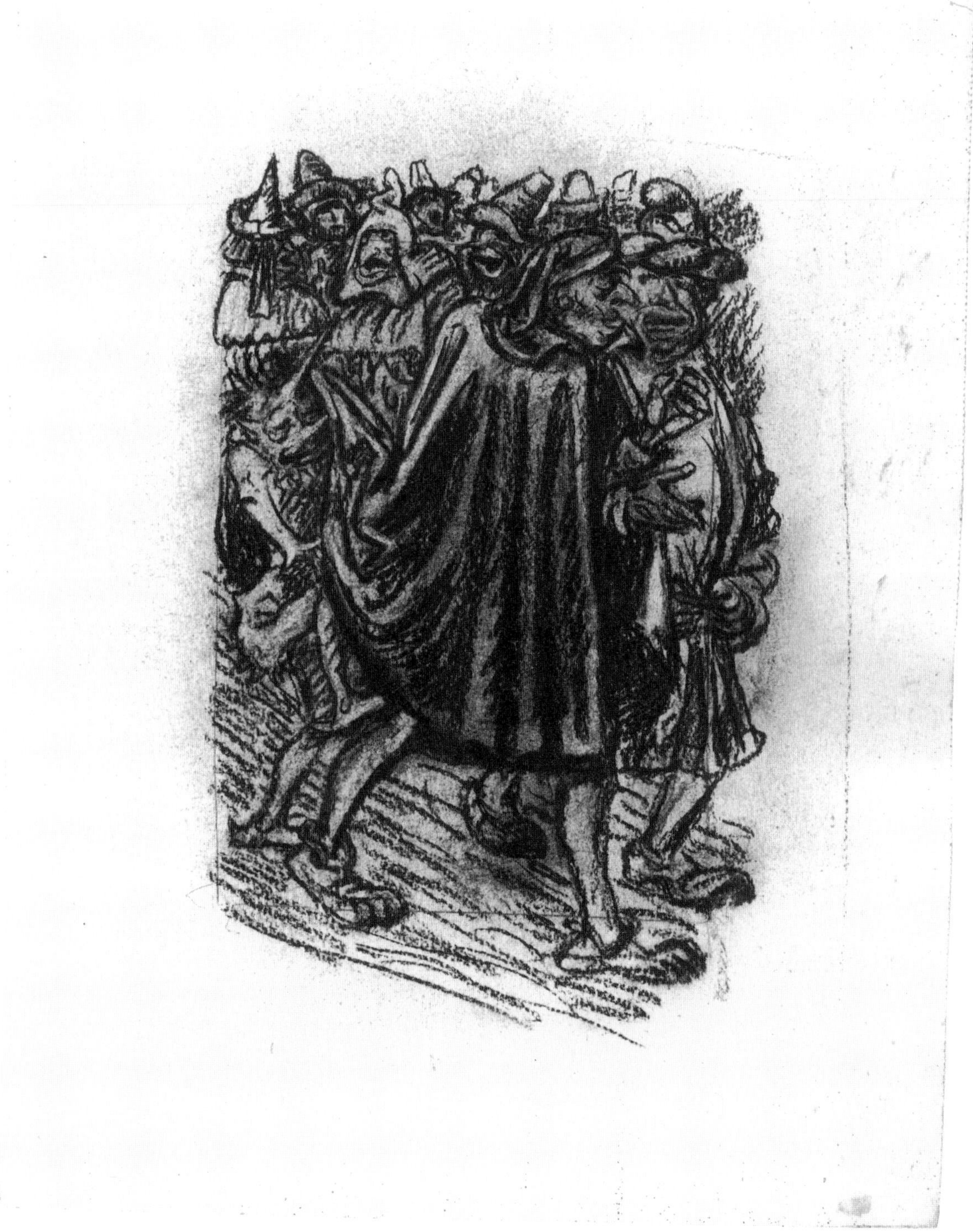

Vorzeichnung
von der Gegenseite
zum gleichnamigen
Holzschnitt
Der Proktophantasmis
und anderes Gelichter
Kohle, 1919/20
Bild 239 x 153
Schult III/1389
Ernst Barlach
Stiftung Güstrow

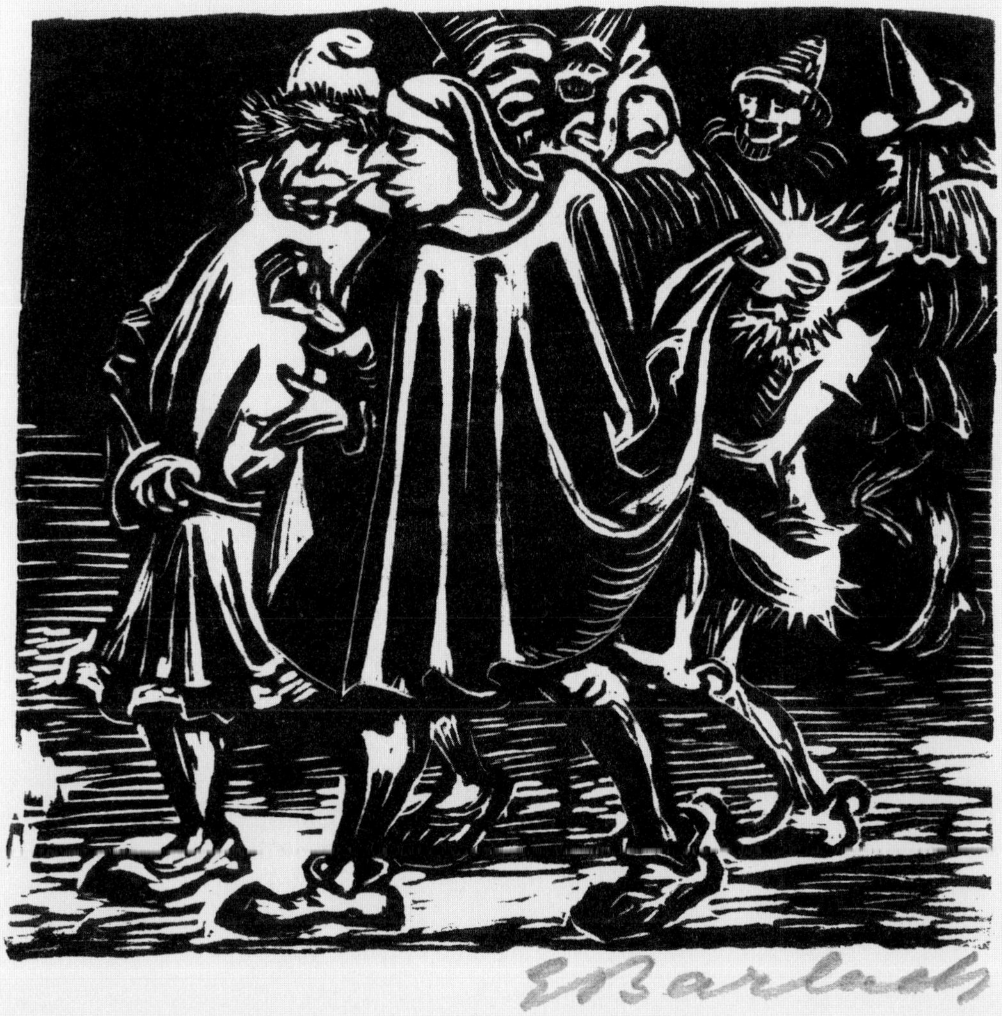

Der Proktophantasmist
und anderes Gelichter
Holzschnitt, 1923
Bild 126 x 130
Schult II/221
Ernst Barlach
Museum Wedel

DIE SCHÖNE. So hört doch auf, uns hier zu ennuyieren!

PROKTOPHANTASMIST. Ich sag's euch Geistern ins Gesicht,
Den Geistesdespotismus leid' ich nicht;
Mein Geist kann ihn nicht exerzieren.
(Es wird fortgetanzt.)
Heut', seh' ich, will mir nichts gelingen;
Doch eine Reise nehm' ich immer mit
Und hoffe noch, vor meinem letzten Schritt,
Die Teufel und die Dichter zu bezwingen.

MEPHISTOPHELES. Er wird sich gleich in eine Pfütze setzen,
Das ist die Art, wie er sich soulagiert,
Und wenn Blutegel sich an seinem Steiß ergetzen,
Ist er von Geistern und von Geist kuriert.
(Zu Faust, der aus dem Tanz getreten ist.)
Was lässest du das schöne Mädchen fahren,
Das dir zum Tanz so lieblich sang?

FAUST. Ach! mitten im Gesange sprang
Ein rotes Mäuschen ihr aus dem Munde.

MEPHISTOPHELES. Das ist was Rechts! Das nimmt man nicht genau;
Genug, die Maus war doch nicht grau.
Wer fragt darnach in einer Schäferstunde?

FAUST. Dann sah ich –

MEPHISTOPHELES. Was?

FAUST. Mephisto, siehst du dort
Ein blasses, schönes Kind allein und ferne stehen?
Sie schiebt sich langsam nur vom Ort,
Sie scheint mit geschloßnen Füßen zu gehen.
Ich muß bekennen, daß mir deucht,
Daß sie dem guten Gretchen gleicht.

MEPHISTOPHELES. Laß das nur stehn! Dabei wird's niemand wohl.
Es ist ein Zauberbild, ist leblos, ein Idol.
Ihm zu begegnen, ist nicht gut;

Vom starren Blick erstarrt des Menschen Blut,
Und er wird fast in Stein verkehrt,
Von der Meduse hast du ja gehört.

FAUST. Fürwahr, es sind die Augen eines Toten,
Die eine liebende Hand nicht schloß.
Das ist die Brust, die Gretchen mir geboten
Das ist der süße Leib, den ich genoß.

MEPHISTOPHELES. Das ist die Zauberei, du leicht verführter Tor!
Denn jedem kommt sie wie sein Liebchen vor.

FAUST. Welch eine Wonne! welch ein Leiden!
Ich kann von diesem Blick nicht scheiden.
Wie sonderbar muß diesen schönen Hals
Ein einzig rotes Schnürchen schmücken,
Nicht breiter als ein Messerrücken!

MEPHISTOPHELES. Ganz recht! ich seh' es ebenfalls.
Sie kann das Haupt auch unterm Arme tragen;
Denn Perseus hat's ihr abgeschlagen. –
Nur immer diese Lust zum Wahn!
Komm doch das Hügelchen heran,
Hier ist's so lustig wie im Prater;
Und hat man mir's nicht angetan,
So seh' ich wahrlich ein Theater.
Was gibt's denn da?

SERVIBILIS. Gleich fängt man wieder an.
Ein neues Stück, das letzte Stück von sieben;
So viel zu geben, ist allhier der Brauch.
Ein Dilettant hat es geschrieben,
Und Dilettanten spielen's auch.
Verzeiht, ihr Herrn, wenn ich verschwinde;
Mich dilettiert's, den Vorhang aufzuziehn.

MEPHISTOPHELES. Wenn ich euch auf dem Blocksberg finde,
Das find' ich gut; denn da gehört ihr hin.

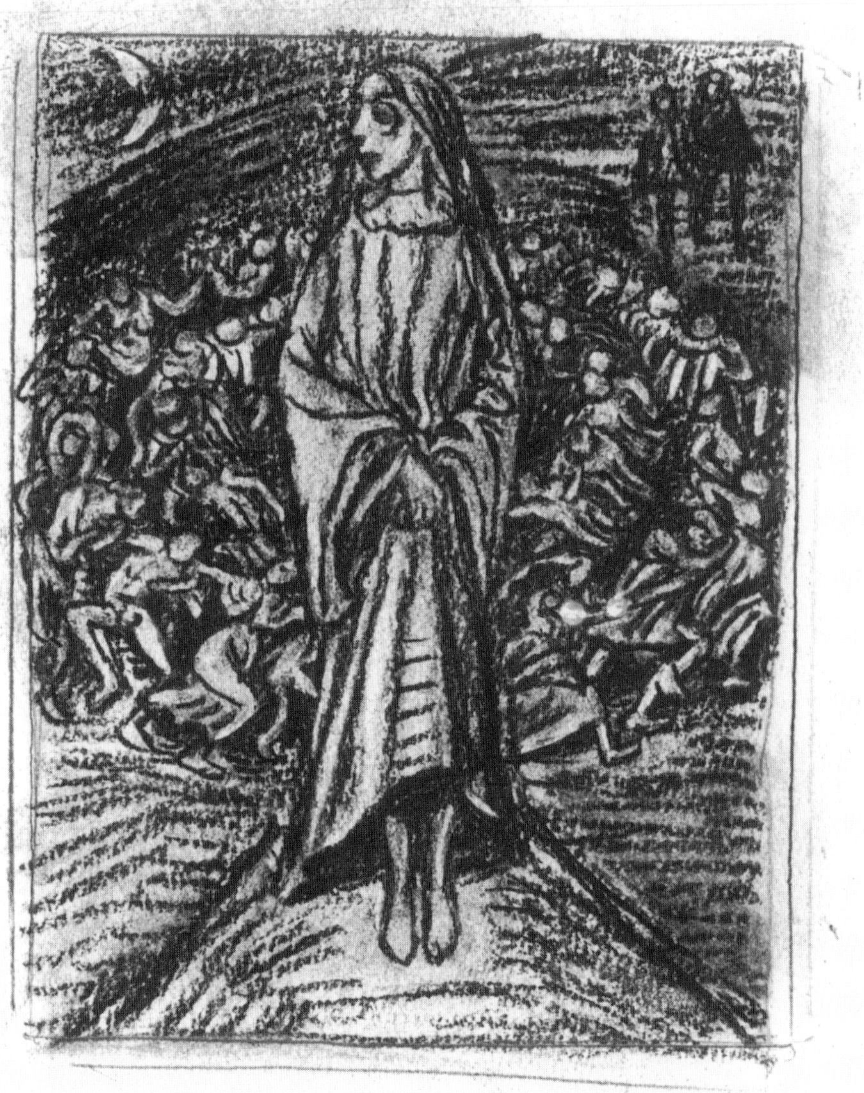

Vorzeichnung
von der Gegenseite
zum gleichnamigen
Holzschnitt
Gretchen
Kohle, 1919/20
Bild 189 x 140
Schult III/1390
Ernst Barlach
Stiftung Güstrow

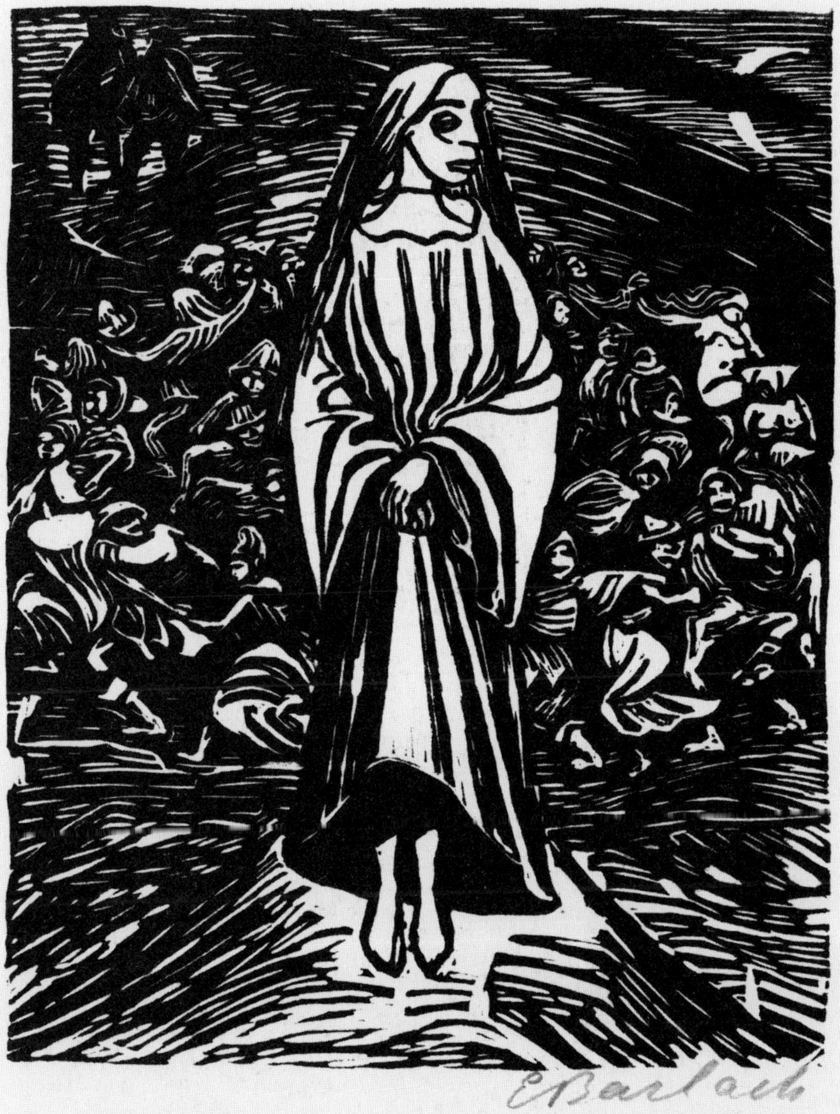

Gretchen
Holzschnitt, 1923
Bild 187 x 143
Schult II/222
Ernst Barlach
Museum Wedel

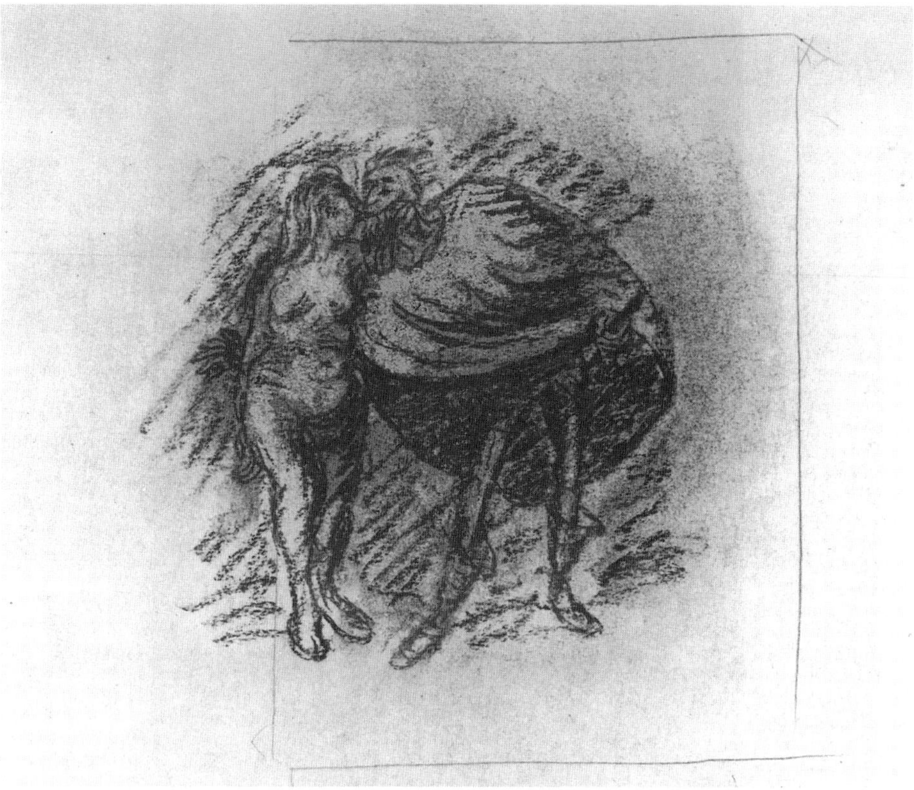

Vorzeichnung
von der Gegenseite
zum gleichnamigen
Holzschnitt
Verliebte Reverenz
Kohle, 1919/20
Bild 153 x 165
Schult III/1391
Ernst Barlach
Stiftung Güstrow

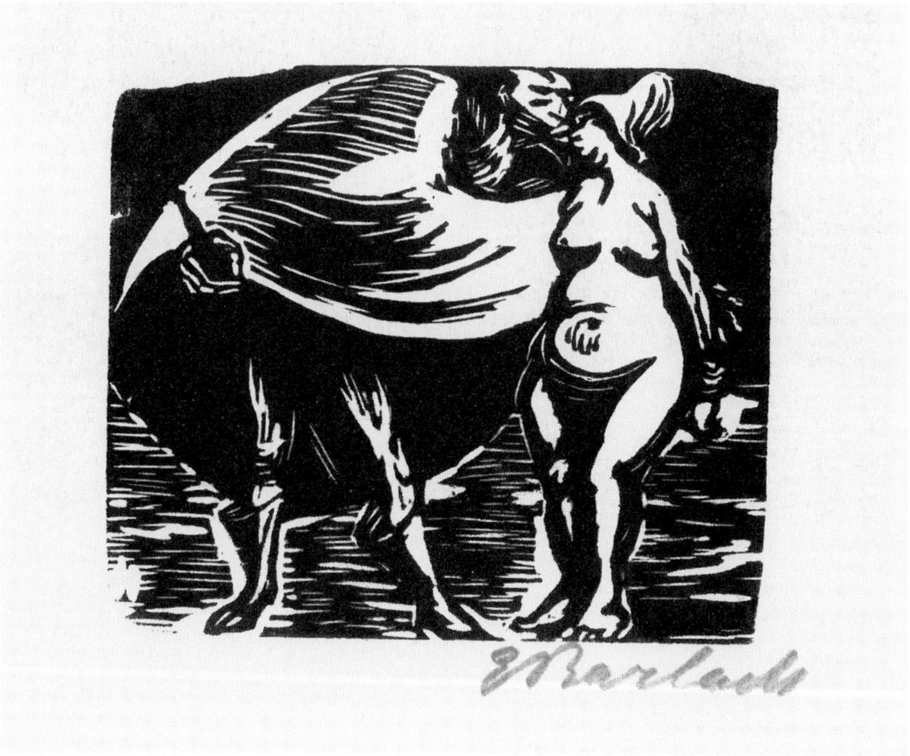

Verliebte Reverenz
Holzschnitt, 1923
Bild 78 x 91
Schult II/223
Ernst Barlach
Museum Wedel

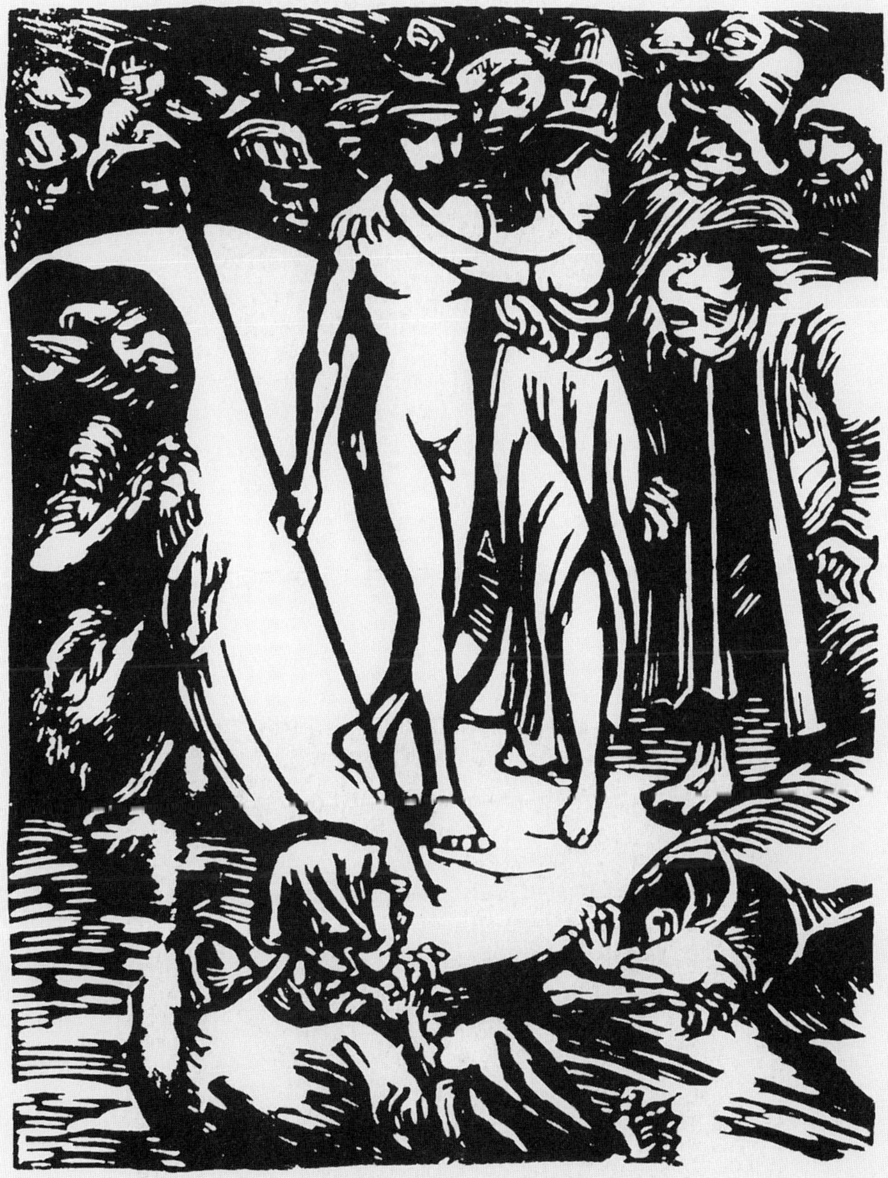

Oberon und Titania
Holzschnitt, 1922
Bild 190 x 140
Schult II/224
Privatbesitz

Dieser Holzschnitt gehört zu dem Zyklus der „Walpurgisnacht“, wurde aber nicht in die Buchausgabe aufgenommen.

Zeichnungen zum Zyklus der „Walpurgisnacht“, die nicht in Holz geschnitten wurden.

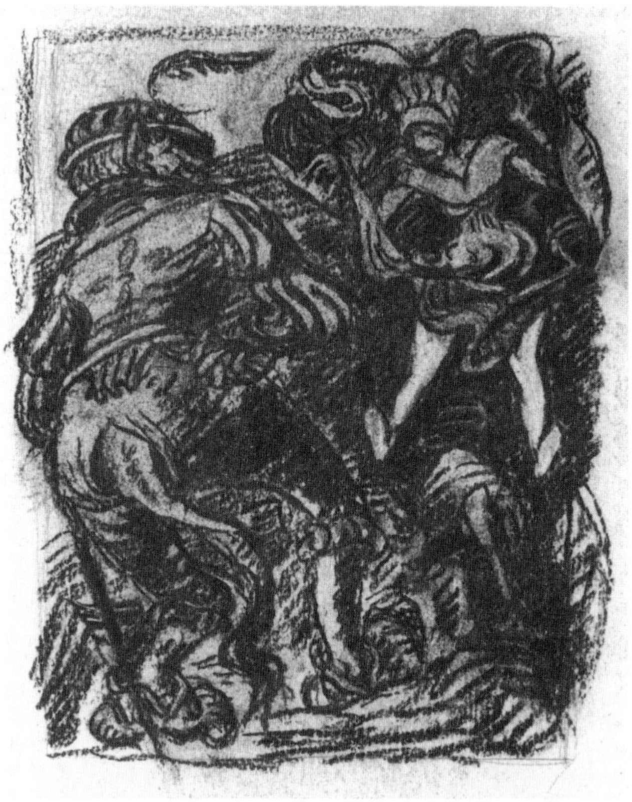

Junker Voland
Kohle, 1919/20
Bild 186 x 148
Schult III/1392
(Die Hexe wurde im Titelblatt verwendet.)
Ernst Barlach Stiftung Güstrow

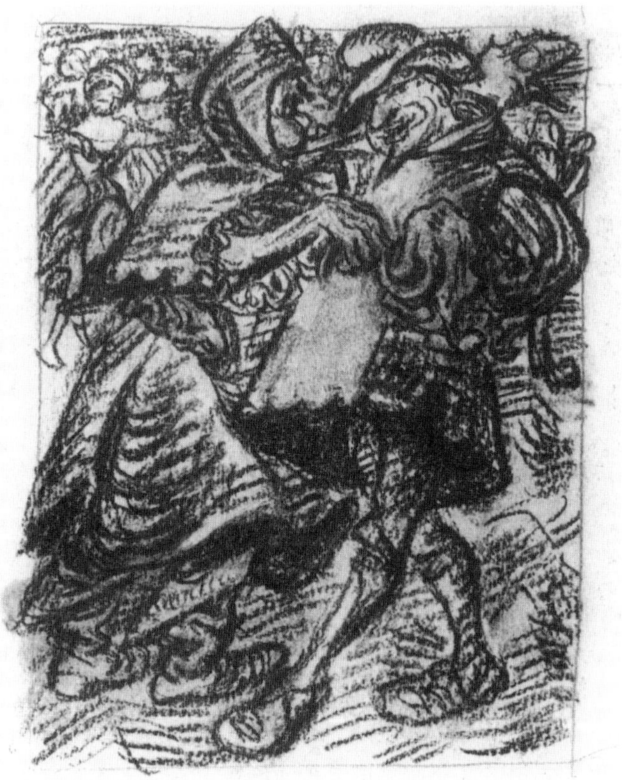

Die Hundeorgel
Kohle, 1919/20
Bild 181 x 139
Schult III/1393
(Zu vergleichen mit: Grimmelshausen, Simplizissimus, 2. Buch, Kapitel 17)
Ernst Barlach Stiftung Güstrow

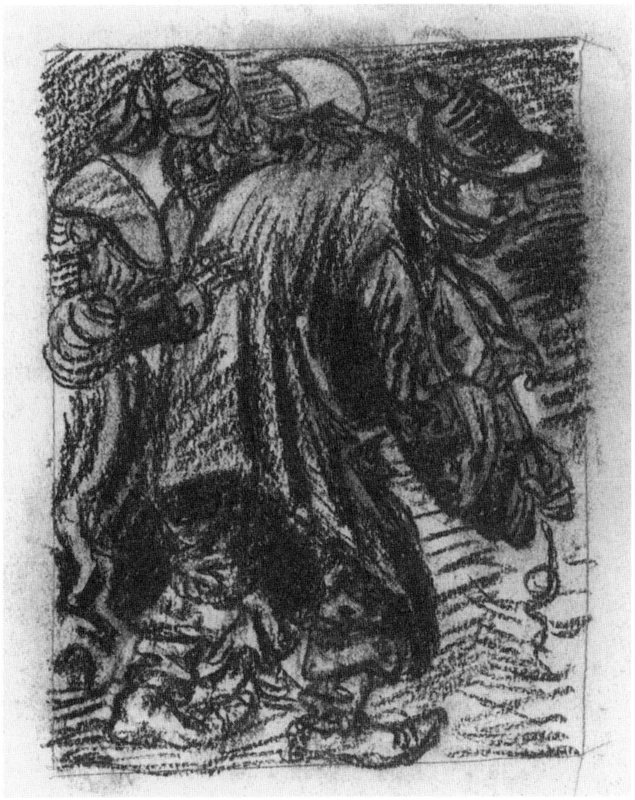

Lachende Hexe
und buckliger
Spielmann
Kohle, 1919/20
Bild 180 x 132
Schult III/1394
(Zu vergleichen mit:
Grimmelshausen,
Simplizissimus,
2. Buch, Kapitel 17)
Ernst Barlach
Stiftung Güstrow

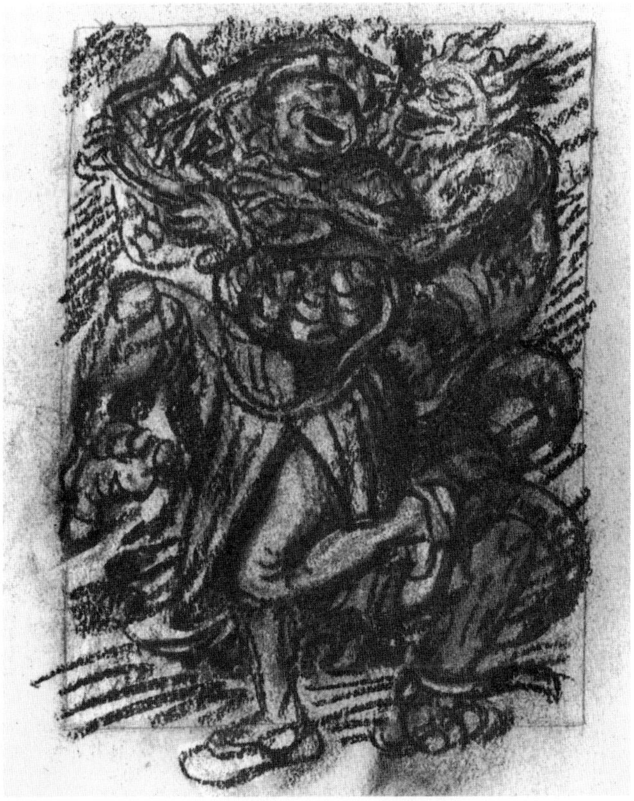

Harfner und Urian
Kohle, 1919/20
Bild 195 x 132
Schult III/1395
Ernst Barlach
Stiftung Güstrow

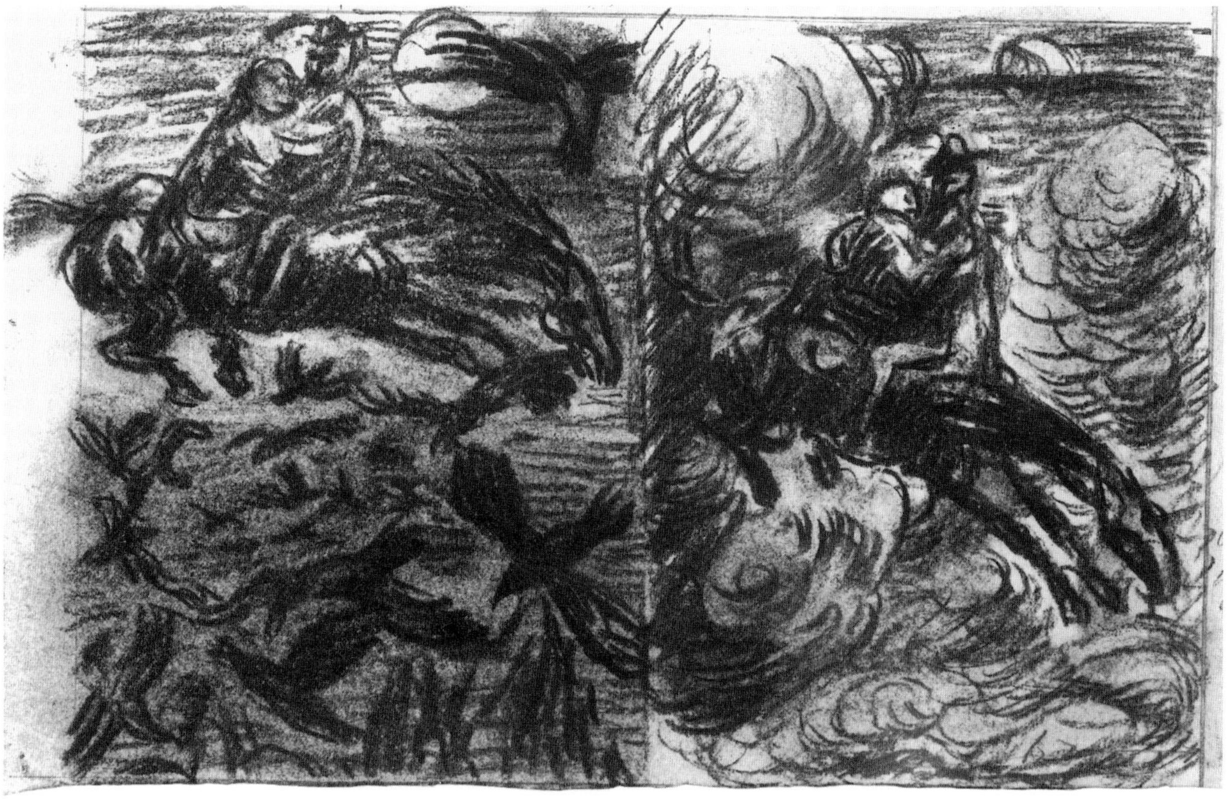

Zwei Motiv-Varianten auf einem Blatt

Reitendes Paar in einem Krähenschwarm

Reitendes Paar zwischen Wolken

Kohle, 1919/20
Blatt 202 x 250
Schult III/1396
Ernst Barlach Stiftung Güstrow

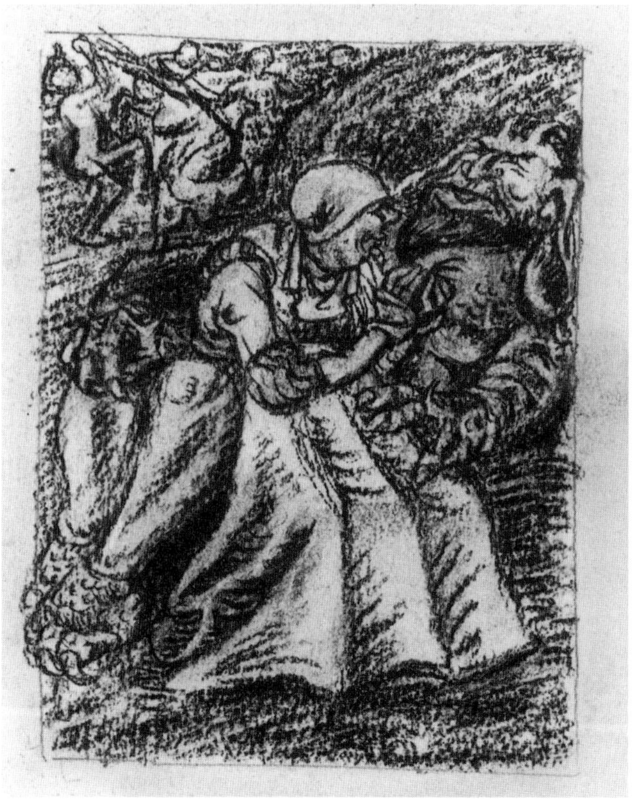

Gehörnter Urian, eine Alte auf dem Schoß
Kohle, 1919/20
Bild 181 x 136
Schult III/1398
Ernst Barlach Stiftung Güstrow

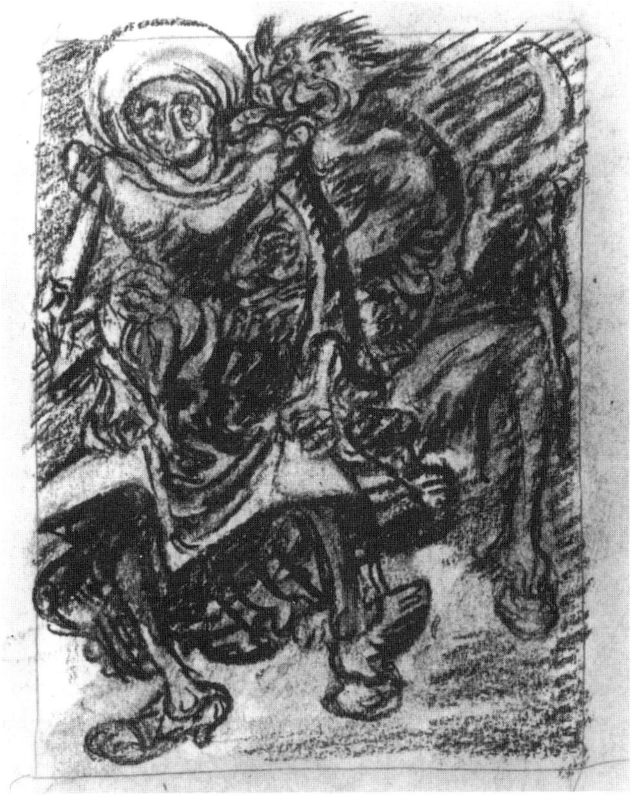

Tanzende Alte und schweinsohriger Urian
Kohle, 1919/20
Bild 185 x 132
Schult III/1399
Ernst Barlach Stiftung Güstrow

Abgewandelt wiederholt sich das Motiv in einer Bronze von 1920
Tanzende Alte
Schult I/224

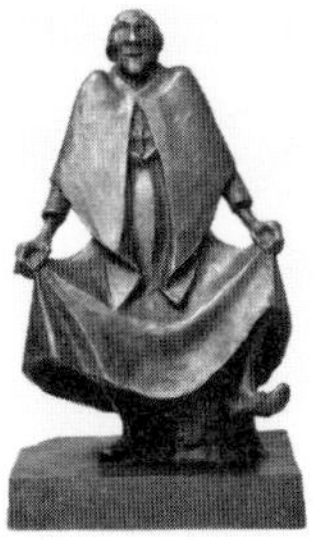

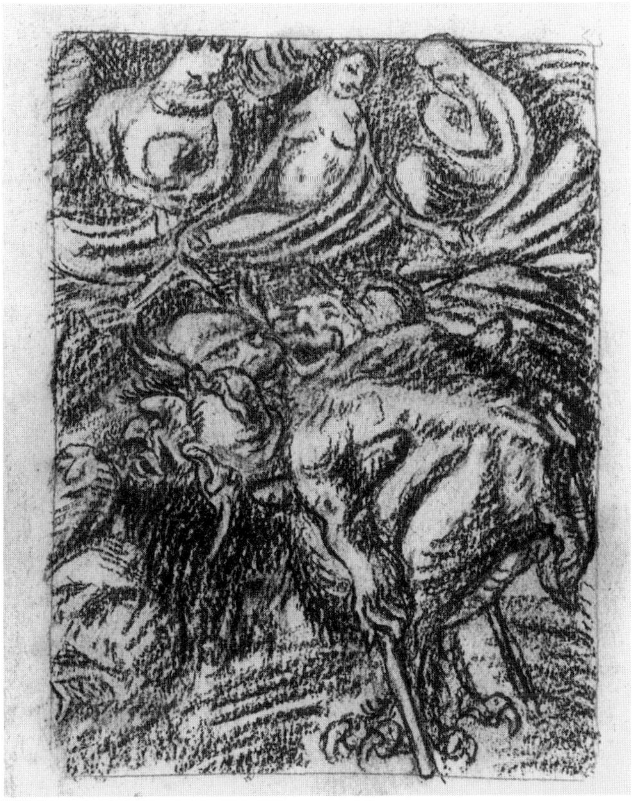

Lästermäuler
Kohle, 1919/20
Bild 181 x 131
Schult III/1400
Ernst Barlach Stiftung Güstrow

Barlach und Goethe 3
Zyklen
Goethe: Gedichte

1924 erschien im Verlag Paul Cassirer in Berlin in einer Auflage von 100 numerierten Exemplaren die Graphikmappe „Goethe: Ausgewählte Gedichte“. Die Lithographien wurden von der Handpresse auf echtes Zandersbütten gedruckt. Eine zweite Folge der Steinzeichnungen wurde auf Japanpapier abgezogen, von Ernst Barlach handschriftlich signiert und jeder Lieferung beigegeben. Die vorbereitenden Zeichnungen entstanden in den Jahren 1923 und 1924. Die hier wiedergegebenen Texte Goethes sind in der Schreibweise an der Ausgabe: Johann Wolfgang von Goethe, Werke, Hamburger Ausgabe, Band I und VII orientiert.

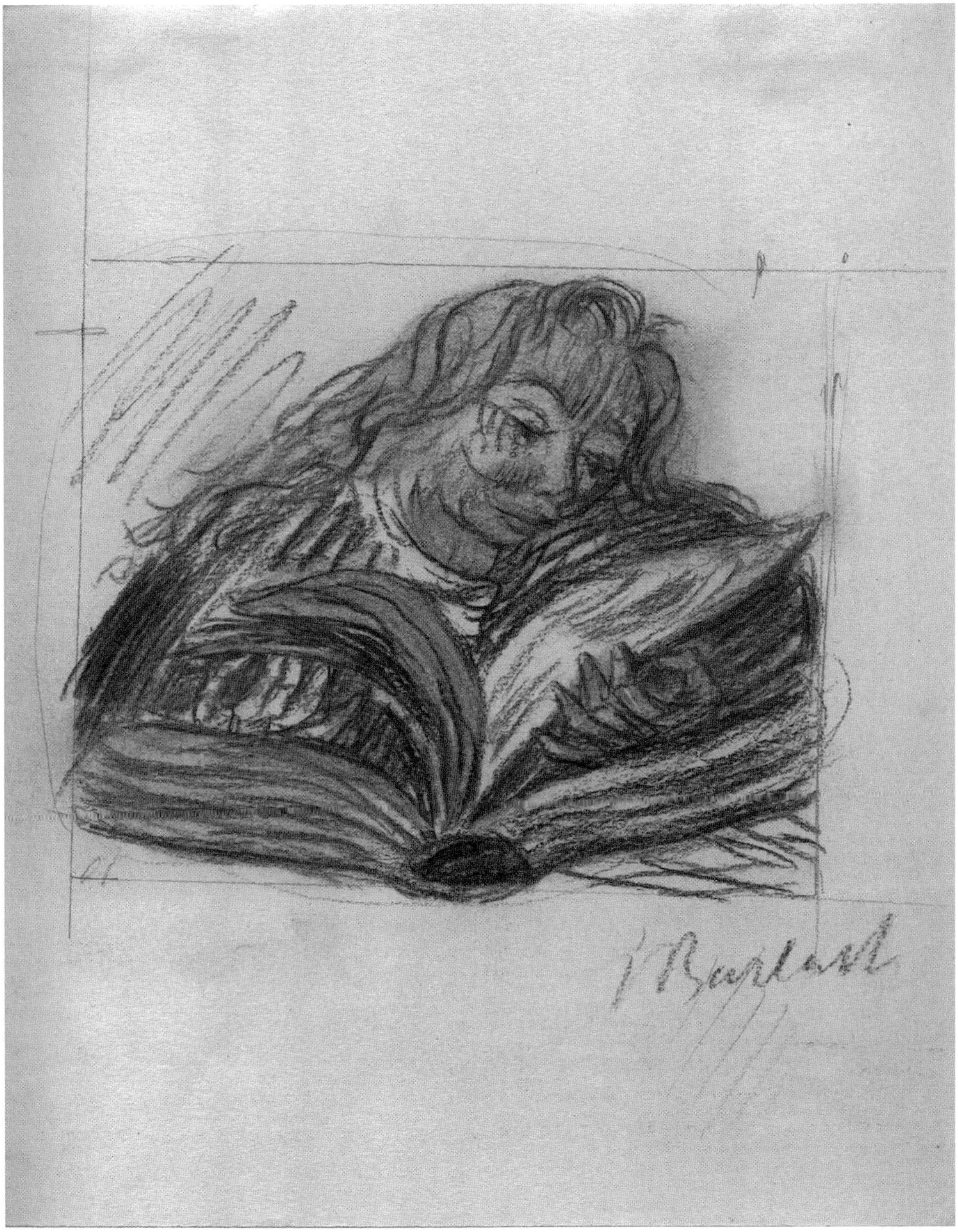

Vorzeichnung zur gleichnamigen Lithographie
Lesender Jüngling
Kohle, 1923/24
Bild 140 x 166
Schult III/1702
Privatbesitz

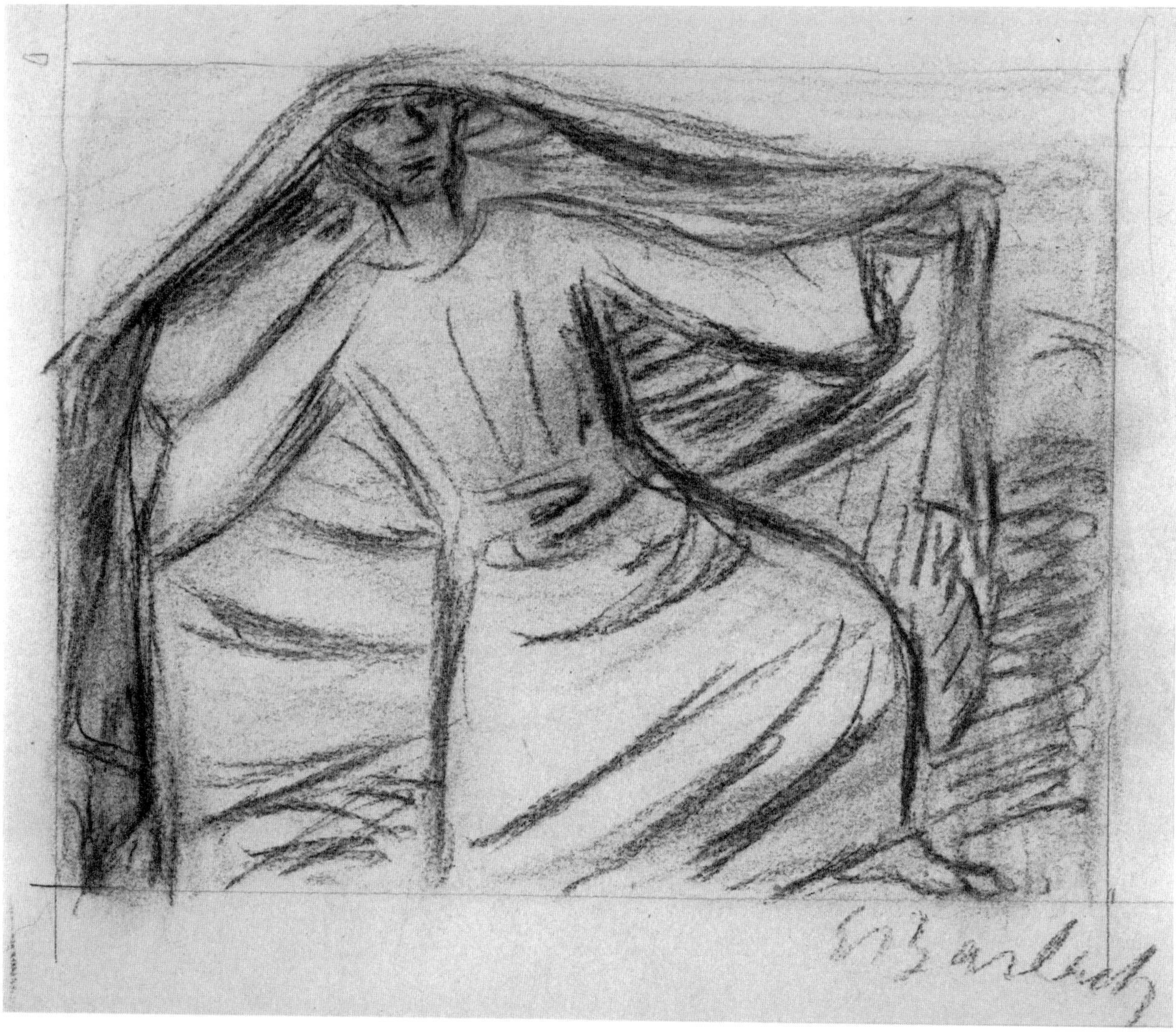

Vorzeichnung zu
der gleichnamigen
Lithographie
Der Erweckte
Kohle, 1923/24
Bild 155 x 195
Schult III/1703
Privatbesitz

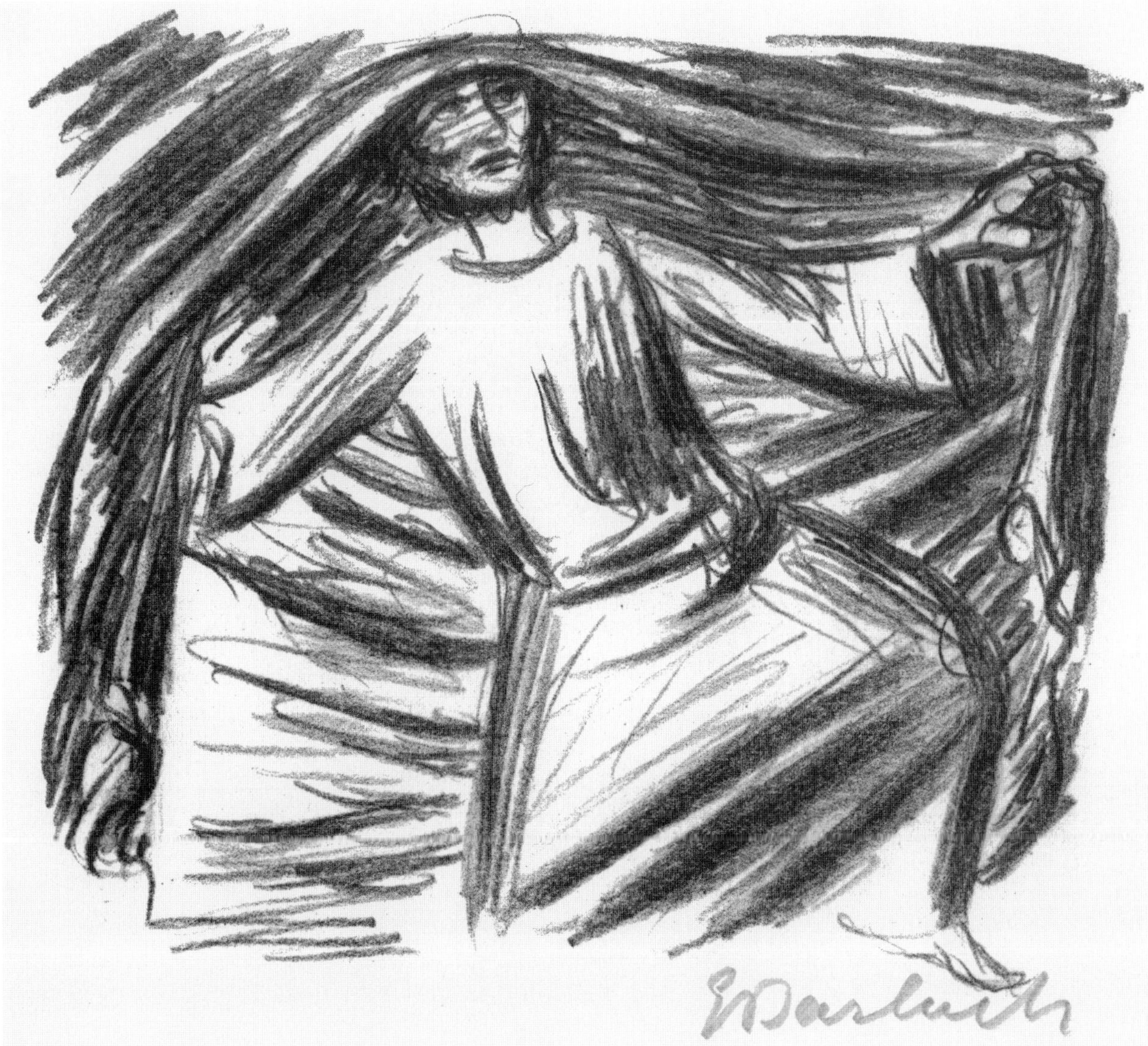

Der Erweckte
Lithographie, 1924
Bild 179 x 207
Schult II/228
Ernst Barlach
Museum Wedel

Der Totentanz

Der Türmer, der schaut zu Mitten der Nacht
Hinab auf die Gräber in Lage;
Der Mond, der hat alles ins Helle gebracht;
Der Kirchhof, er liegt wie am Tage.
Da regt sich ein Grab und ein anderes dann:
Sie kommen hervor, ein Weib da, ein Mann,
in weißen und schleppenden Hemden.

Das reckt nun, es will sich ergetzen sogleich,
Die Knöchel zur Runde, zum Kranze,
So arm und so jung, und so alt und so reich;
Doch hindern die Schleppen am Tanze.
Und weil hier die Scham nun nicht weiter gebeut,
Sie schütteln sich alle, da liegen zerstreut
Die Hemdelein über den Hügeln.

Nun hebt sich der Schenkel, nun wackelt das Bein,
Gebärden da gibt es vertrackte;
Dann klippert's und klappert's mitunter hinein,
Als schlüg' man die Hölzlein zum Takte.
Das kommt nun dem Türmer so lächerlich vor;
Da raunt ihm der Schalk, der Versucher, ins Ohr:
Geh! hole dir einen der Laken.

Getan wie gedacht! und er flüchtet sich schnell
Nun hinter geheiligte Türen.
Der Mond, und noch immer er scheinet so hell
Zum Tanz, den sie schauderlich führen.
Doch endlich verlieret sich dieser und der,
Schleicht eins nach dem andern gekleidet einher,
Und, husch, ist es unter dem Rasen.

Nur einer, der trippelt und stolpert zuletzt
Und tappet und grapst an den Grüften;
Doch hat kein Geselle so schwer ihn verletzt,
Er wittert das Tuch in den Lüften.
Er rüttelt die Turmtür, sie schlägt ihn zurück,
Geziert und gesegnet, dem Türmer zum Glück,
Sie blinkt von metallenen Kreuzen.

Das Hemd muß er haben, da rastet er nicht,
Da gilt auch kein langes Besinnen,
Den gotischen Zierat ergreift nun der Wicht
Und klettert von Zinne zu Zinnen.
Nun ist's um den armen, den Türmer getan!
Es ruckt sich von Schnörkel zu Schnörkel hinan,
Langbeinigen Spinnen vergleichbar.

Der Türmer erbleichet, der Türmer erbebt,
Gern gäb er ihn wieder, den Laken.
Da häkelt – jetzt hat er am längsten gelebt –
Den Zipfel ein eiserner Zacken.
Schon trübet der Mond sich verschwindenden Scheins,
Die Glocke, sie donnert ein mächtiges Eins,
Und unten zerschellt das Gerippe.

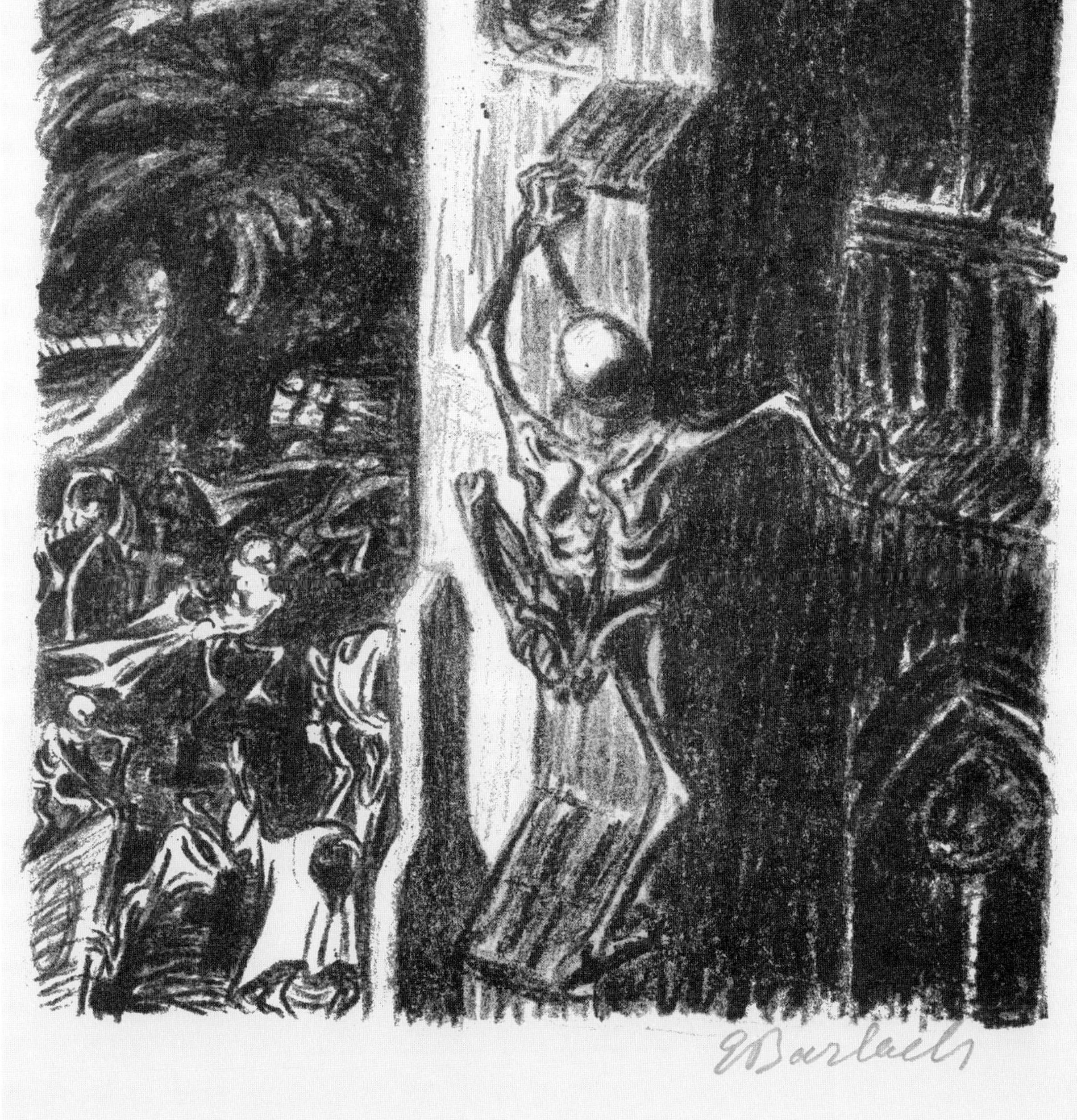

Der Totentanz 3
Verfolger Tod
Lithographie, 1924
Bild 258 x 202
Schult II/231
Ernst Barlach
Museum Wedel

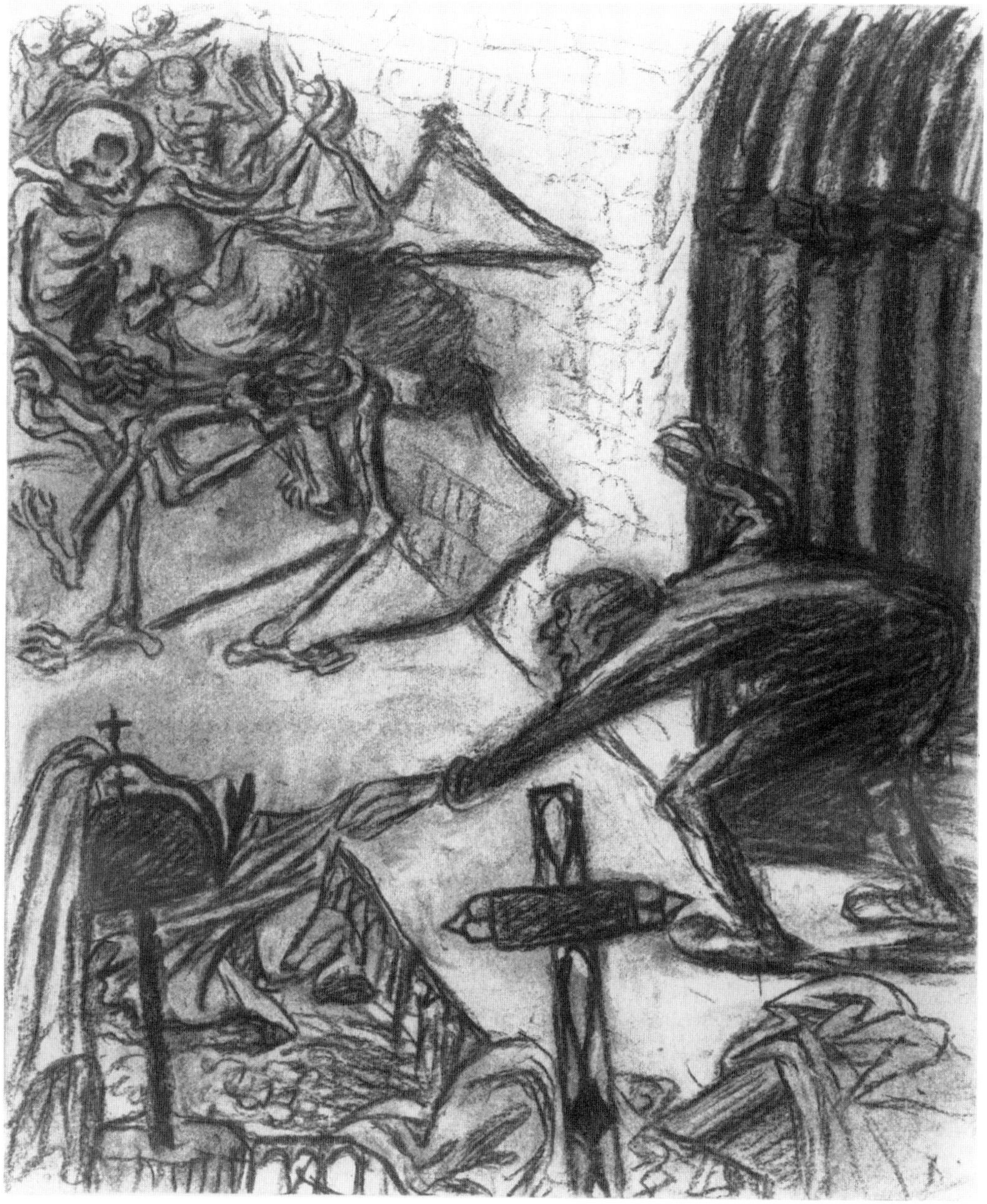

Vorzeichnung zu
der gleichnamigen
Lithographie
Der Totentanz 1
Das Totenlaken
Kohle, 1923/24
Blatt 250 x 200
Schult III/1704
Ernst Barlach
Stiftung Güstrow

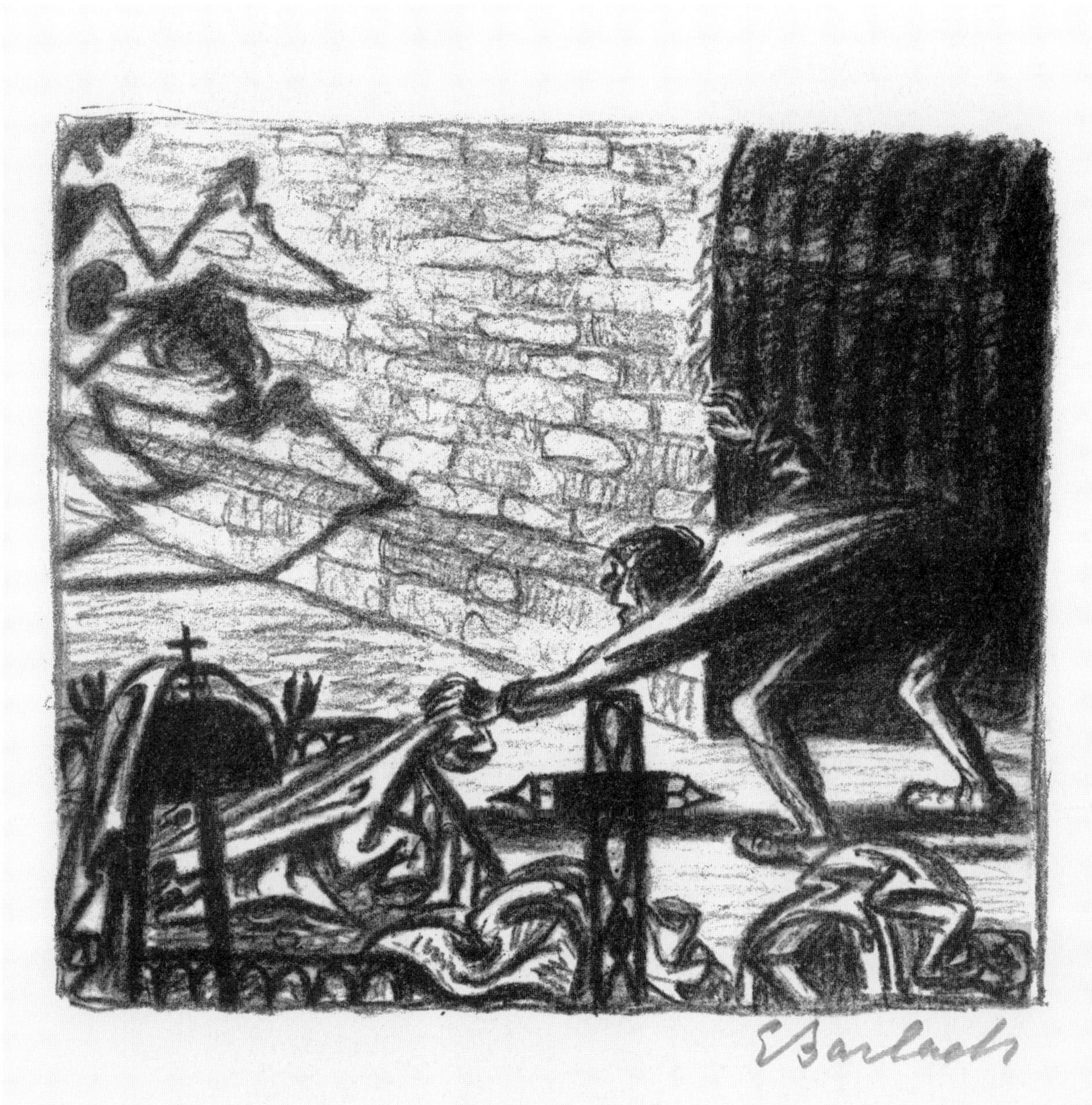

Der Totentanz 1
Das Totenlaken
Lithographie, 1924
Bild 185 x 201
Schult II/229
Ernst Barlach
Museum Wedel

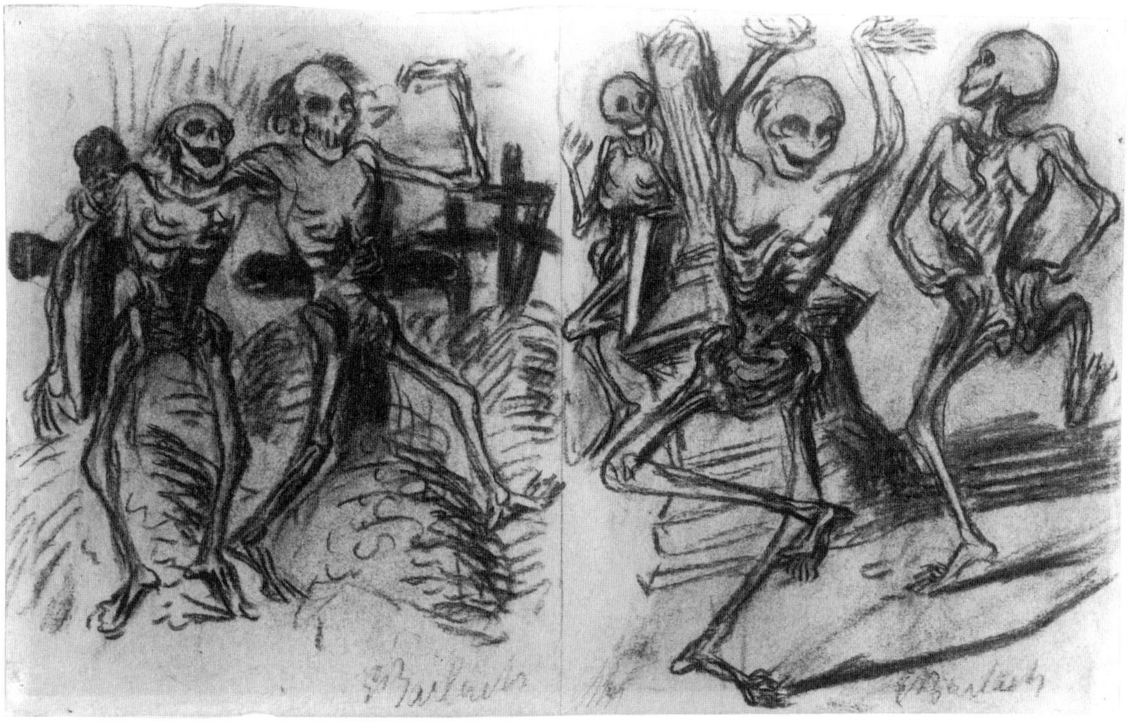

Vorzeichnungen zu
den gleichnamigen
Lithographien
Der Totentanz 2
Drei tanzende Gerippe
und
Der Totentanz 4
Drei wandelnde Gerippe
Kohle, 1923/24
Blatt 250 x 400
Schult III/1705/1706
Ernst Barlach Haus,
Hamburg – Stiftung
H. F. Reemtsma

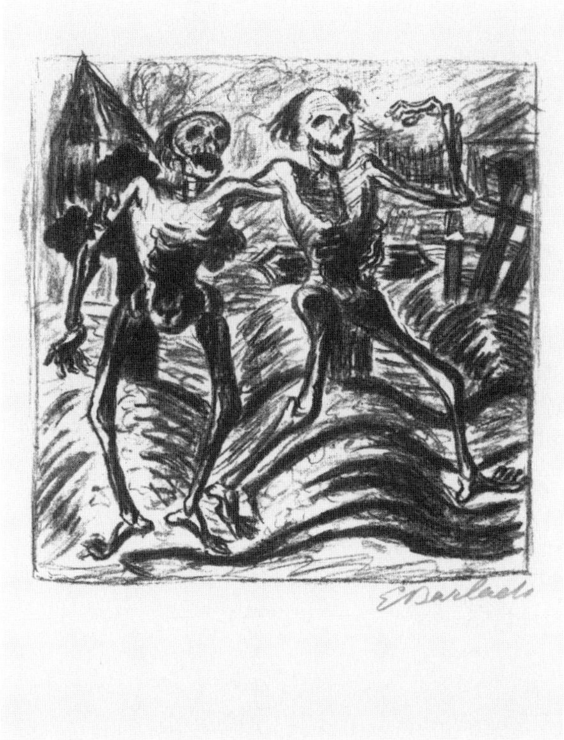

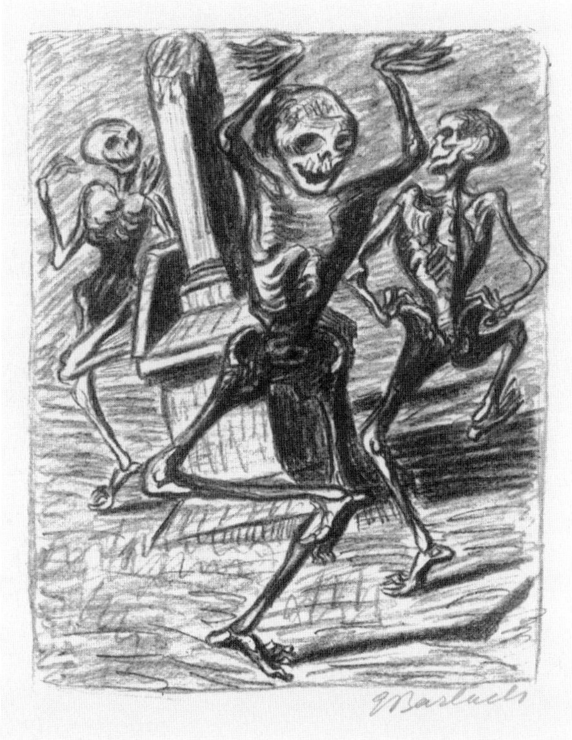

Abbildung links:
Der Totentanz 4
Zwei wandelnde Gerippe
Lithographie, 1924
Bild 208 x 202
Schult II/259
Ernst Barlach Museum Wedel

Abbildung rechts:
Der Totentanz 2
Drei tanzende Gerippe
Lithographie, 1924
Bild 260 x 205
Schult II/230
Ernst Barlach Museum Wedel

An den Mond

Füllest wieder Busch und Tal
Still mit Nebelglanz,
Lösest endlich auch einmal
Meine Seele ganz;

Breitest über mein Gefild
Lindernd deinen Blick,
Wie des Freundes Auge mild
Über mein Geschick.

Jeden Nachklang fühlt mein Herz
Froh- und trüber Zeit,
Wandle zwischen Freud' und Schmerz
In der Einsamkeit.

Fließe, fließe, lieber Fluß!
Nimmer werd' ich froh,
So verrauschte Scherz und Kuß,
Und die Treue so.

Ich besaß es doch einmal,
Was so köstlich ist!
Daß man doch zu seiner Qual
Nimmer es vergißt!

Rausche, Fluß, das Tal entlang,
Ohne Rast und Ruh,
Rausche, flüstre meinem Sang
Melodien zu,

Wenn du in der Winternacht
Wütend überschwillst,
Oder um die Frühlingspracht
Junger Knospen quillst.

Selig, wer sich vor der Welt
Ohne Haß verschließt,
Einen Freund am Busen hält
Und mit dem genießt,

Was, von Menschen nicht gewußt
Oder nicht bedacht,
Durch das Labyrinth der Brust
Wandelt in der Nacht.

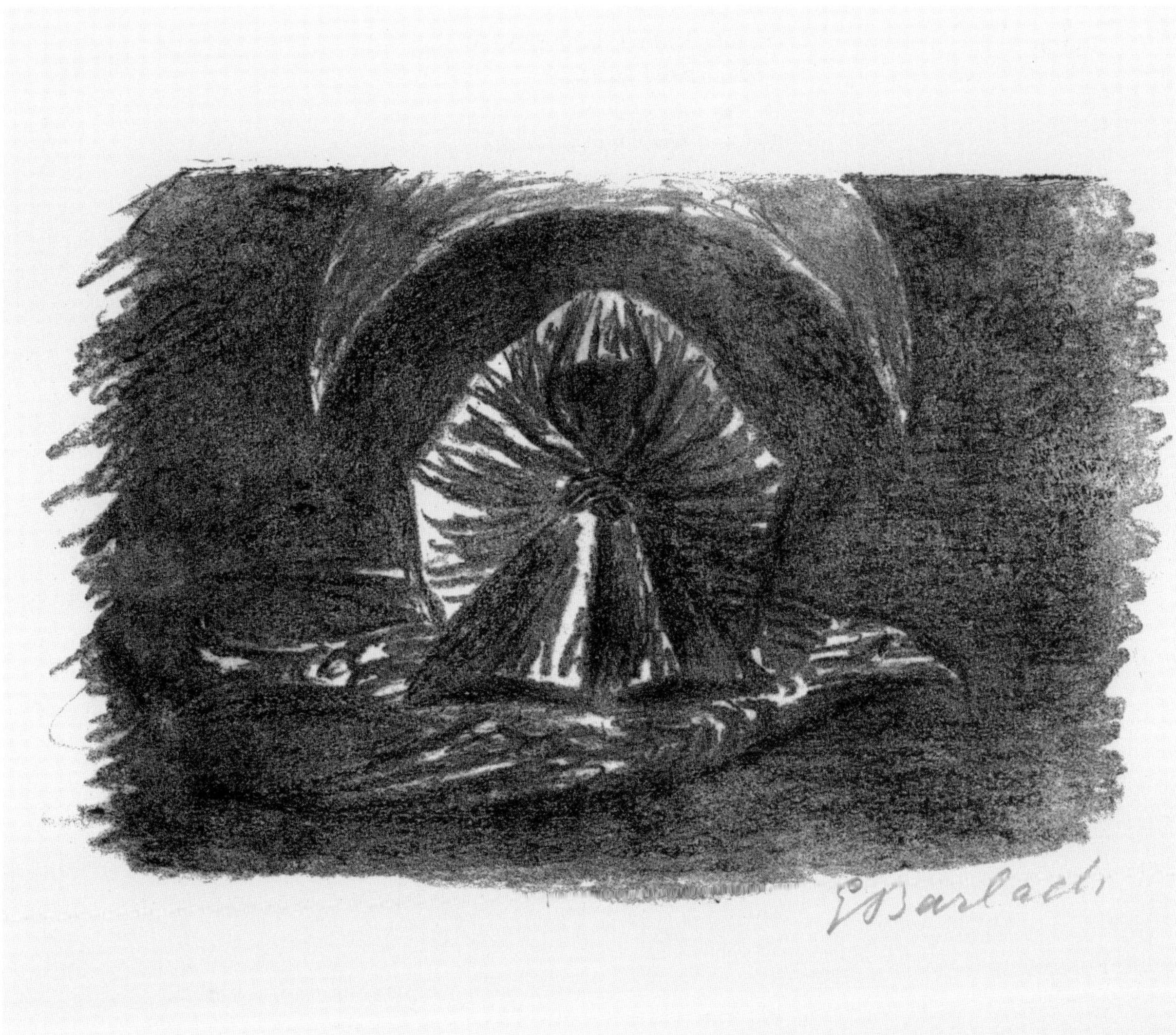

An den Mond 2
Mondspuk
Lithographie, 1924
Bild 137 x 213
Schult II/233
Ernst Barlach
Museum Wedel

Vorzeichnungen zu
der gleichnamigen
Lithographie

An den Mond 1
Mondaufgang
Kohle, 1923/24
Bild 175 x 200
Schult III/1708
Ernst Barlach Haus
Hamburg – Stiftung
H. F. Reemtsma

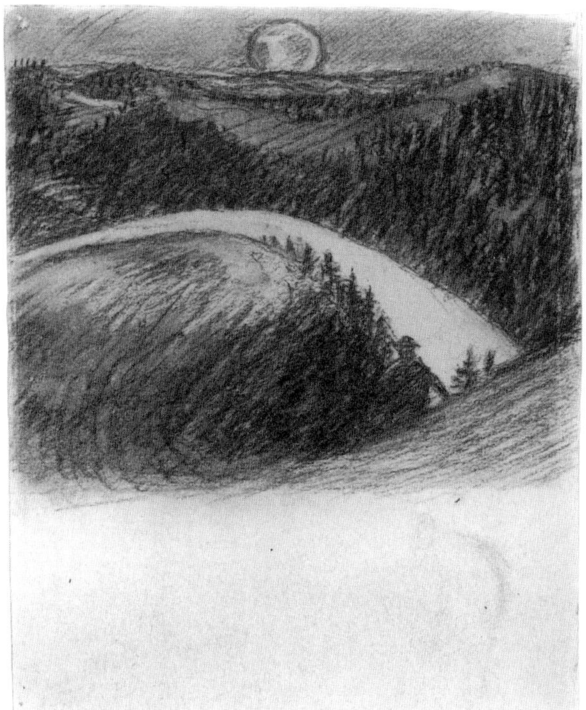

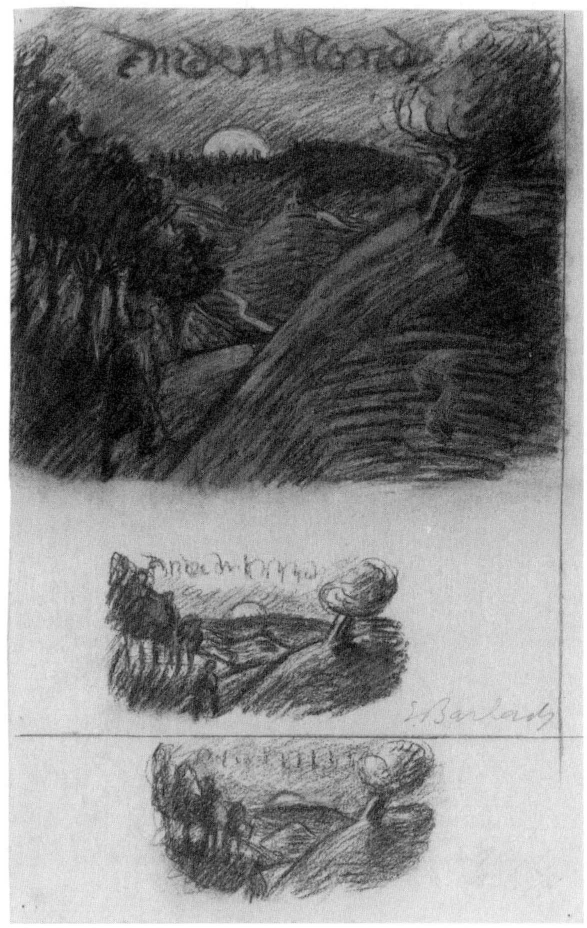

An den Mond 1
Mondaufgang
Kohle, 1923/24
Bild 320 x 238
Schult III/1707
Privatbesitz

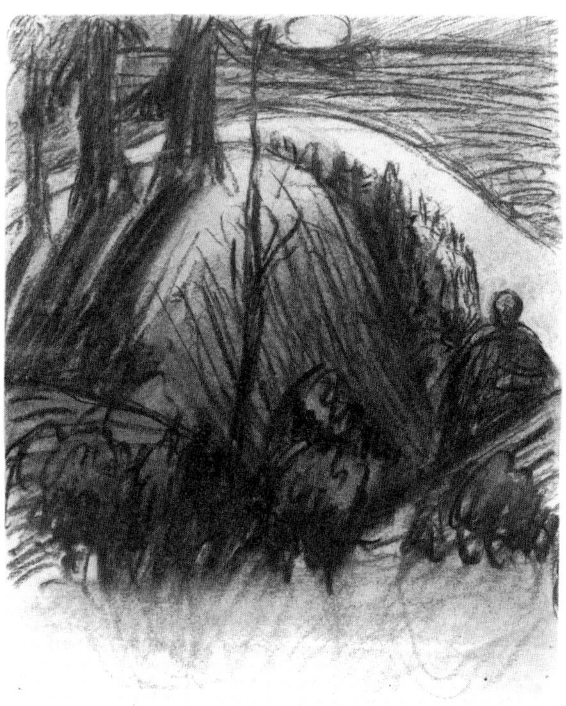

An den Mond 1
Kohle, 1923/24
Blatt 251 x 195
Schult III/1709
Ernst Barlach
Stiftung Güstrow

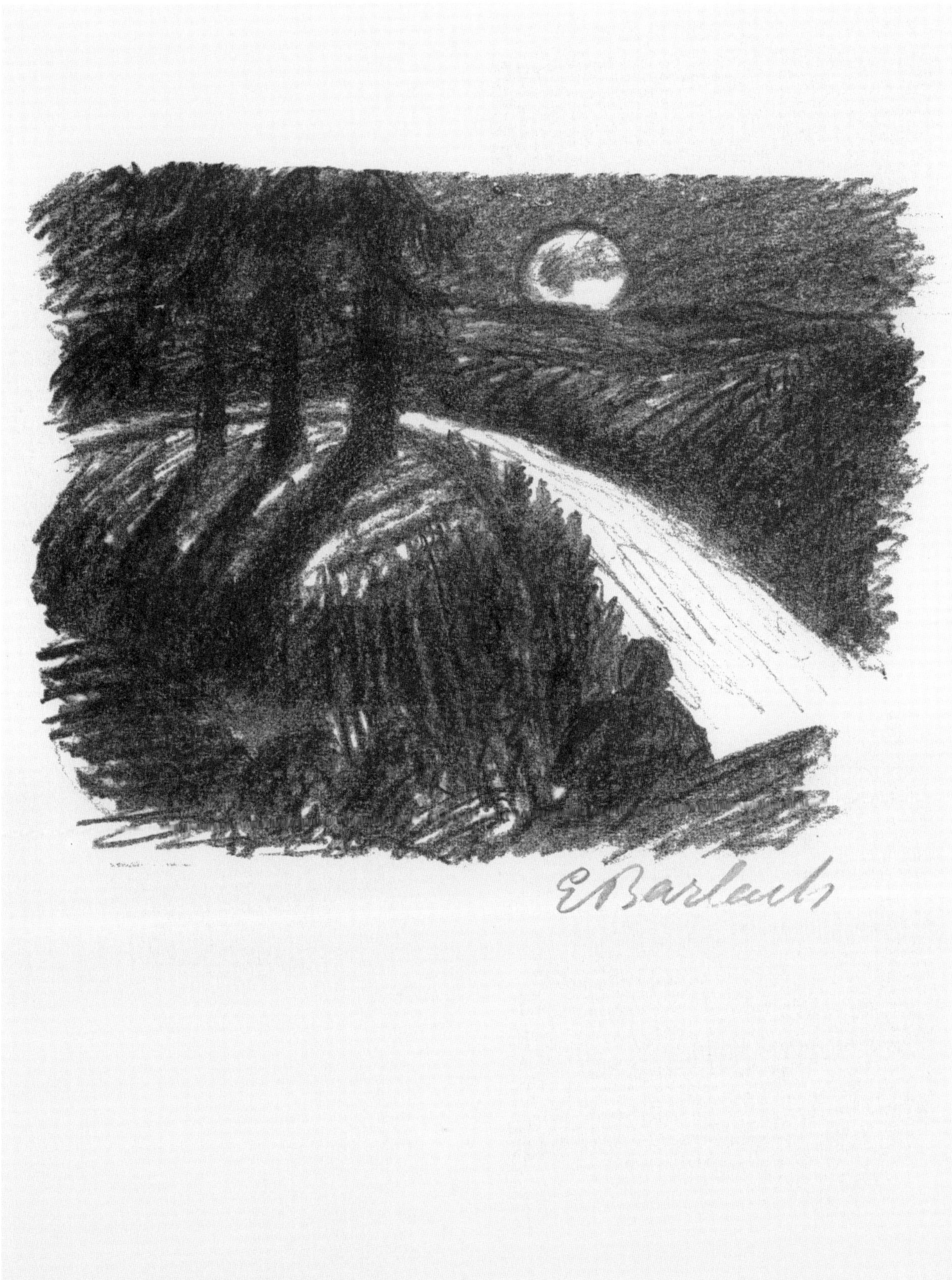

An den Mond 1
Mondaufgang
Lithographie, 1924
Schult II/232
Bild 156 x 203
Ernst Barlach
Museum Wedel

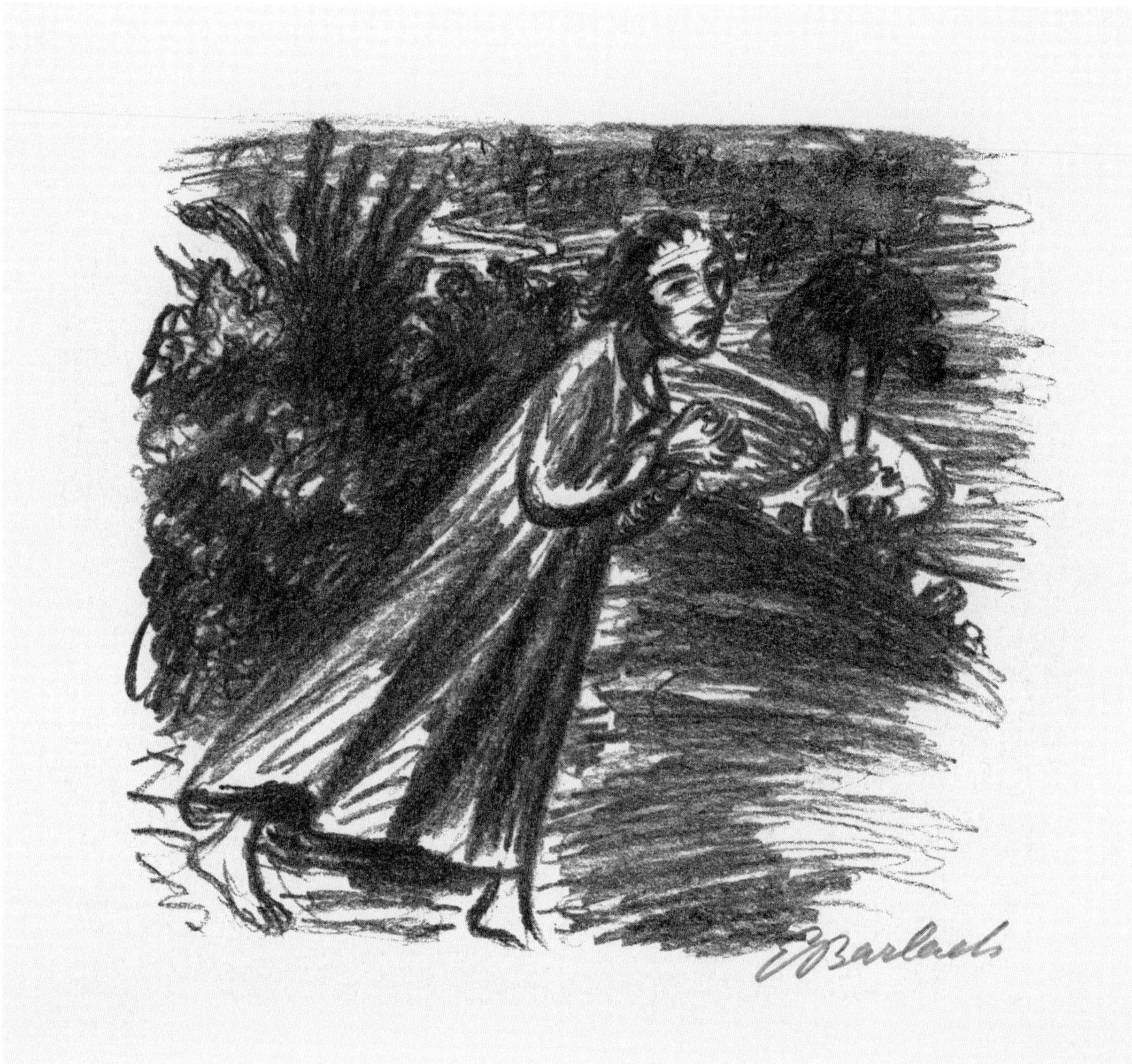

An den Mond 3
Mondzauber
Lithographie, 1924
Bild 182 x 207
Schult II/260
Ernst Barlach
Museum Wedel

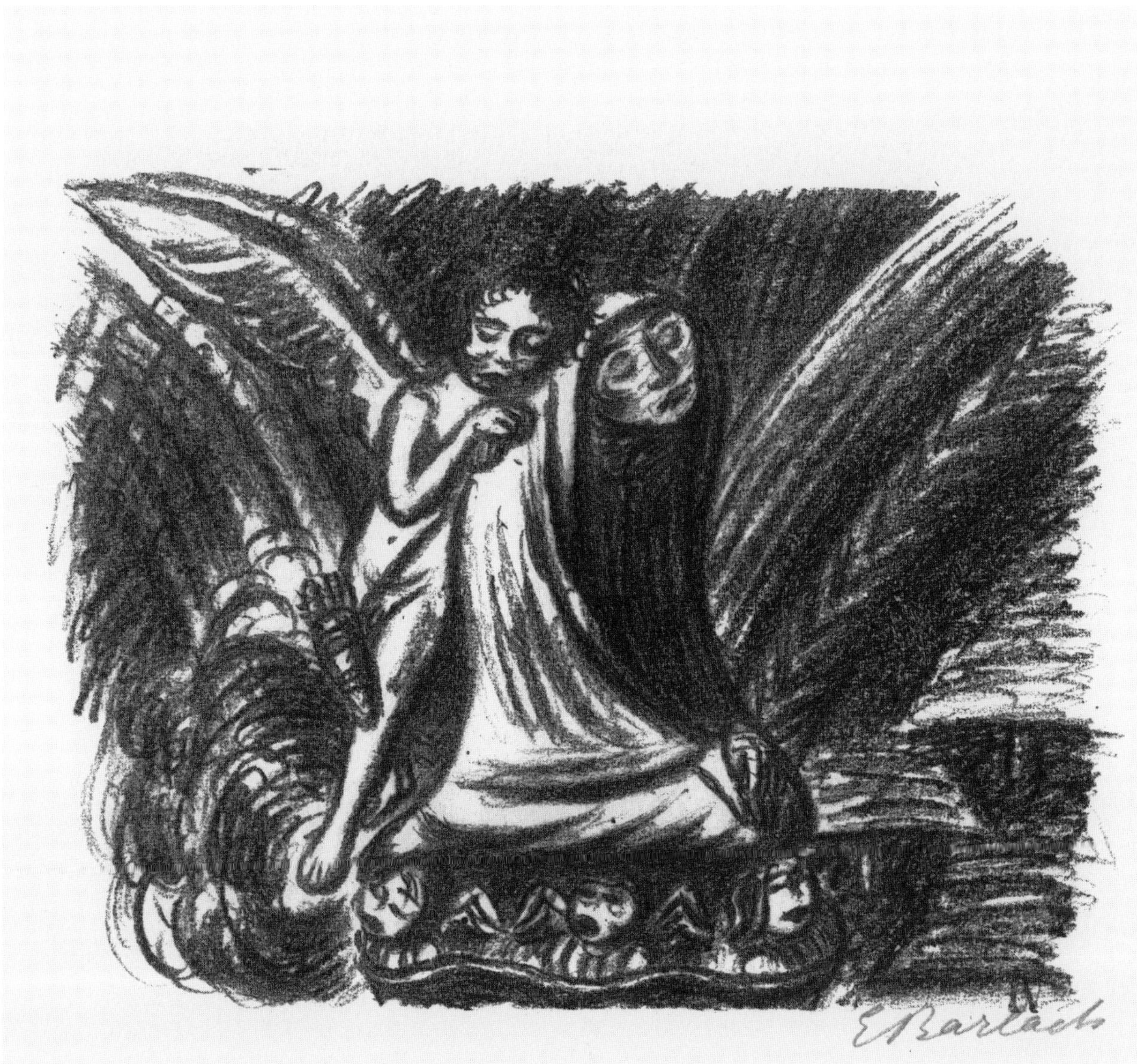

An den Mond 4
Mondestrost
Lithographie, 1924
Bild 162 x 210
Schult II/261
Ernst Barlach
Museum Wedel

Paria

Des Paria Gebet

Großer Brahma, Herr der Mächte,
Alles ist von deinem Samen,
Und so bist du der Gerechte!
Hast du denn allein die Brahmen,
Nur die Rajahs und die Reichen,
Hast du sie allein geschaffen?
Oder bist auch du's, der Affen
Werden ließ und unseresgleichen?

Edel sind wir nicht zu nennen:
Denn das Schlechte, das gehört uns,
Und was andre tödlich kennen,
Das alleine, das vermehrt uns.
Mag dies für die Menschen gelten,
Mögen sie uns doch verachten;
Aber du, du sollst uns achten,
Denn du könntest alle schelten.

Also, Herr, nach diesem Flehen,
Segne mich zu deinem Kinde;
Oder Eines laß entstehen,
Das auch mich mit dir verbinde!
Denn du hast den Bajaderen
Eine Göttin selbst erhoben;
Auch wir andern, dich zu loben,
Wollen solch ein Wunder hören.

Legende

Wasser holen geht die reine
Schöne Frau des hohen Brahmen,
Des verehrten, fehlerlosen,
Ernstester Gerechtigkeit.
Täglich von dem heiligen Flusse
Holt sie köstlichstes Erquicken; –
Aber wo ist Krug und Eimer?
Sie bedarf derselben nicht.
Seligem Herzen, frommen Händen
Ballt sich die bewegte Welle
Herrlich zu kristallner Kugel;
Diese trägt sie, frohen Busens,
Reiner Sitte, holden Wandelns,
Vor den Gatten in das Haus.

Heute kommt die morgendliche
Im Gebet zu Ganges' Fluten,
Beugt sich zu der klaren Fläche –
Plötzlich überraschend spiegelt
Aus des höchsten Himmels Breiten
Über ihr vorübereilend
Allerlieblichste Gestalt
Hehren Jünglings, den des Gottes
Uranfänglich-schönes Denken
Aus dem ew'gen Busen schuf;
Solchen schauend fühlt ergriffen
Von verwirrenden Gefühlen
Sie das innere tiefste Leben,
Will verharren in dem Anschaun,
Weist es weg, da kehrt es wieder,
Und verworren strebt sie flutwärts,
Mit unsichrer Hand zu schöpfen;
Aber ach! sie schöpft nicht mehr!
Denn des Wassers heilige Welle
Scheint zu fliehn, sich zu entfernen,
Sie erblickt nur hohler Wirbel
Grause Tiefen unter sich.

Arme sinken, Tritte straucheln,
Ist's denn auch der Pfad nach Hause?
Soll sie zaudern? soll sie fliehen?
Will sie denken, wo Gedanke,
Rat und Hülfe gleich versagt? –
Und so tritt sie vor den Gatten;
Er erblickt sie, Blick ist Urteil,
Hohen Sinns ergreift das Schwert er,
Schleppt sie zu dem Totenhügel,
Wo Verbrecher büßend bluten.
Wüßte sie zu widerstreben?
Wüßte sie sich zu entschuld'gen,
Schuldig, keiner Schuld bewußt?

Und er kehrt mit blutigem Schwerte
Sinnend zu der stillen Wohnung;
Da entgegnet ihm der Sohn:
„Wessen Blut ist's? Vater! Vater!" –
„Der Verbrecherin!" – „Mit nichten!
Denn es starret nicht am Schwerte
Wie verbrecherische Tropfen,
Fließt wie aus der Wunde frisch.
Mutter, Mutter! tritt heraus her!
Ungerecht war nie der Vater,
Sage, was er jetzt verübt." –

„Schweige! Schweige! 's ist das ihre!" –
„Wessen ist es?" –
„Schweige! Schweige!" –
„Wäre meiner Mutter Blut!
Was geschehen? was verschuldet?
Her das Schwert! ergriffen hab' ich's;
Deine Gattin magst du töten,
Aber meine Mutter nicht!
In die Flammen folgt die Gattin
Ihrem einzig Angetrauten,
Seiner einzig teuren Mutter
In das Schwert der treue Sohn."

„Halt', o halte!" rief der Vater,
„Noch ist Raum, enteil', enteile!
Füge Haupt dem Rumpfe wieder,
Du berührest mit dem Schwerte,
Und lebendig folgt sie dir."

Eilend, atemlos erblickt er
Staunend zweier Frauen Körper
Überkreuzt und so die Häupter;
Welch Entsetzen! welche Wahl!
Dann der Mutter Haupt erfaßt er,
Küßt es nicht, das tot erblaßte,
Auf des nächsten Rumpfes Lücke
Setzt er's eilig, mit dem Schwerte
Segnet er das fromme Werk.

Aufersteht ein Riesenbildnis. –
Von der Mutter teuren Lippen,
Göttlich-unverändert-süßen,
Tönt das grausenvolle Wort:
„Sohn, o Sohn! welch Übereilen!
Deiner Mutter Leichnam dorten,
Neben ihm das freche Haupt
Der Verbrecherin, des Opfers
Waltender Gerechtigkeit!
Mich nun hast du ihrem Körper
Eingeimpft auf ewige Tage;
Weisen Wollens, wilden Handelns
Werd' ich unter Göttern sein.
Ja des Himmelsknaben Bildnis
Webt so schön vor Stirn und Auge;
Senkt sich's in das Herz herunter,
Regt es tolle Wutbegier.

Immer wird es wiederkehren,
Immer steigen, immer sinken,
Sich verdüstern, sich verklären,
So hat Brahma dies gewollt.
Er gebot ja buntem Fittich,
Klarem Antlitz, schlanken Gliedern,
Göttlich-einzigem Erscheinen,
Mich zu prüfen, zu verführen;
Denn von oben kommt Verführung,
Wenn's den Göttern so beliebt.
Und so soll ich, die Brahmane,
Mit dem Haupt im Himmel weilend,
Fühlen, Paria, dieser Erde
Niederziehende Gewalt.

Sohn, ich sende dich dem Vater!
Tröste! – Nicht ein traurig Büßen,
Stumpfes Harren, stolz Verdienen
Halt' euch in der Wildnis fest;
Wandert aus durch alle Welten,
Wandelt hin durch alle Zeiten
Und verkündet auch Geringstem:
Das ihn Brahma droben hört!

Ihm ist keiner der Geringste.
Wer sich mit gelähmten Gliedern,
Sich mit wild zerstörtem Geiste,
Düster, ohne Hülf' und Rettung,
Sei er Brahma, sei er Paria,
Mit dem Blick nach oben kehrt,
Wird's empfinden, wird's erfahren:
Dort erglühen tausend Augen,
Ruhend lauschen tausend Ohren,
Denen nichts verborgen bleibt.

Heb' ich mich zu seinem Throne,
Schaut er mich, die Grausenhafte,
Die er gräßlich umgeschaffen,
Muß er ewig mich bejammern,
Euch zugute komme das.
Und ich werd' ihn freundlich mahnen,
Und ich werd' ihm wütend sagen,
Wie es mir der Sinn gebietet,
Wie es mir im Busen schwellet.
Was ich denke, was ich fühle –
Ein Geheimnis bleibe das."

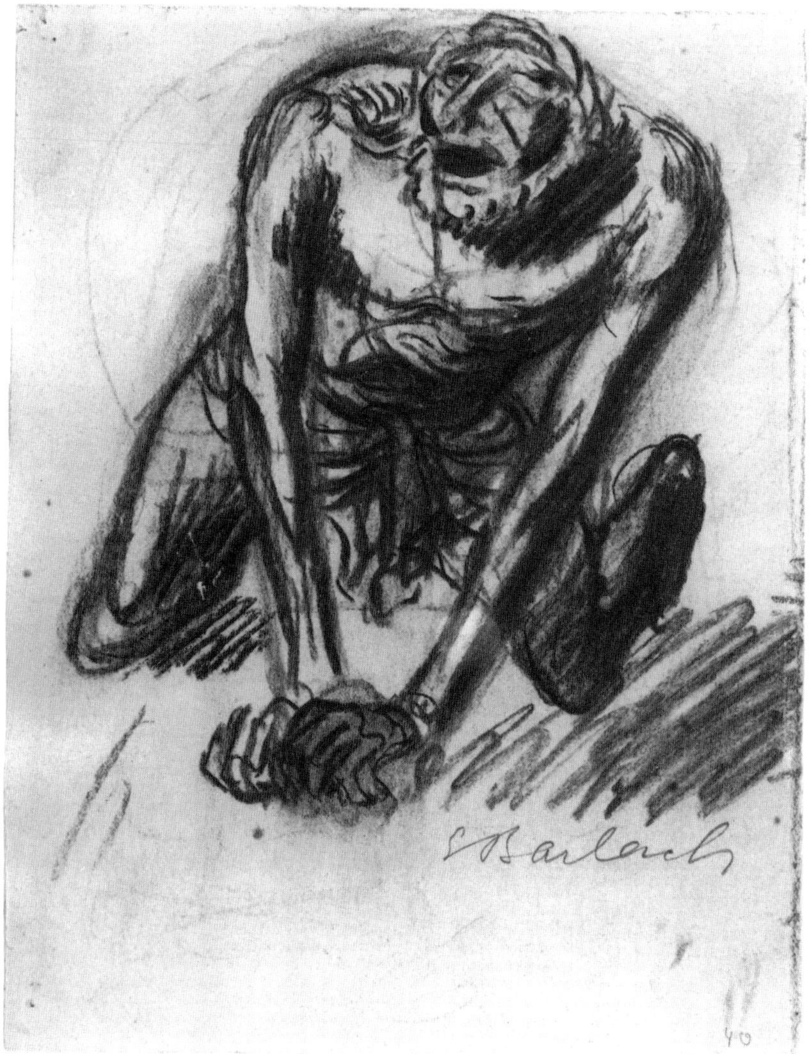

Vorzeichnung zu
der gleichnamigen
Lithographie
Des Paria Gebet
Kohle, 1923/24
Bild 185 x 168
Schult III/1710
Ernst Barlach
Stiftung Güstrow

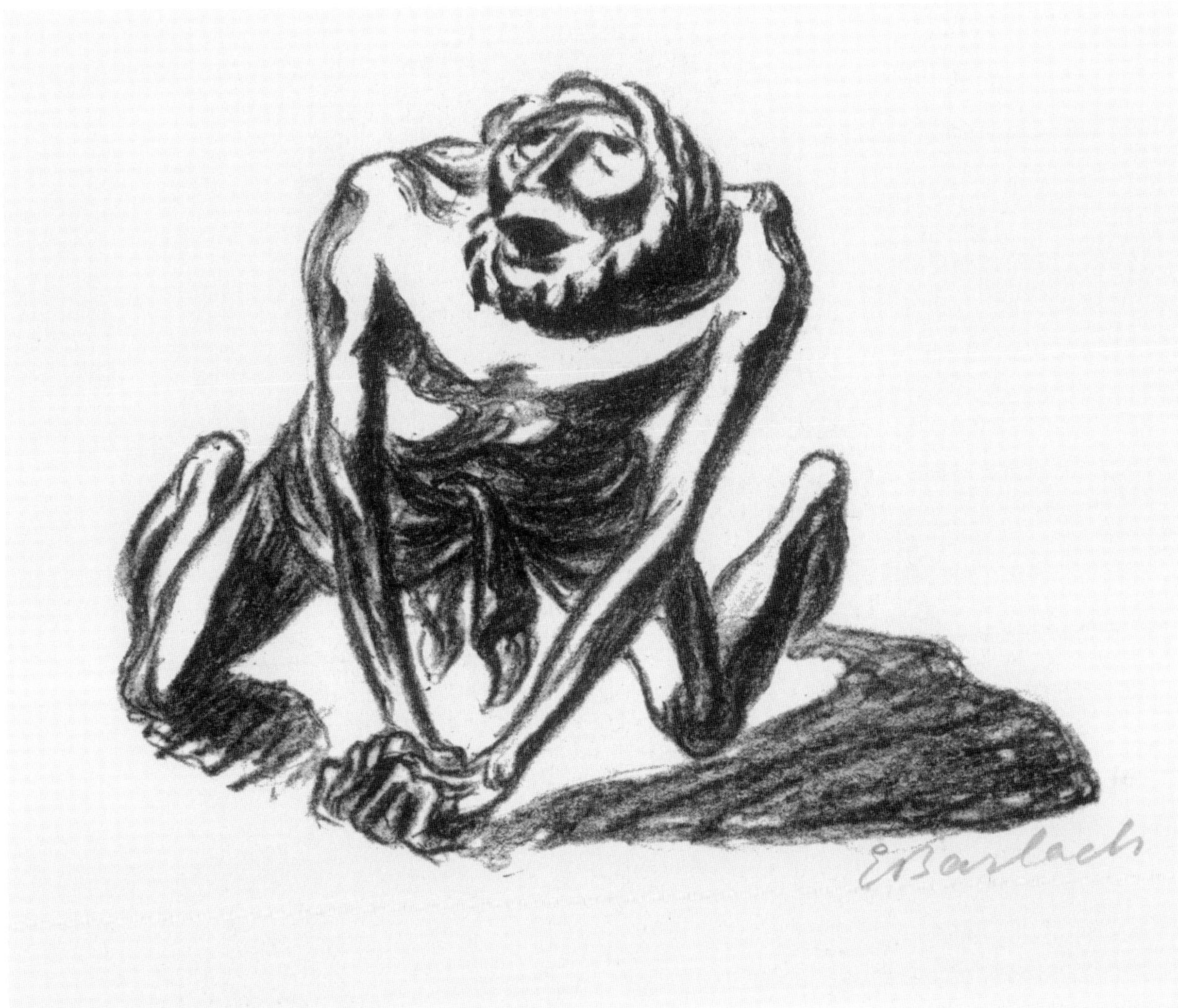

Des Paria Gebet
Lithographie, 1924
Bild 143 x 174
Schult II/234
Ernst Barlach
Museum Wedel

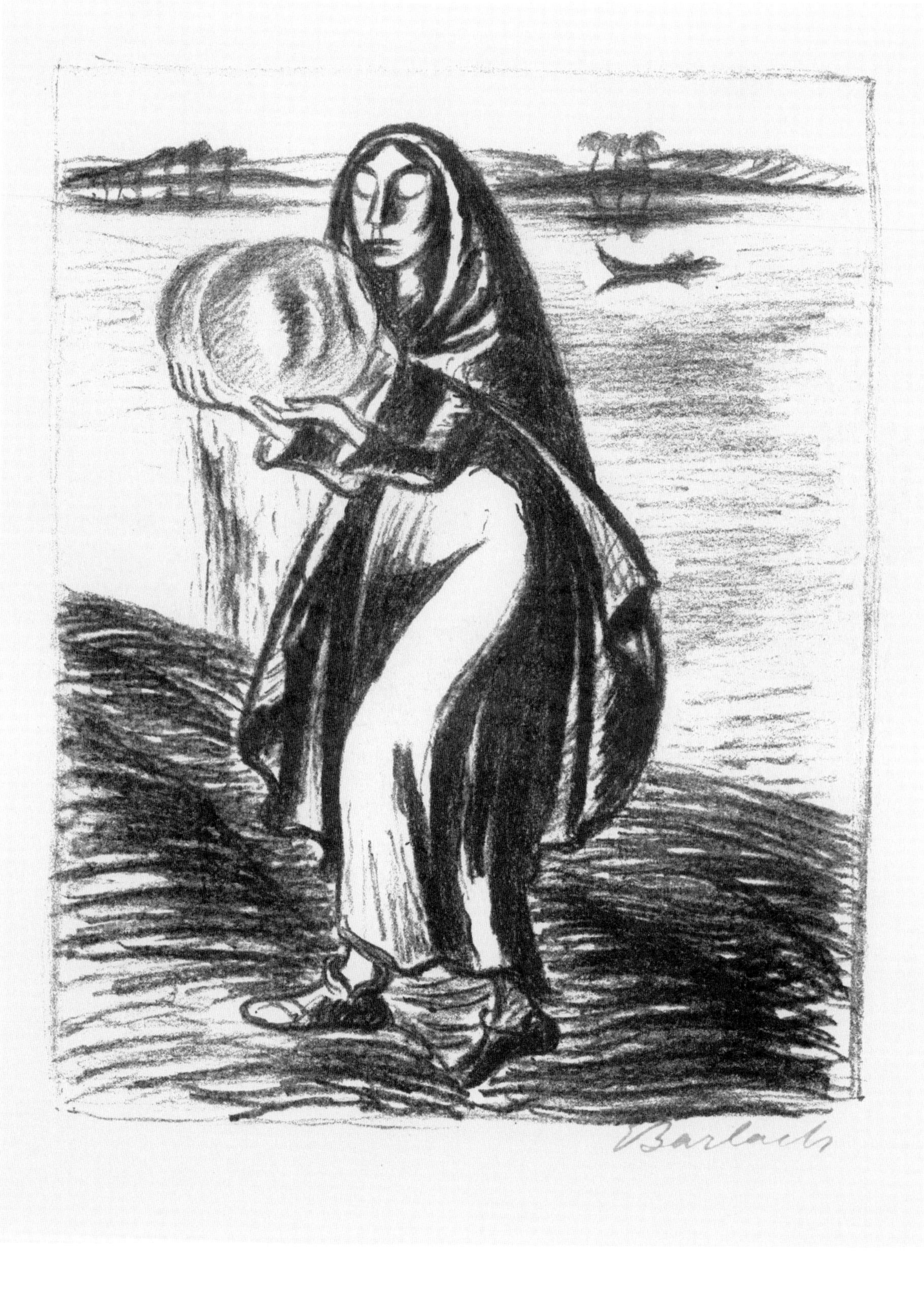

Legende 1
Die Wasserkugeln
Lithographie, 1924
Bild 267 x 208
Schult II/235
Ernst Barlach
Museum Wedel

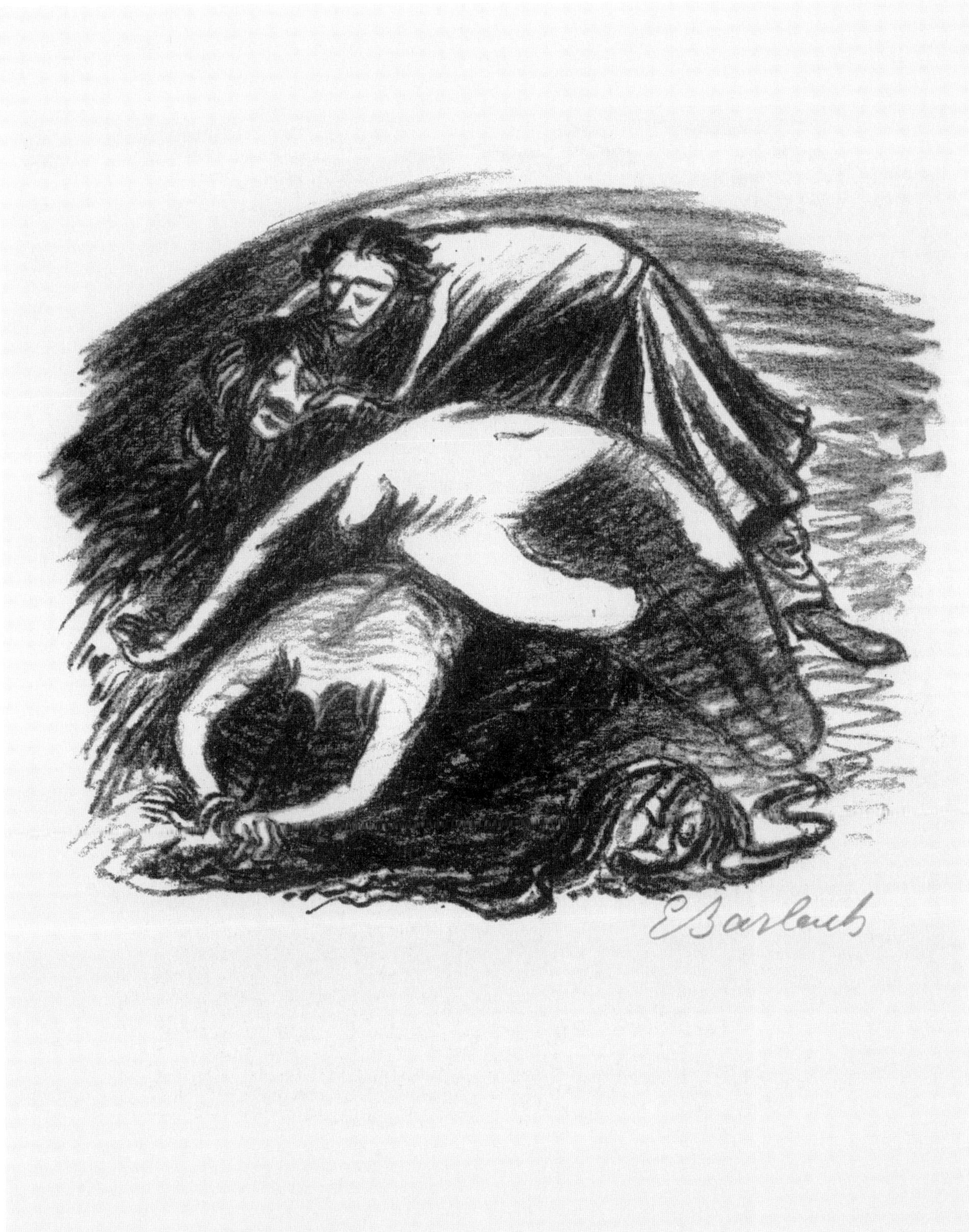

Legende 2
Der Totenhügel
Lithographie, 1924
Bild 172 x 205
Schult II/236
Ernst Barlach
Museum Wedel

Vorzeichnungen
zu der gleichnamigen
Lithographie

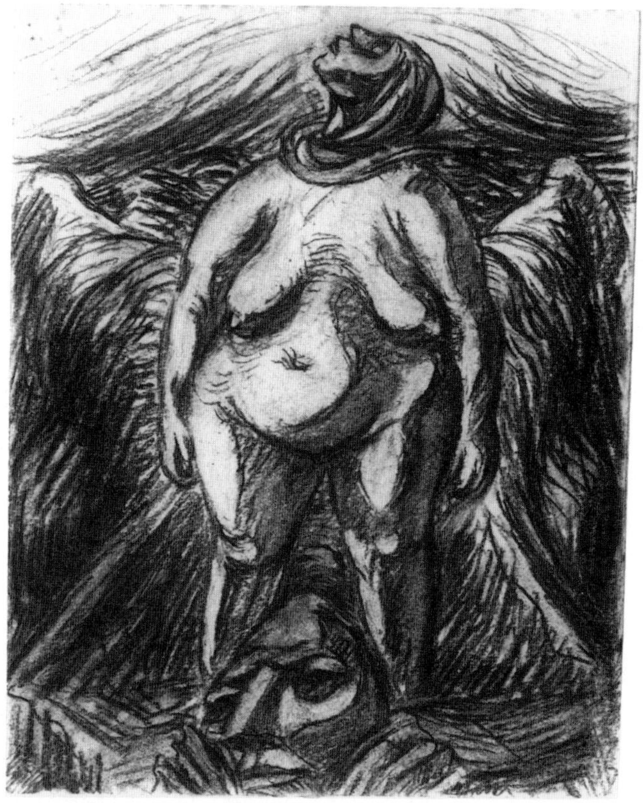

Legende 3
Riesenbildnis
Kohle, 1923/24
Bild 250 x 200
Schult III/1716
Ernst Barlach
Stiftung Güstrow

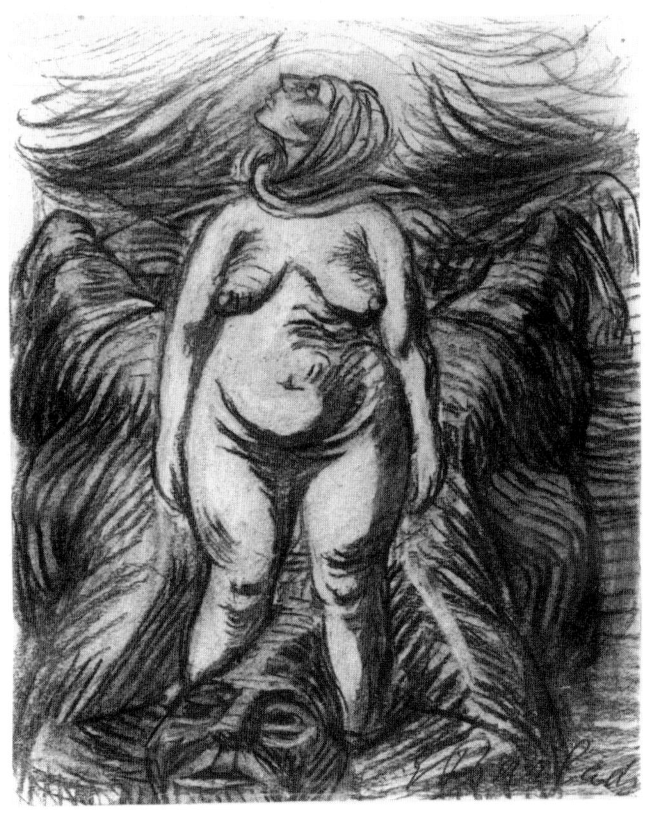

Legende 3
Riesenbildnis
Kohle, 1923/24
Blatt 250 x 197
Schult III/1717
Ernst Barlach
Stiftung Güstrow

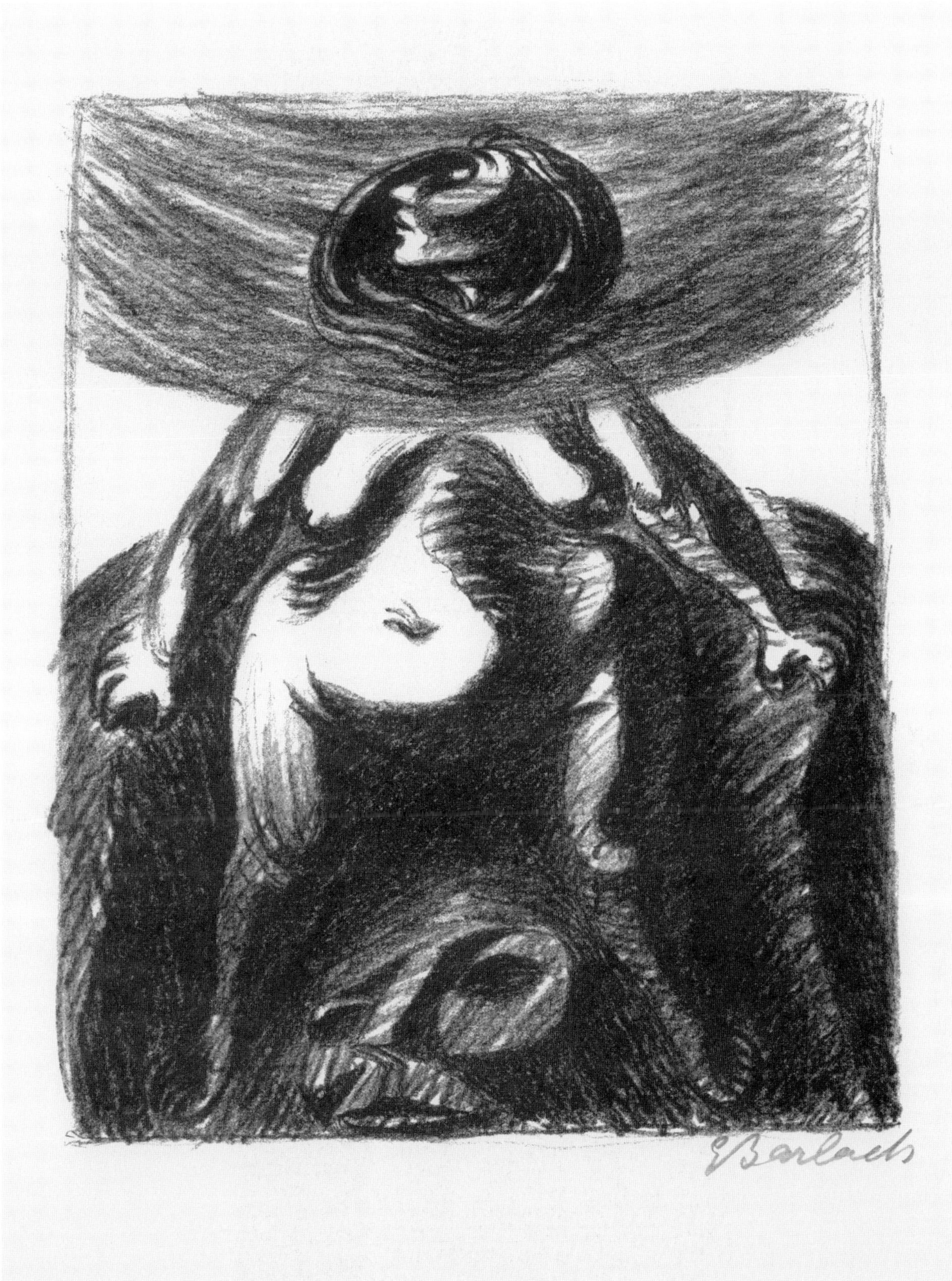

Legende 3
Riesenbildnis
Lithographie, 1924
Bild 265 x 208
Schult II/237
Ernst Barlach
Museum Wedel

Dank des Paria

Großer Brahma! nun erkenn' ich,
Daß du Schöpfer bist der Welten!
Dich als meinen Herrscher nenn' ich,
Denn du lässest alle gelten.

Und verschließest auch dem Letzten
Keines von den tausend Ohren;
Uns, die tief Herabgesetzten,
Alle hast du neu geboren.

Wendet euch zu dieser Frauen,
Die der Schmerz zur Göttin wandelt;
Nun beharr' ich anzuschauen
Den, der einzig wirkt und handelt.

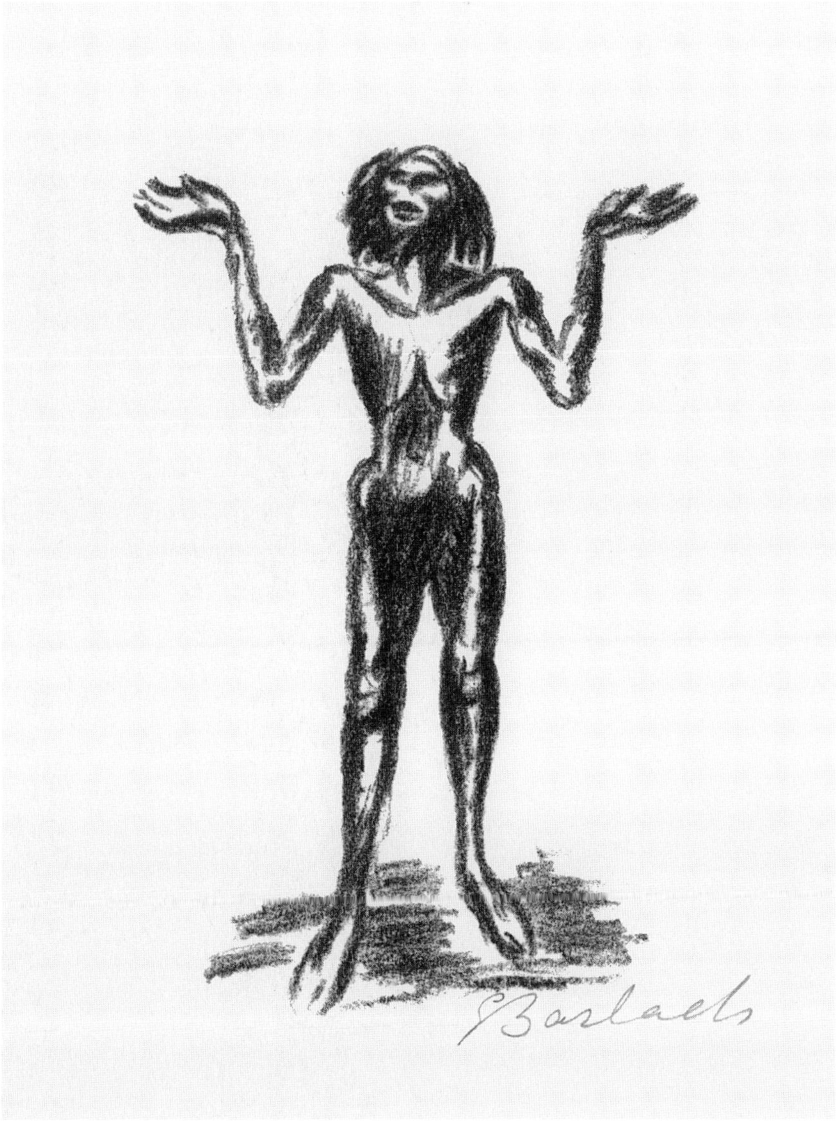

Dank des Paria
Lithographie, 1924
Bild 142 x 91
Schult II/238
Ernst Barlach
Museum Wedel

Rastlose Liebe

Dem Schnee, dem Regen,
Dem Wind entgegen,
Im Dampf der Klüfte,
Durch Nebeldüfte,
Immer zu! Immer zu!
Ohne Rast und Ruh!

Lieber durch Leiden
Möcht' ich mich schlagen,
Als so viel Freuden
Des Lebens ertragen.
Alle das Neigen
Von Herzen zu Herzen,
Ach wie so eigen
Schaffet das Schmerzen!

Wie soll ich fliehen?
Wälderwärts ziehen?
Alles vergebens!
Krone des Lebens,
Glück ohne Ruh,
Liebe, bist du!

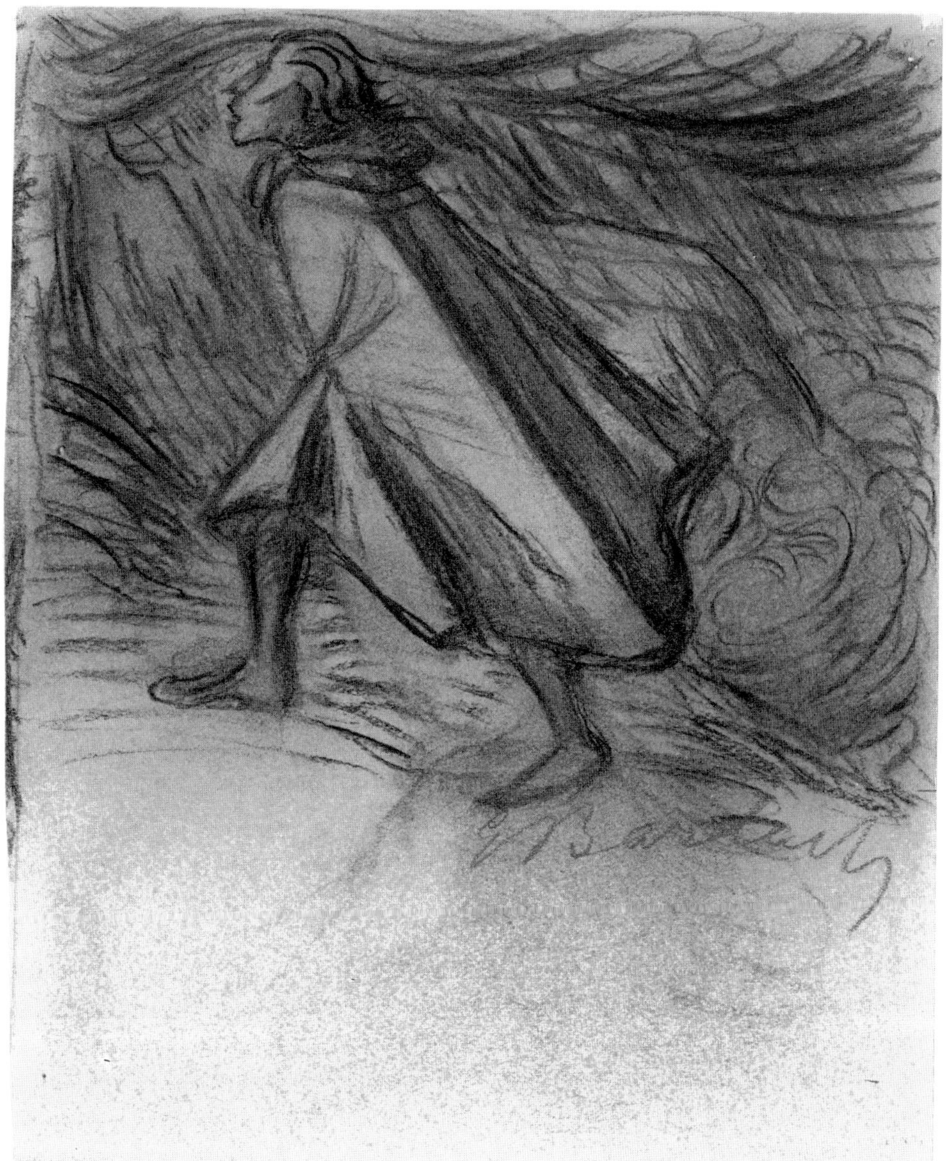

Vorzeichnung zu
der gleichnamigen
Lithographie
Rastlose Liebe
Kohle, 1923/24
Blatt 250 x 203
Schult III/1719
Privatbesitz

Prometheus

Bedecke deinen Himmel, Zeus,
Mit Wolkendunst!
Und übe, Knaben gleich,
Der Diesteln köpft,
An Eichen dich und Bergeshöhn!
Mußt mir meine Erde
Doch lassen stehn,
Und meine Hütte,
Die du nicht gebaut,
Und meinen Herd,
Um dessen Glut
Du mich beneidest.

Ich kenne nichts Ärmer's
Unter der Sonn' als euch Götter.
Ihr nähret kümmerlich
Von Opfersteuern
Und Gebetshauch
Eure Majestät
Und darbtet, wären
Nicht Kinder und Bettler
Hoffnungsvolle Toren.

Da ich ein Kind war,
Nicht wußt', wo aus, wo ein,
Kehrte mein verirrtes Aug'
Zur Sonne, als wenn drüber wär'
Ein Ohr, zu hören meine Klage,
Ein Herz wie meins,
Sich des Bedrängten zu erbarmen.

Wer half mir wider
Der Titanen Übermut?
Wer rettete vom Tode mich,
Von Sklaverei?
Hast du's nicht alles selbst vollendet,
Heilig glühend Herz?
Und glühtest, jung und gut,
Betrogen, Rettungsdank
Dem Schlafenden dadroben?

Ich dich ehren? Wofür?
Hast du die Schmerzen gelindert
Je des Beladenen?
Hast du die Tränen gestillet
Je des Geängsteten?

Hat nicht mich zum Manne geschmiedet
Die allmächtige Zeit
Und das ewige Schicksal,
Meine Herrn und deine?

Wähntest du etwa,
Ich sollte das Leben hassen,
In Wüsten fliehn,
Weil nicht alle Knabenmorgen-
Blütenträume reiften?

Hier sitz' ich, forme Menschen
Nach meinem Bilde,
Ein Geschlecht, das mir gleich sei,
Zu leiden,weinen,
Genießen und zu freuen sich,
Und dein nicht zu achten,
Wie ich.

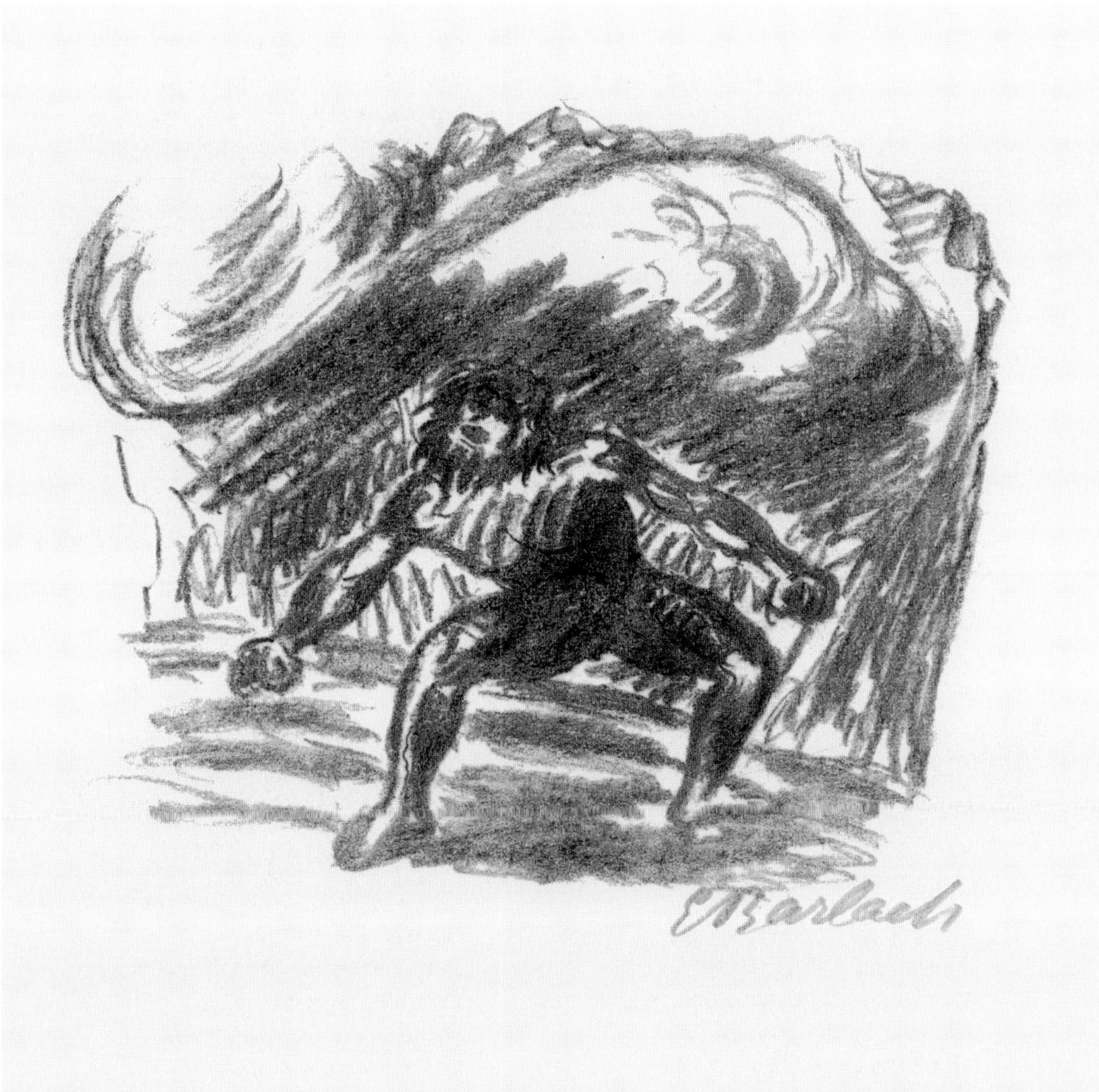

Prometheus 1
Der Empörer
Lithographie, 1924
Bild 148 x 171
Schult II/240
Ernst Barlach
Museum Wedel

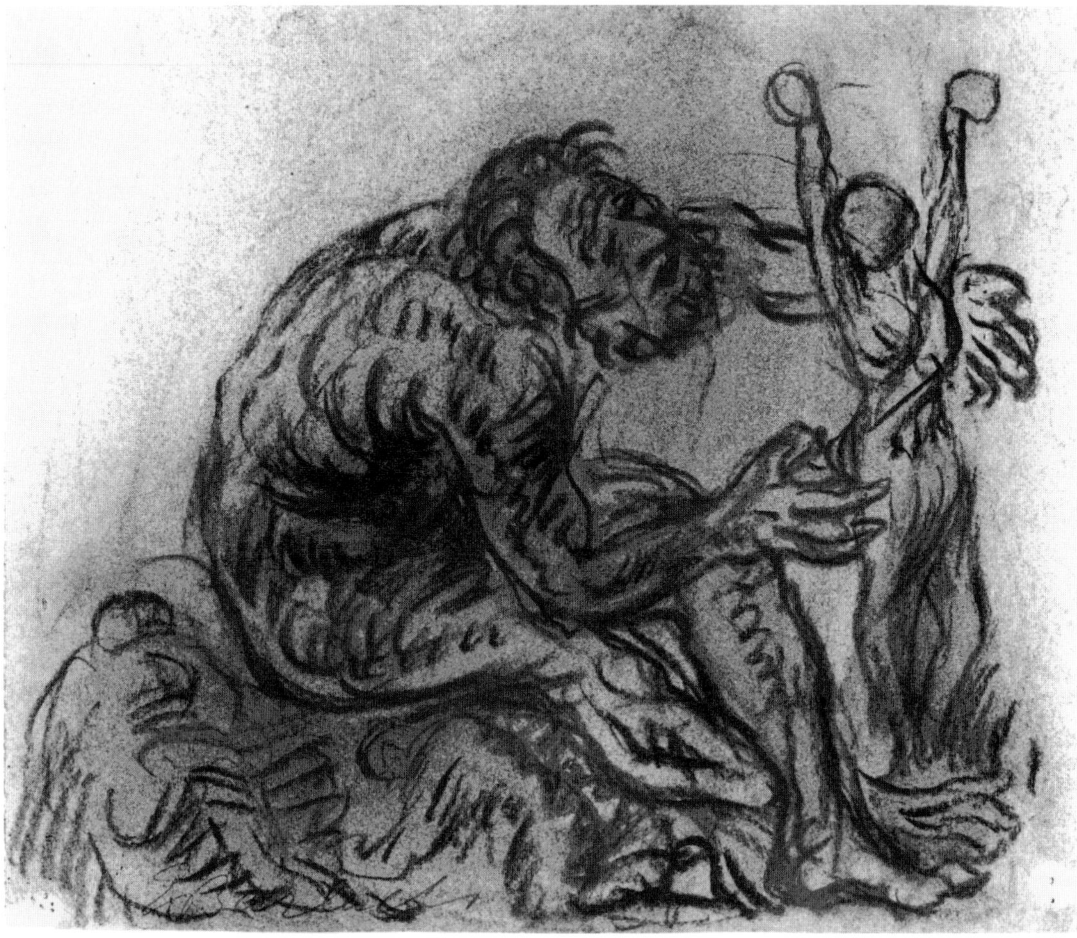

Vorzeichnung zu
der gleichnamigen
Lithographie
Prometheus 2
Der Menschenbildner
Kohle, 1923/24
Blatt 212 x 250
Schult III/1721
Ernst Barlach
Stiftung Güstrow

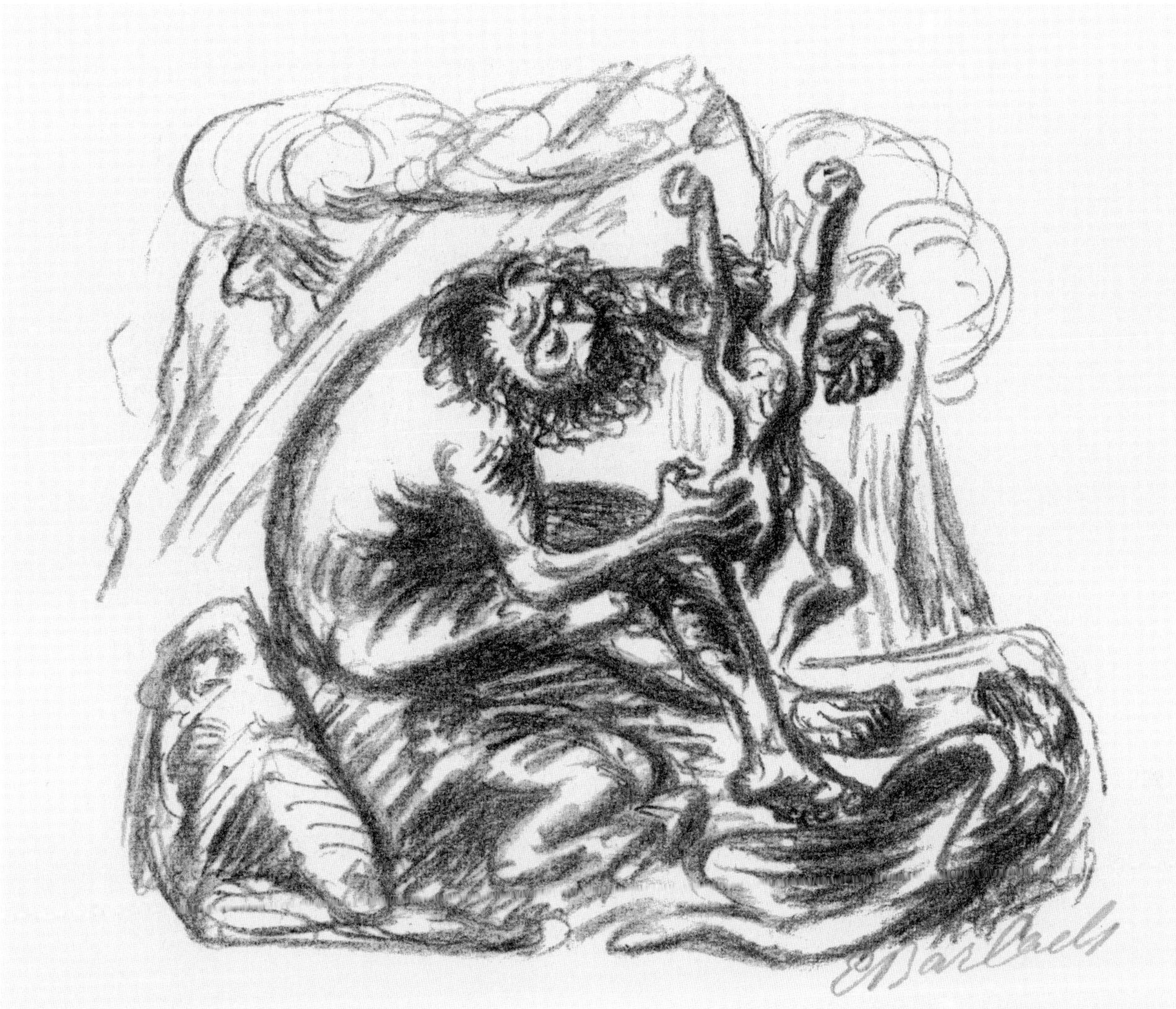

Prometheus 2
Der Menschenbildner
Lithographie, 1924
Bild 174 x 190
Schult II/241
Ernst Barlach
Museum Wedel

Grenzen der Menscheit

Wenn der uralte
Heilige Vater
Mit gelassener Hand
Aus rollenden Wolken
Segnende Blitze
Über die Erde sät,
Küss' ich den letzten
Saum seines Kleides,
Kindliche Schauer
Treu in der Brust.

Denn mit Göttern
Soll sich nicht messen
Irgendein Mensch.
Hebt er sich aufwärts
Und berührt
Mit dem Scheitel die Sterne,
Nirgends haften dann
Die unsichern Sohlen,
Und mit ihm spielen
Wolken und Winde.

Steht er mit festen,
Markigen Knochen
Auf der wohlgegründeten
Dauernden Erde,
Reicht er nicht auf,
Nur mit der Eiche
Oder der Rebe
Sich zu vergleichen.

Was unterscheidet
Götter von Menschen?
Daß viele Wellen
Vor jenen wandeln,
Ein ewiger Strom:
Uns hebt die Welle,
Verschlingt die Welle,
Und wir versinken.

Ein kleiner Ring
Begrenzt unser Leben,
Und viele Geschlechter
Reihen sie dauernd
An ihres Daseins
Unendliche Kette.

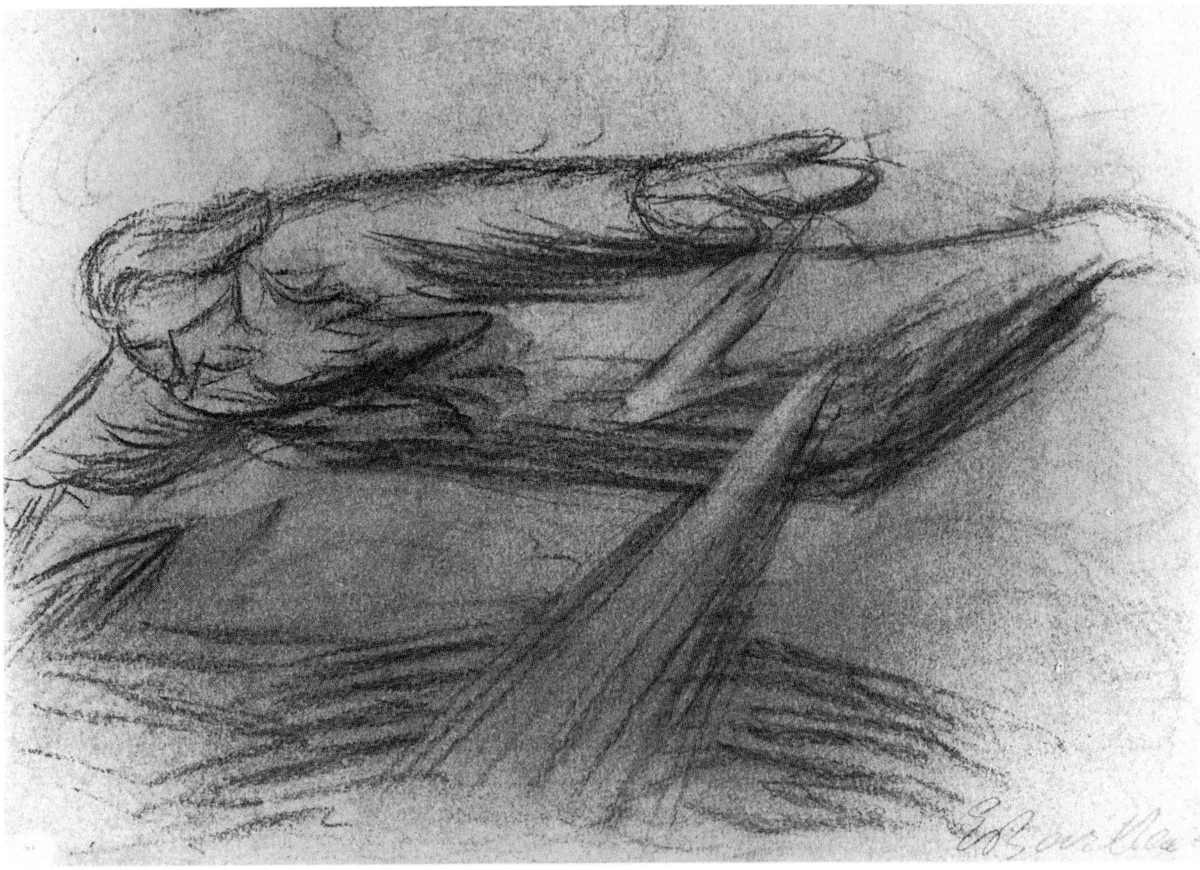

Vorzeichnung zu
der gleichnamigen
Lithographie
Grenzen der
Menschheit
Kohle, 1923/24
Blatt 185 x 250
Schult III/1722
Privatbesitz

Der getreue Eckart

„O wären wir weiter, o wär' ich zu Haus!
Sie kommen; da kommt schon der nächtliche Graus;
Sie sind's, die unholdigen Schwestern.
Sie streifen heran, und sie finden uns hier,
Sie trinken das mühsam geholte, das Bier,
Und lassen nur leer uns die Krüge."

So sprechen die Kinder und drücken sich schnell;
Da zeigt sich vor ihnen ein alter Gesell:
„Nur stille, Kind! Kinderlein, stille!
Die Hulden, sie kommen von durstiger Jagd,
Und laßt ihr sie trinken, wie's jeder behagt,
Dann sind sie euch hold, die Unholden."

Gesagt, so geschehn! und da naht sich der Graus
und siehet so grau und so schattenhaft aus,
Doch schlürft es und schlampft es aufs beste.
Das Bier ist verschwunden, die Krüge sind leer;
Nun saust es und braust es, das wütige Heer,
Ins weite Getal und Gebirge.

Die Kinderlein ängstlich gen Hause so schnell,
Gesellt sich zu ihnen der fromme Gesell:
„Ihr Püppchen, nur seid mir nicht traurig." –
„Wir kriegen nun Schelten und Streich' bis aufs Blut." –
„Nein, keineswegs, alles geht herrlich und gut,
Nur schweiget und horchet wie Mäuslein.

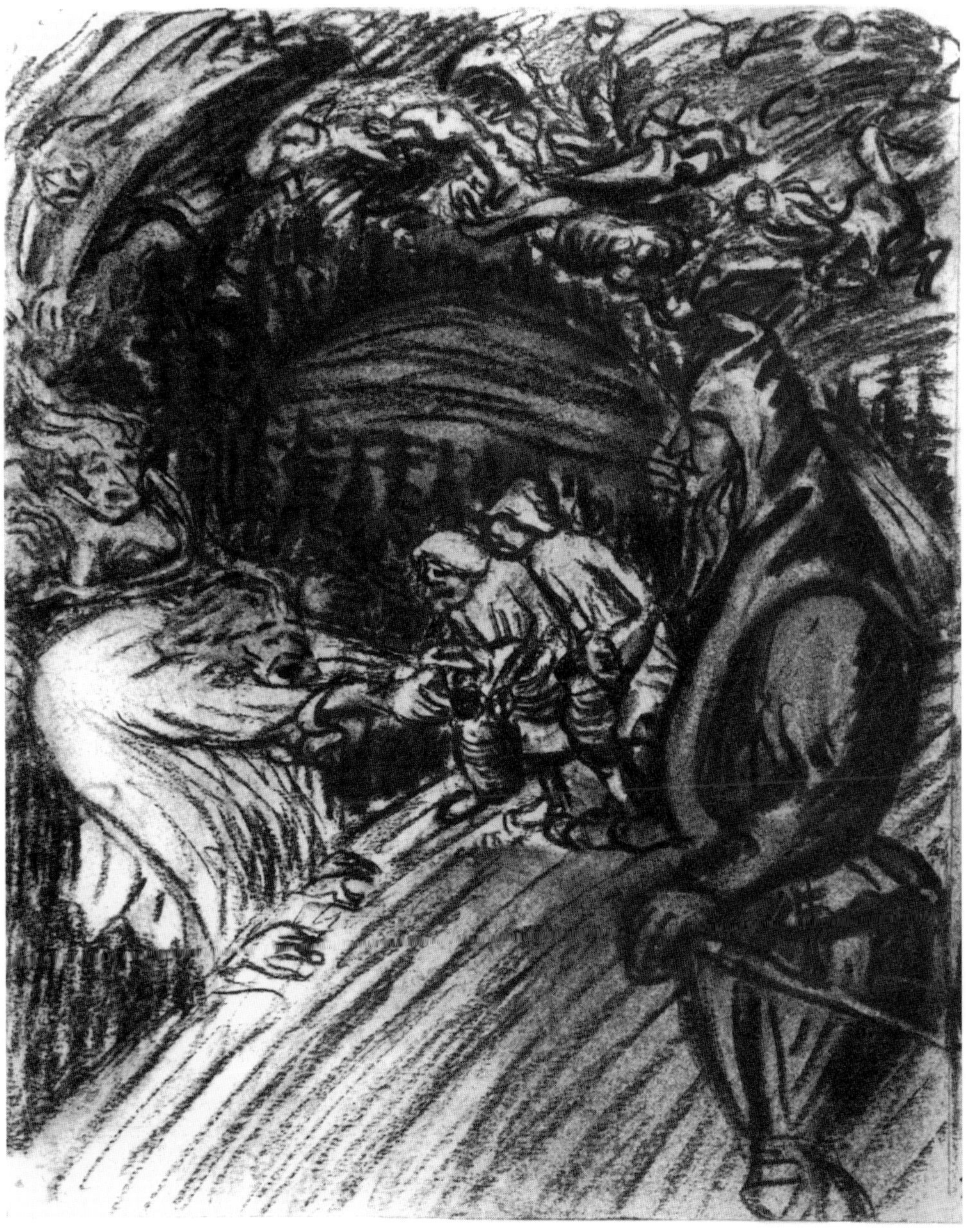

Vorzeichnung zu
der gleichnamigen
Lithographie
Der getreue Eckart 1
Die Unholden
Kohle, 1923/24
Blatt 250 x 400
Schult III/1724
Ernst Barlach
Stiftung Güstrow

Und der es euch anrät, und der es befiehlt,
Er ist es, der gern mit den Kindelein spielt,
Der alte Getreue, der Eckart.
Vom Wundermann hat man euch immer erzählt,
Nur hat die Bestätigung jedem gefehlt;
Die habt ihr nun köstlich in Händen."

Sie kommen nach Hause, sie setzen den Krug
Ein jedes den Eltern bescheiden genug
Und harren der Schläg' und der Schelten.
Doch siehe; man kostet: ein herrliches Bier!
Man trinkt in die Runde schon dreimal und vier,
Und noch nimmt der Krug nicht ein Ende.

Das Wunder, es dauert zum morgenden Tag.
Doch fraget, wer immer zu fragen vermag:
„Wie ist's mit den Krügen ergangen?"
Die Mäuslein, sie lächeln, im stillen ergetzt;
Sie stammeln und stottern und schwatzen zuletzt,
Und gleich sind vertrocknet die Krüge.

Und wenn euch, ihr Kinder, mit treuem Gesicht
Ein Vater, ein Lehrer, ein Aldermann spricht,
So horchet und folget ihm pünktlich!
Und liegt auch das Zünglein in peinlicher Hut,
Verplaudern ist schädlich, verschweigen ist gut;
Dann füllt sich das Bier in den Krügen.

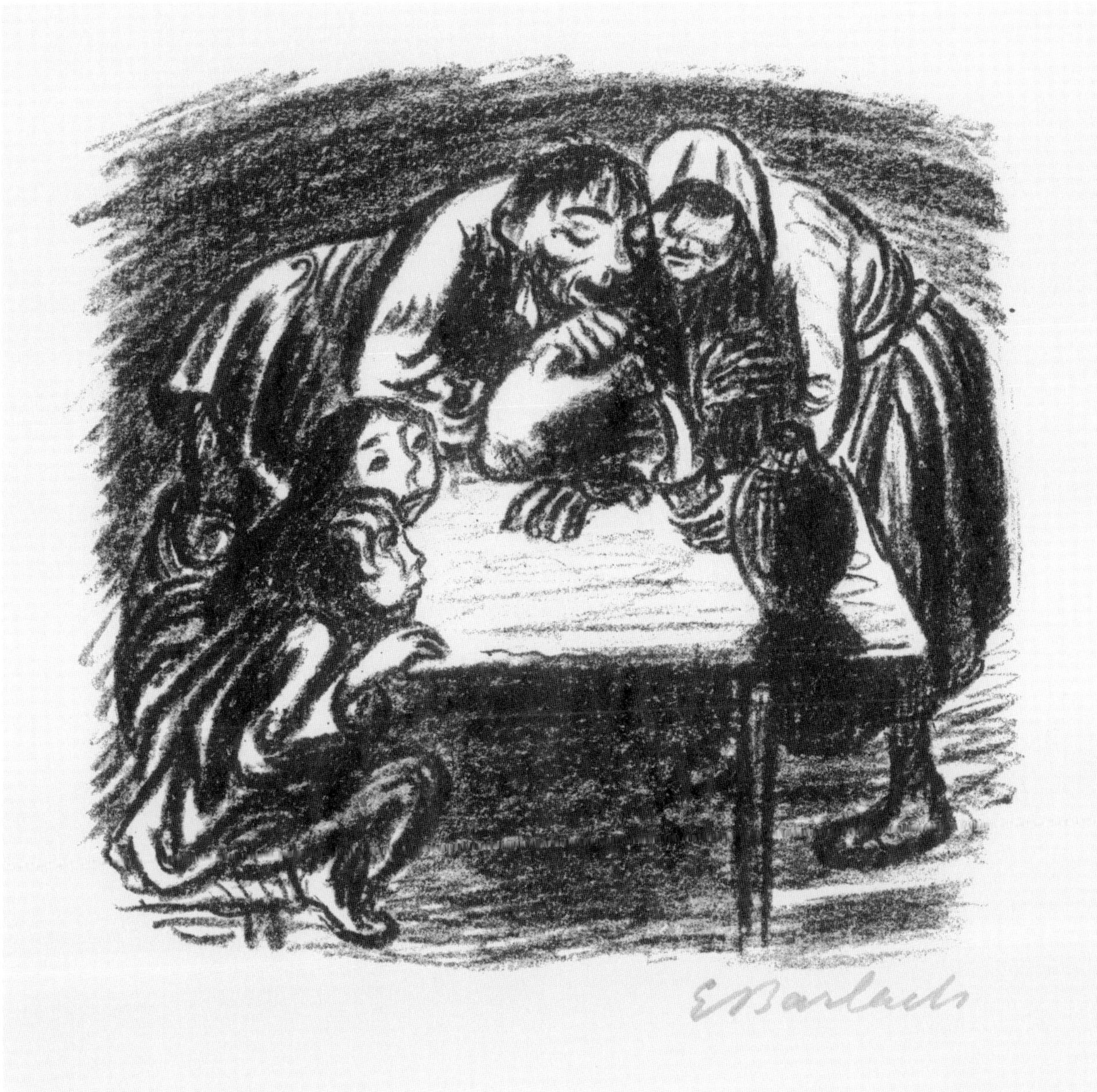

Der getreue Eckart 2
Zufriedene Familie
Lithographie, 1924
Bild 185 x 192
Schult II/245
Ernst Barlach
Museum Wedel

Schäfers Klagelied

Da droben auf jenem Berge,
Da steh' ich tausendmal,
An meinem Stabe gebogen,
Und schaue hinab in das Tal.

Dann folg' ich der weidenden Herde,
Mein Hündchen bewahret mir sie.
Ich bin heruntergekommen
Und weiß doch selber nicht wie.

Da stehet von schönen Blumen
Die ganze Wiese so voll.
Ich breche sie, ohne zu wissen,
Wem ich sie geben soll.

Und Regen, Sturm und Gewitter
Verpass' ich unter dem Baum.
Die Türe dort bleibet verschlossen;
Denn alles ist leider ein Traum.

Es stehet ein Regenbogen
Wohl über jenem Haus!
Sie aber ist weggezogen,
Und weit in das Land hinaus.

Hinaus in das Land und weiter,
Vielleicht gar über die See.
Vorüber, ihr Schafe, vorüber!
Dem Schäfer ist gar so weh.

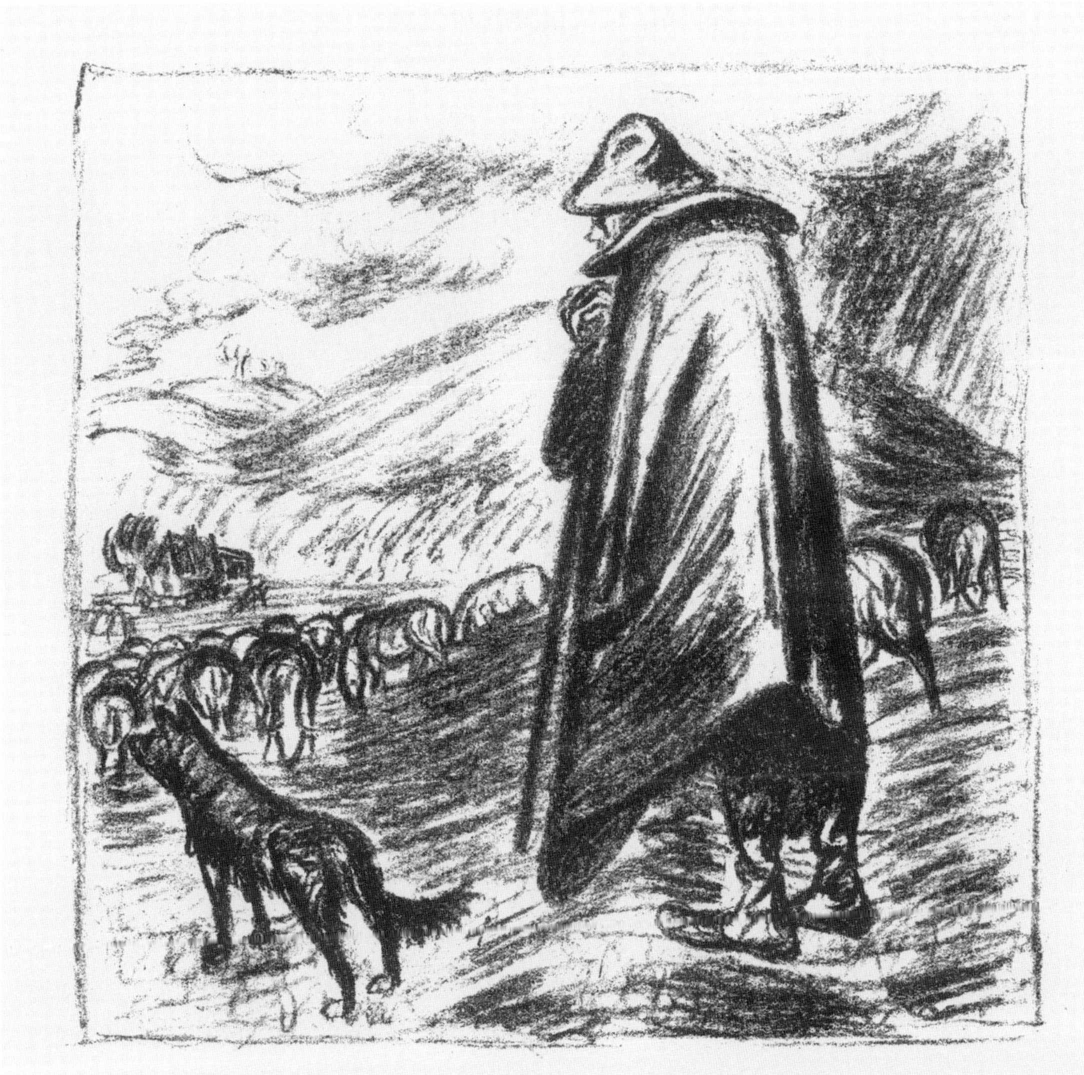

Schäfers Klagelied
Lithographie, 1924
Bild 210 x 204
Schult II/246
Ernst Barlach
Museum Wedel

Erlkönig

Wer reitet so spät durch Nacht und Wind?
Es ist der Vater mit seinem Kind;
Er hat den Knaben wohl in dem Arm,
Er faßt ihn sicher, er hält ihn warm. –

Mein Sohn, was birgst du so bang dein Gesicht? –
Siehst, Vater, du den Erlkönig nicht?
Den Erlenkönig mit Kron' und Schweif? –
Mein Sohn, es ist ein Nebelstreif. –

„Du liebes Kind, komm, geh mit mir!
Gar schöne Spiele spiel' ich mit dir;
Manch' bunte Blumen sind an dem Strand;
Meine Mutter hat manch' gülden Gewand."

Mein Vater, mein Vater, und hörest du nicht,
Was Erlenkönig mir leise verspricht? –
Sei ruhig, bleibe ruhig, mein Kind!
In dürren Blättern säuselt der Wind. –

„Willst, feiner Knabe, du mit mir gehn?
Meine Töchter sollen dich warten schön;
Meine Töchter führen den nächtlichen Reihn
Und wiegen und tanzen und singen dich ein."

Mein Vater, mein Vater, und siehst du nicht dort
Erlkönigs Töchter am düstern Ort? –
Mein Sohn, mein Sohn, ich seh' es genau;
Es scheinen die alten Weiden so grau. –

„Ich liebe dich, mich reizt deine schöne Gestalt;
Und bist du nicht willig, so brauch' ich Gewalt." –
Mein Vater, mein Vater, jetzt faßt er mich an!
Erlkönig hat mir ein Leids getan! –

Dem Vater grauset's, er reitet geschwind,
Er hält in Armen das ächzende Kind,
Erreicht den Hof mit Mühe und Not;
In seinen Armen das Kind war tot.

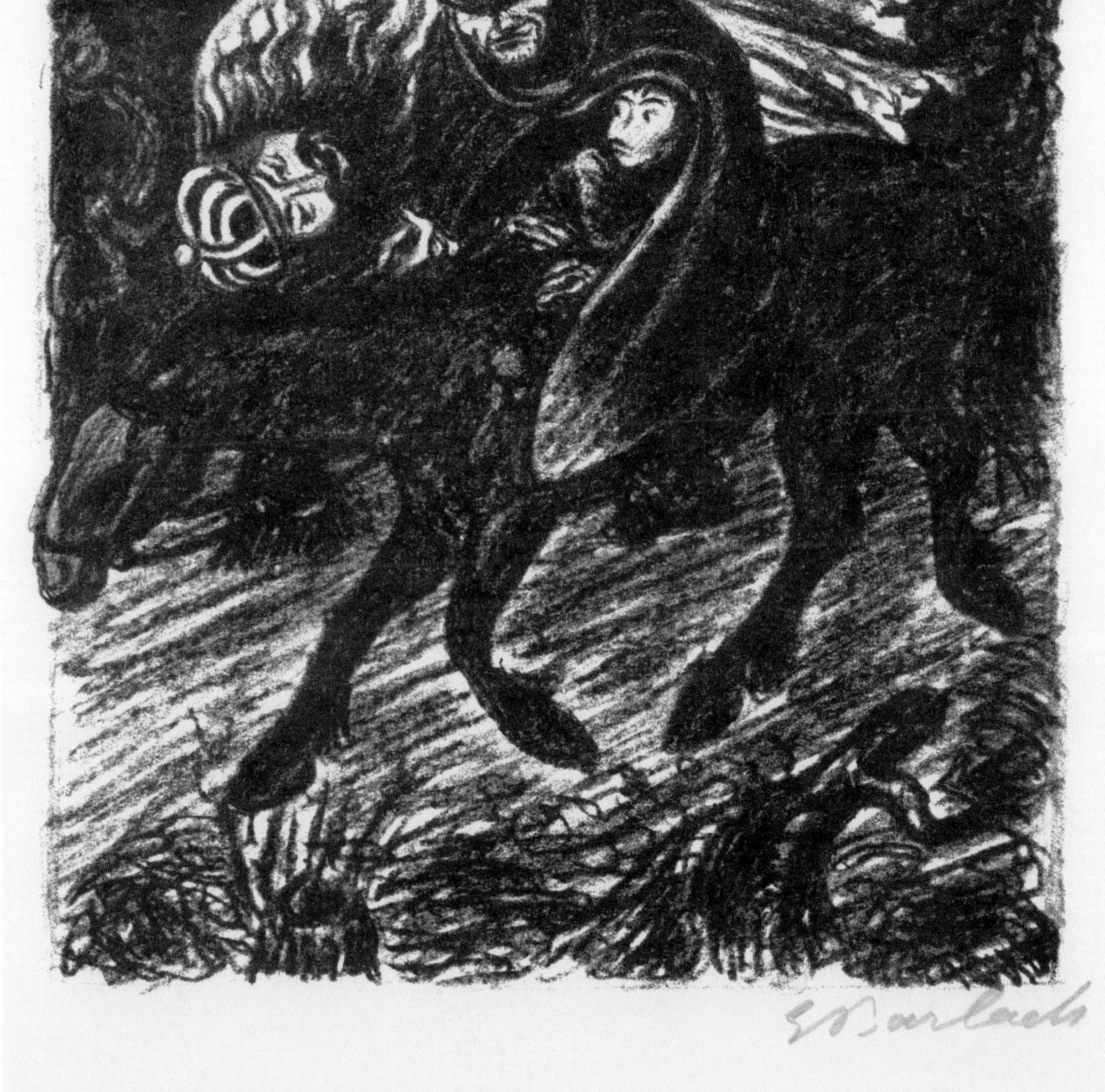

Erlkönig 1
Lithographie, 1924
Bild 254 x 199
Schult II/247
Ernst Barlach
Museum Wedel

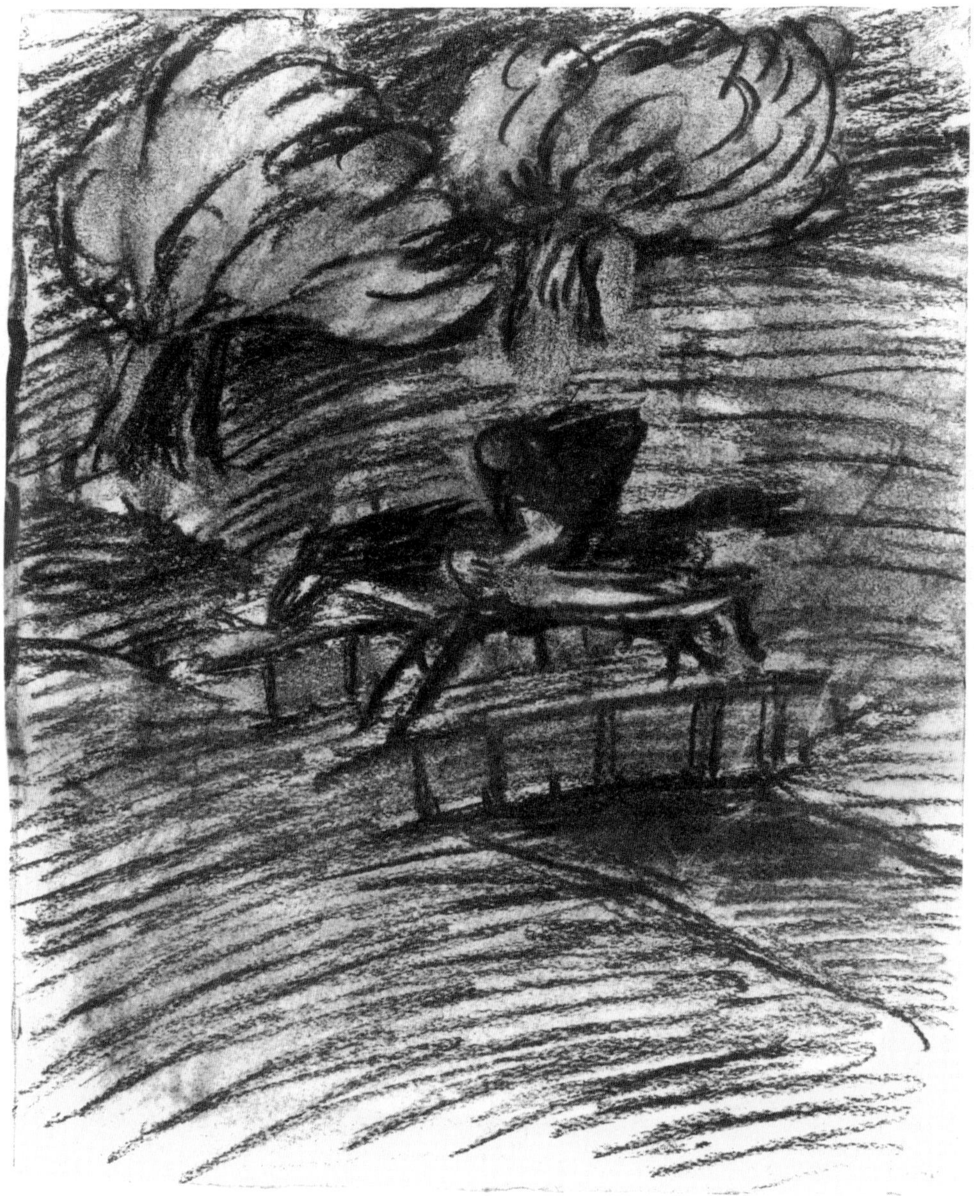

Vorzeichnung zu
der gleichnamigen
Lithographie
Erlkönig 2
Kohle über
Kohlewischgrund
1923/24
Blatt 253 x 206
Schult III/1729
Ernst Barlach
Stiftung Güstrow

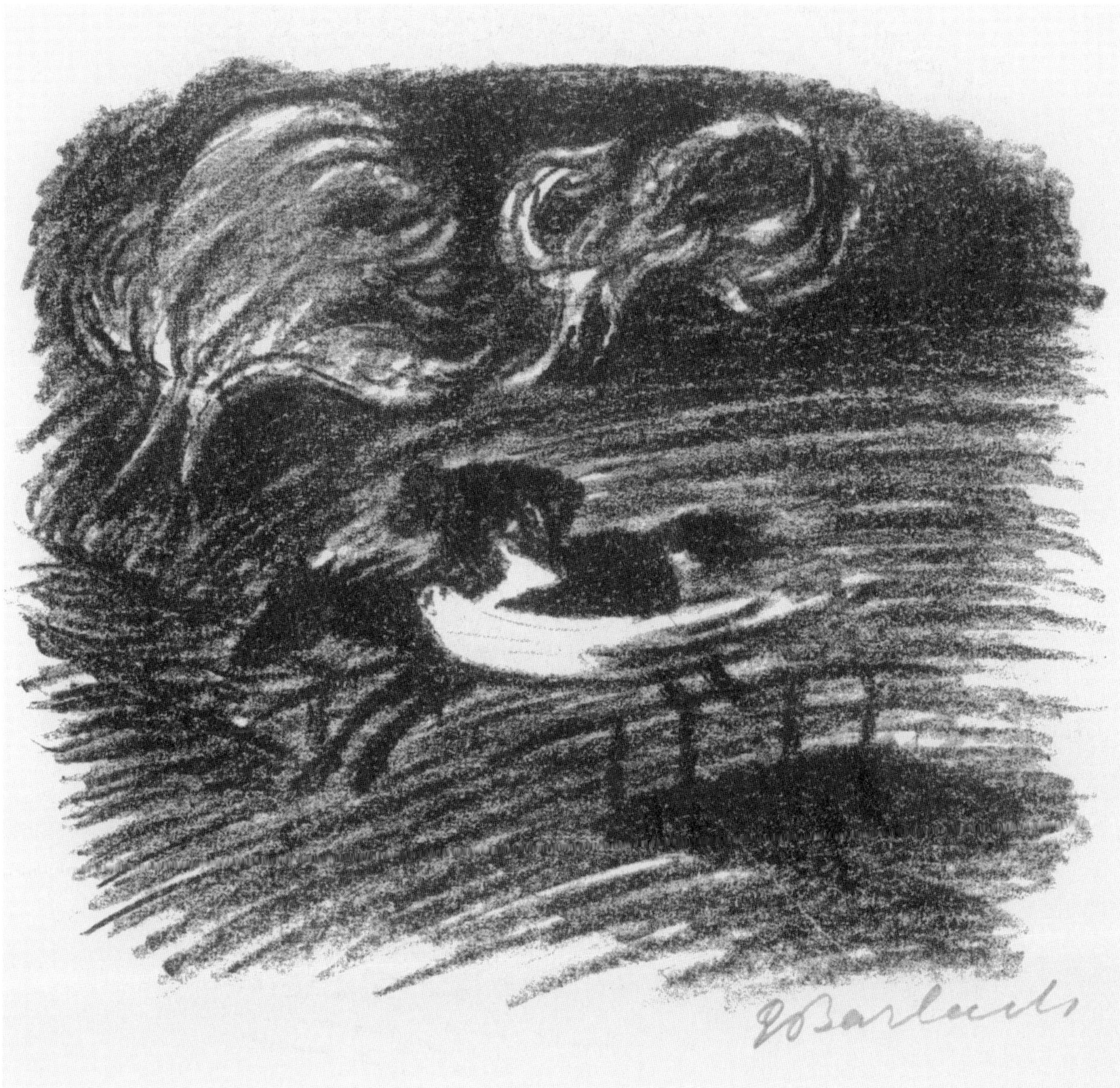

Erlkönig 2
Lithographie, 1924
Bild 176 x 204
Schult II/248
Ernst Barlach
Museum Wedel

Der Zauberlehrling

Hat der alte Hexenmeister
Sich doch einmal wegbegeben!
Und nun sollen seine Geister
Auch nach meinem Willen leben!
Seine Wort' und Werke
Merkt' ich und den Brauch,
Und mit Geistesstärke
Tu' ich Wunder auch.

Walle! walle
Manche Strecke,
Daß zum Zwecke
Wasser fließe,
Und mit reichem, vollem Schwalle
Zu dem Bade sich ergieße!

Und nun komm, du alter Besen!
Nimm die schlechten Lumpenhüllen!
Bist schon lange Knecht gewesen;
Nun erfülle meinen Willen!
Auf zwei Beinen stehe,
Oben sei ein Kopf,
Eile nun und gehe
Mit dem Wassertopf!

Walle! walle
Manche Strecke,
Daß zum Zwecke,
Wasser fließe,
Und mit reichem, vollem Schwalle
Zu dem Bade sich ergieße!

Seht, er läuft zum Ufer nieder;
Wahrlich! ist schon an dem Flusse,
Und mit Blitzesschnelle wieder
Ist er hier mit raschem Gusse.
Schon zum zweiten Male!
Wie das Becken schwillt!
Wie sich jede Schale
Voll mit Wasser füllt!

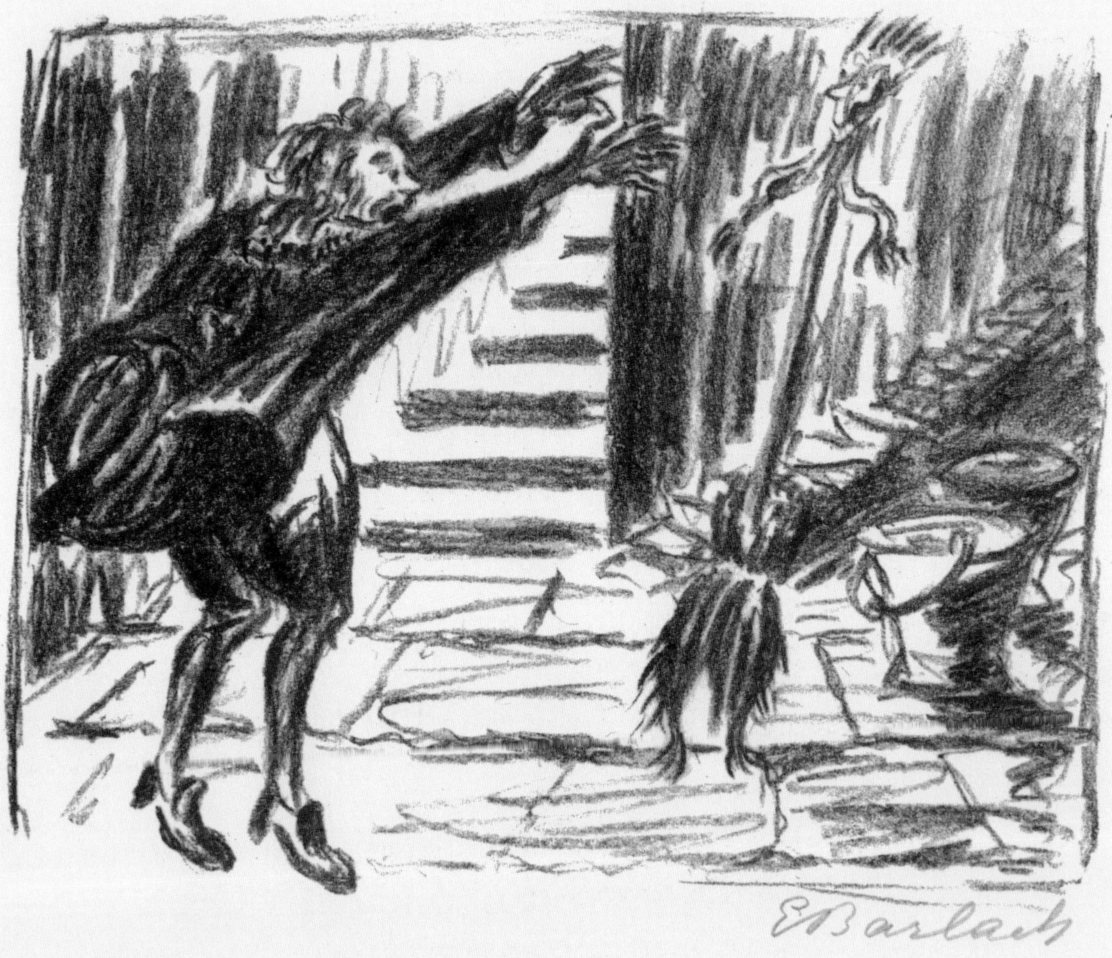

Der Zauberlehrling 1
Lithographie, 1924
Bild 164 x 204
Schult II/249
Ernst Barlach
Museum Wedel

Stehe! stehe!
Denn wir haben
Deiner Gaben
Vollgemessen! –
Ach, ich merk' es! Wehe! wehe!
Hab' ich doch das Wort vergessen!

Ach, das Wort, worauf am Ende
Er das wird, was er gewesen.
Ach, er läuft und bringt behende!
Wärst du doch der alte Besen!
Immer neue Güsse
Bringt er schnell herein,
Ach! und hundert Flüsse
Stürzen auf mich ein.

Nein, nicht länger
Kann ich's lassen;
Will ihn fassen.
Das ist Tücke!
Ach! nun wird mir immer bänger!
Welche Miene! welche Blicke!

O, du Ausgeburt der Hölle!
Soll das ganze Haus ersaufen?
Seh' ich über jede Schwelle
Doch schon Wasserströme laufen.
Ein verruchter Besen,
Der nicht hören will!
Stock, der du gewesen,
Steh doch wieder still!

Willst's am Ende
Gar nicht lassen?
Will dich fassen,
Will dich halten,
Und das alte Holz behende
Mit dem scharfen Beile spalten.

Seht, da kommt er schleppend wieder!
Wie ich mich nun auf dich werfe,
Gleich, o Kobold, liegst du nieder;
Krachend trifft die glatte Schärfe!
Wahrlich, brav getroffen!
Seht, er ist entzwei!
Und nun kann ich hoffen,
Und ich atme frei!

Wehe! wehe!
Beide Teile
Stehn in Eile
Schon als Knechte
Völlig fertig in die Höhe!
Helft mir, ach! ihr hohen Mächte!

Und sie laufen! Naß und nässer
Wird's im Saal und auf den Stufen.
Welch entsetzliches Gewässer!
Herr und Meister! hör' mich rufen! –
Ach, da kommt der Meister!
Herr, die Not ist groß!
Die ich rief, die Geister,
Werd' ich nun nicht los.

„In die Ecke,
Besen! Besen!
Seid's gewesen!
Denn als Geister
Ruft euch nur zu seinem Zwecke
Erst hervor der alte Meister."

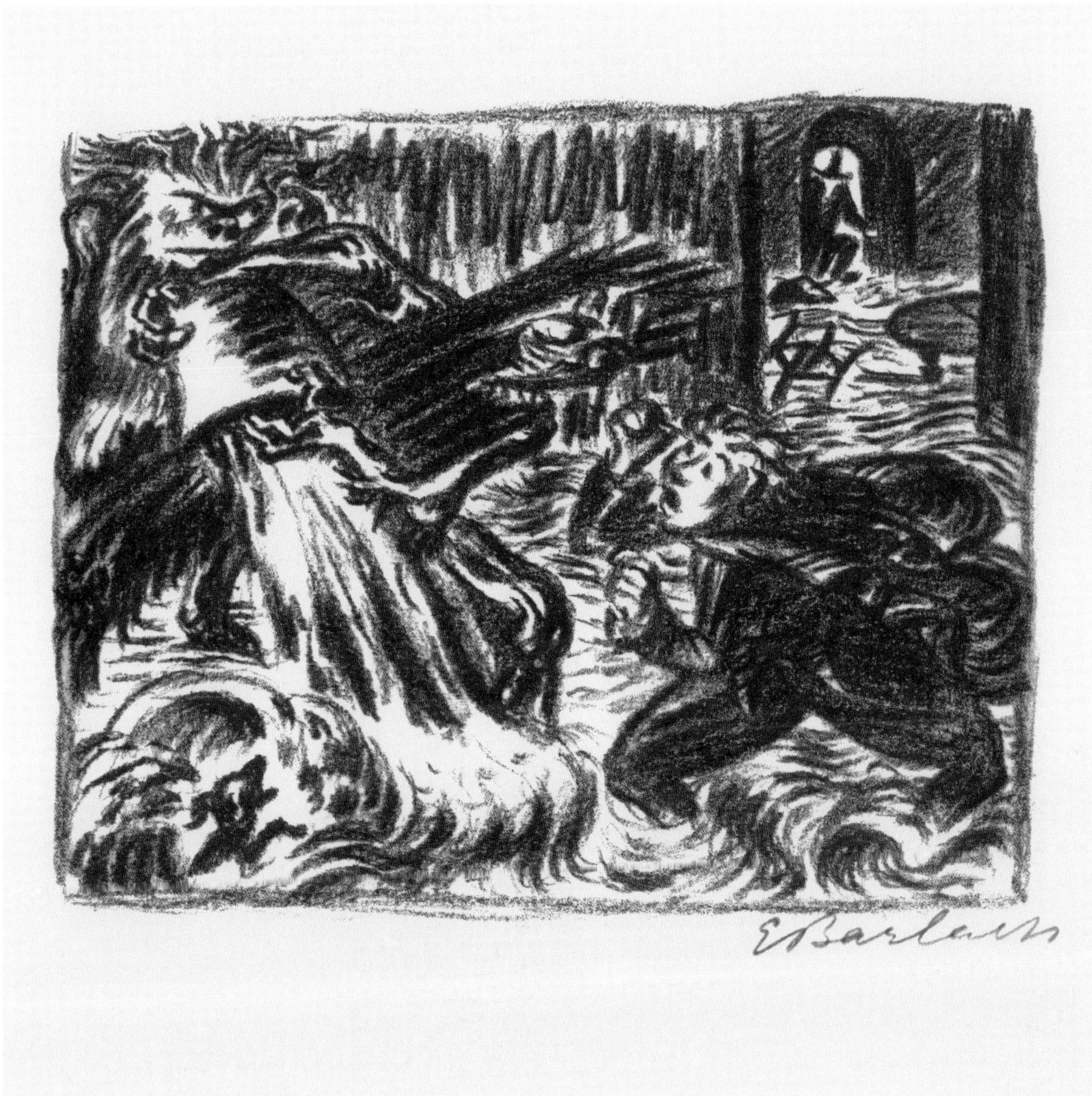

Der Zauberlehrling 2
Die Wasserflut
Lithographie, 1924
Bild 170 x 201
Schult II/250
Ernst Barlach
Museum Wedel

Harfenspieler

Wer nie sein Brot mit Tränen aß,
Wer nie die kummervollen Nächte
Auf seinem Bette weinend saß,
Der kennt euch nicht, ihr himmlischen Mächte.

Ihr führt ins Leben uns hinein,
Ihr laßt den Armen schuldig werden,
Dann überlaßt ihr ihn der Pein,
Denn alle Schuld rächt sich auf Erden.

Wer sich der Einsamkeit ergibt,
Ach! der ist bald allein;
Ein jeder lebt, ein jeder liebt,
Und läßt ihn seiner Pein.

Ja! laßt mich meiner Qual!
Und kann ich nur einmal
Recht einsam sein,
Dann bin ich nicht allein.

Es schleicht ein Liebender lauschend sacht,
Ob seine Freundin allein?
So überschleicht bei Tag und Nacht
Mich Einsamen die Pein,
Mich Einsamen die Qual.
Ach werd' ich erst einmal
Einsam im Grabe sein,
Da läßt sie mich allein!

An die Türen will ich schleichen,
Still und sittsam will ich stehn,
Fromme Hand wird Nahrung reichen,
Und ich werde weiter gehn.
Jeder wird sich glücklich scheinen,
Wenn mein Bild vor ihm erscheint,
Eine Träne wird er weinen,
Und ich weiß nicht, was er weint.

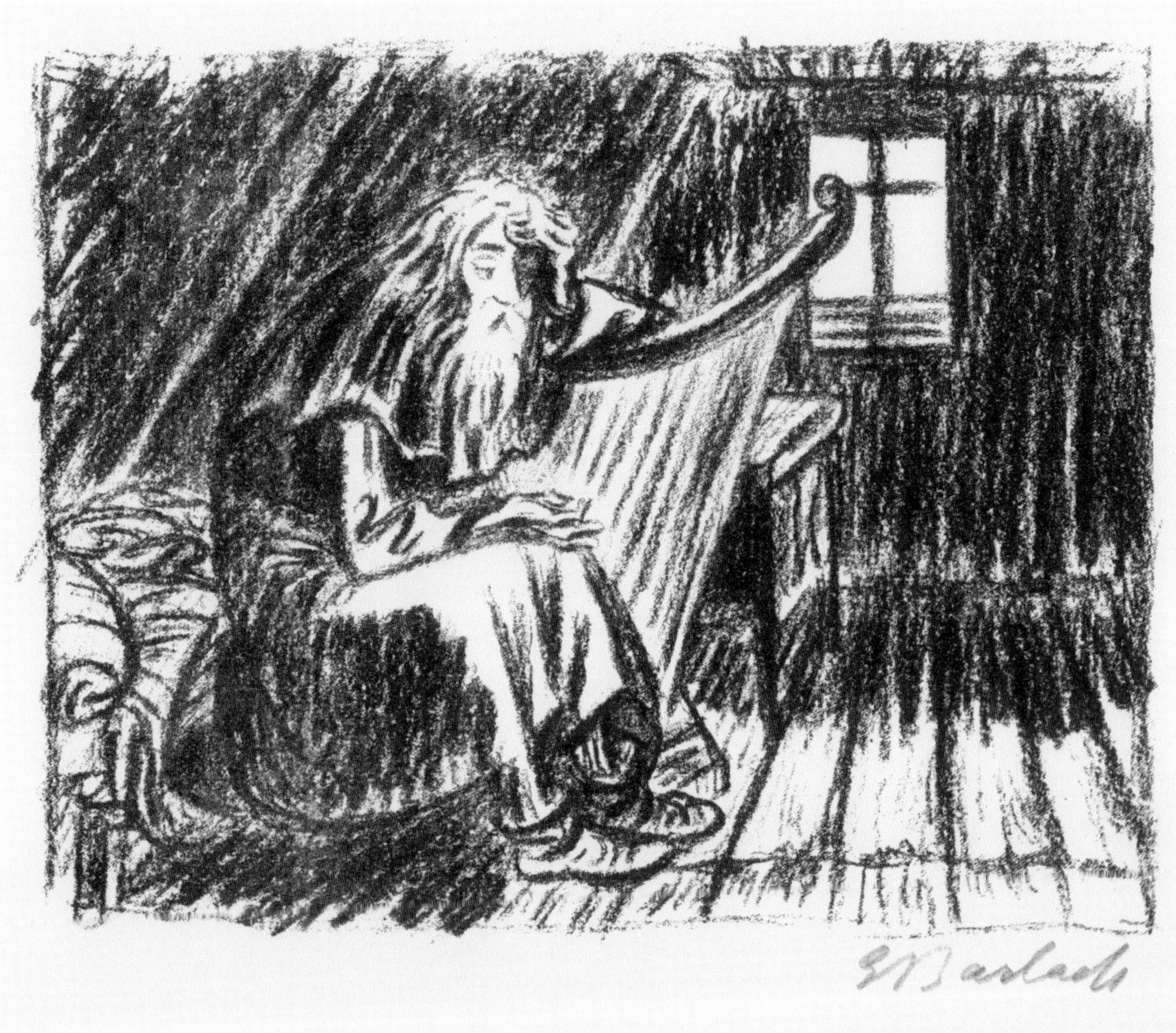

Harfenspieler
Lithographie, 1924
Bild 159 x 204
Schult II/251
Ernst Barlach
Museum Wedel

Die wandelnde Glocke

Es war ein Kind, das wollte nie
Zur Kirche sich bequemen,
Und Sonntags fand es stets ein Wie,
Den Weg ins Feld zu nehmen.

Die Mutter sprach: „Die Glocke tönt,
Und so ist dir's befohlen,
Und hast du dich nicht hingewöhnt,
Sie kommt und wird dich holen."

Das Kind, es denkt: Die Glocke hängt
Da droben auf dem Stuhle.
Schon hat's den Weg ins Feld gelenkt,
Als lief' es aus der Schule.

Die Glocke, Glocke tönt nicht mehr,
Die Mutter hat gefackelt.
Doch welch ein Schrecken! Hinterher
Die Glocke kommt gewackelt.

Sie wackelt schnell, man glaubt es kaum;
Das arme Kind im Schrecken,
Es läuft, es kommt als wie im Traum;
Die Glocke wird es decken.

Doch nimmt es richtig seinen Husch,
Und mit gewandter Schnelle
Eilt es durch Anger, Feld und Busch
Zur Kirche, zur Kapelle.

Und jeden Sonn- und Feiertag
Gedenkt es an den Schaden,
Läßt durch den ersten Glockenschlag
Nicht in Person sich laden.

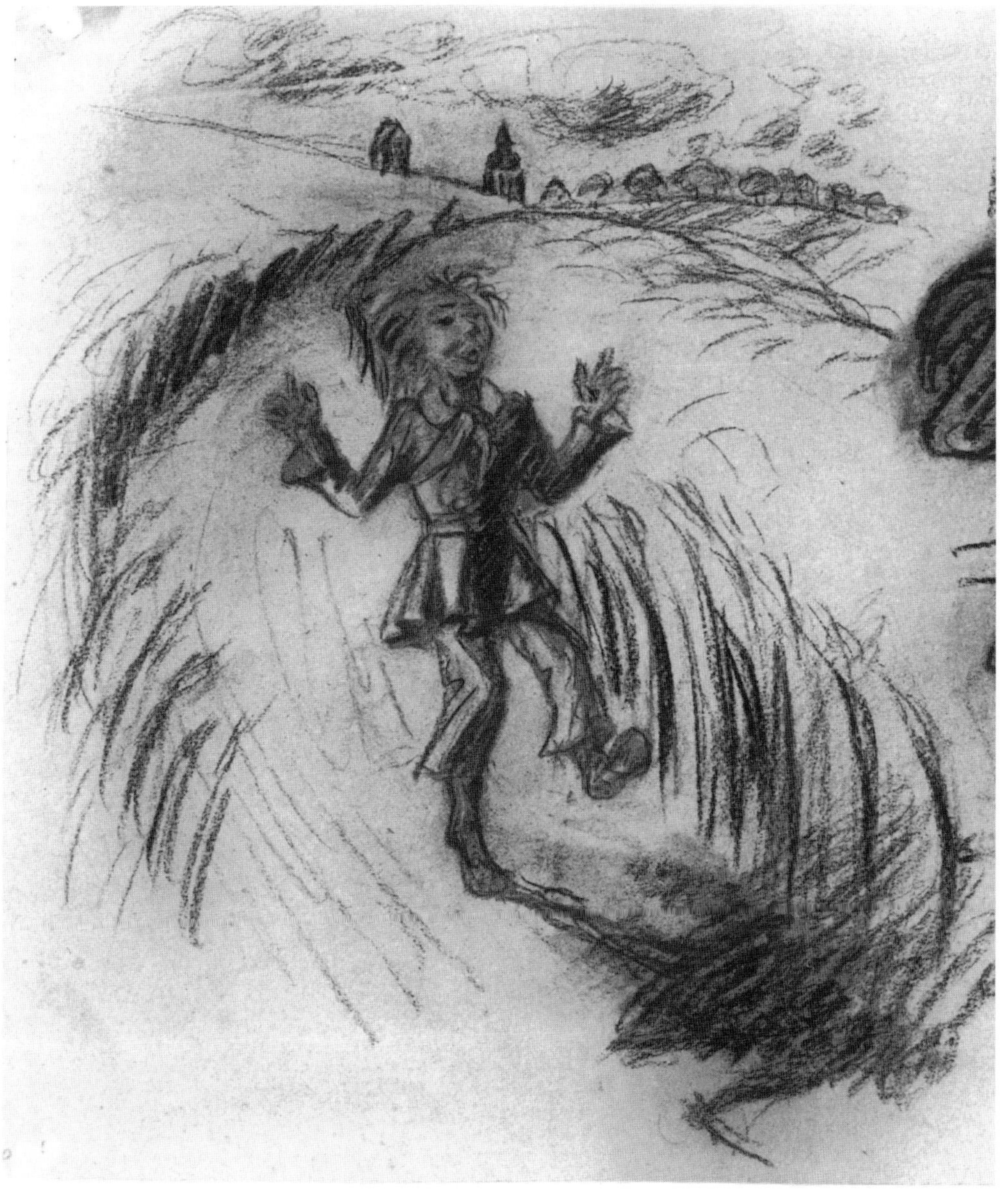

Vorzeichnung zu der gleichnamigen Lithographie Die wandelnde Glocke 2
Kohle, 1923/24
Blatt 320 x 480
Schult III/1730
Ernst Barlach Stiftung Güstrow

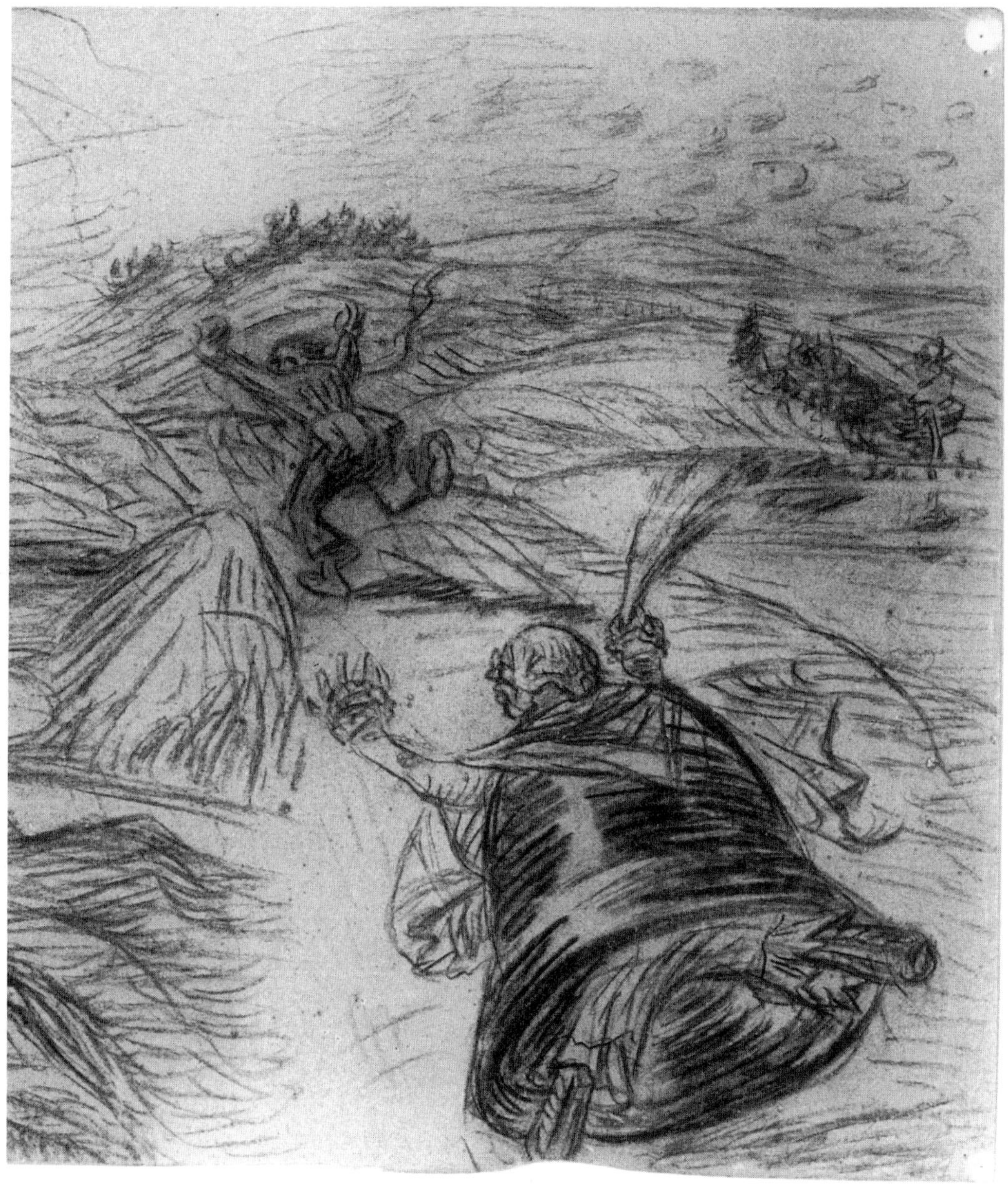

Vorzeichnung zu der gleichnamigen Lithographie Die wandelnde Glocke 1
Kohle, 1924
Blatt 324 x 481
Zusammen auf einem Blatt mit der Vorzeichnung zu Geistes-Gruß
Schult III/1732
Ernst und Hans Barlach Lizenzverwaltung Ratzeburg

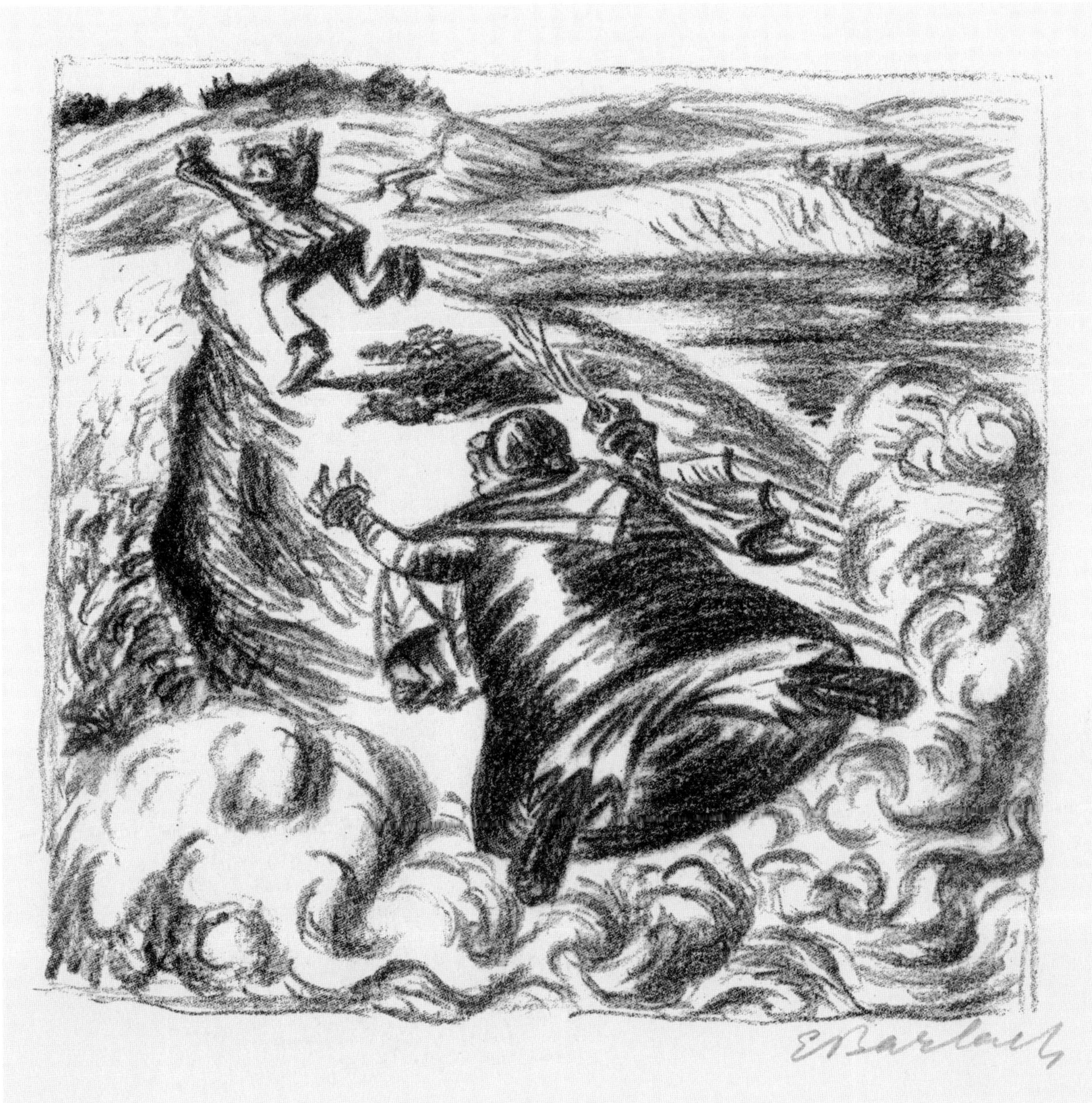

Die wandelnde
Glocke 1
Lithographie, 1924
Bild 194 x 202
Schult II/252
Ernst Barlach
Museum Wedel

Harzreise im Winter

Dem Geier gleich,
Der auf schweren Morgenwolken
Mit sanftem Fittich ruhend
Nach Beute schaut,
Schwebe mein Lied.

Denn ein Gott hat
Jedem seine Bahn
Vorgezeichnet,
Die der Glückliche
Rasch zum freudigen
Ziele rennt;
Wem aber Unglück
Das Herz zusammenzog,
Er sträubt vergebens
Sich gegen die Schranken
Des ehernen Fadens,
Den die doch bittre Schere
Nur einmal löst.

In Dickichtsschauer
Drängt sich das rauhe Wild,
Und mit den Sperlingen
Haben längst die Reichen
In ihre Sümpfe sich gesenkt.

Leicht ist's, folgen dem Wagen,
Den Fortuna führt,
Wie der gemächliche Troß
Auf gebesserten Wegen
Hinter des Fürsten Einzug.

Aber abseits, wer ist's?
Ins Gebüsch verliert sich sein Pfad,
Hinter ihm schlagen
Die Sträuche zusammen,
Das Gras steht wieder auf,
Die Öde verschlingt ihn.

Ach, wer heilet die Schmerzen
Des, dem Balsam zu Gift ward?
Der sich Menschenhaß
Aus der Fülle der Liebe trank.
Erst verachtet, nun ein Verächter,
Zehrt er heimlich auf
Seinen eignen Wert
In ungnügender Selbstsucht.

Ist auf deinem Psalter,
Vater der Liebe, ein Ton
Seinem Ohre vernehmlich,
So erquicke sein Herz!
Öffne den umwölkten Blick
Über die tausend Quellen
Neben dem Durstenden
In der Wüste!

Der du der Freuden viel schaffst,
Jedem ein überfließend Maß,
Segne die Brüder der Jagd
Auf der Fährte des Wilds
Mit jugendlichem Übermut
Fröhlicher Mordsucht,
Späte Rächer des Unbills,
Dem schon Jahre vergeblich
Wehrt mit Knütteln der Bauer.

Aber den Einsamen hüll'
In deine Goldwolken,
Umgib mit Wintergrün,
Bis die Rose wieder heranreift,
Die feuchten Haare,
O Liebe, deines Dichters!

Mit der dämmernden Fackel
Leuchtest du ihm
Durch die Furten bei Nacht,
Über grundlose Wege
Auf öden Gefilden,
Mit dem tausendfarbigen Morgen
Lachst du ins Herz ihm;
Mit dem beizenden Sturm
Trägst du ihn hoch empor.
Winterströme stürzen vom Felsen
In seine Psalmen,
Und Altar des lieblichsten Danks
Wird ihm des gefürchteten Gipfels
Schneebehangener Scheitel,
Dem mit Geisterreihen
Kränzten ahnende Völker.

Du stehst mit unerforschtem Busen
Geheimnisvoll-offenbar
Über der erstaunten Welt
Und schaust aus Wolken
Auf ihre Reiche und Herrlichkeit,
Die du aus den Adern deiner Brüder
Neben dir wässerst.

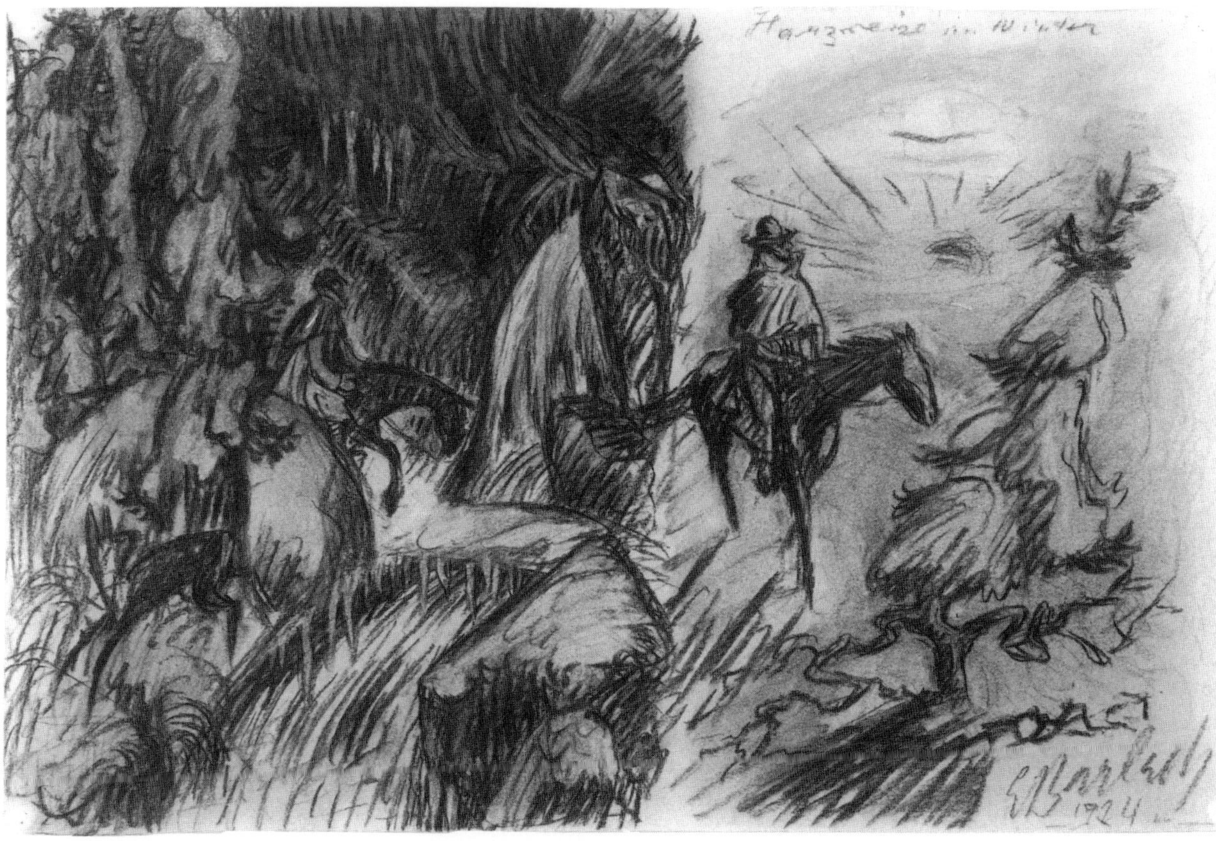

Vorzeichnungen zu
den gleichnamigen
Lithographien
Harzreise im Winter 2
Das Reh
und
Harzreise im Winter 1
einsamer Reiter
Kohle, 1024
Bild 325 x 260
Schult III/1734/1735
Ernst Barlach Haus
Hamburg – Stiftung
H. F. Reemtsma

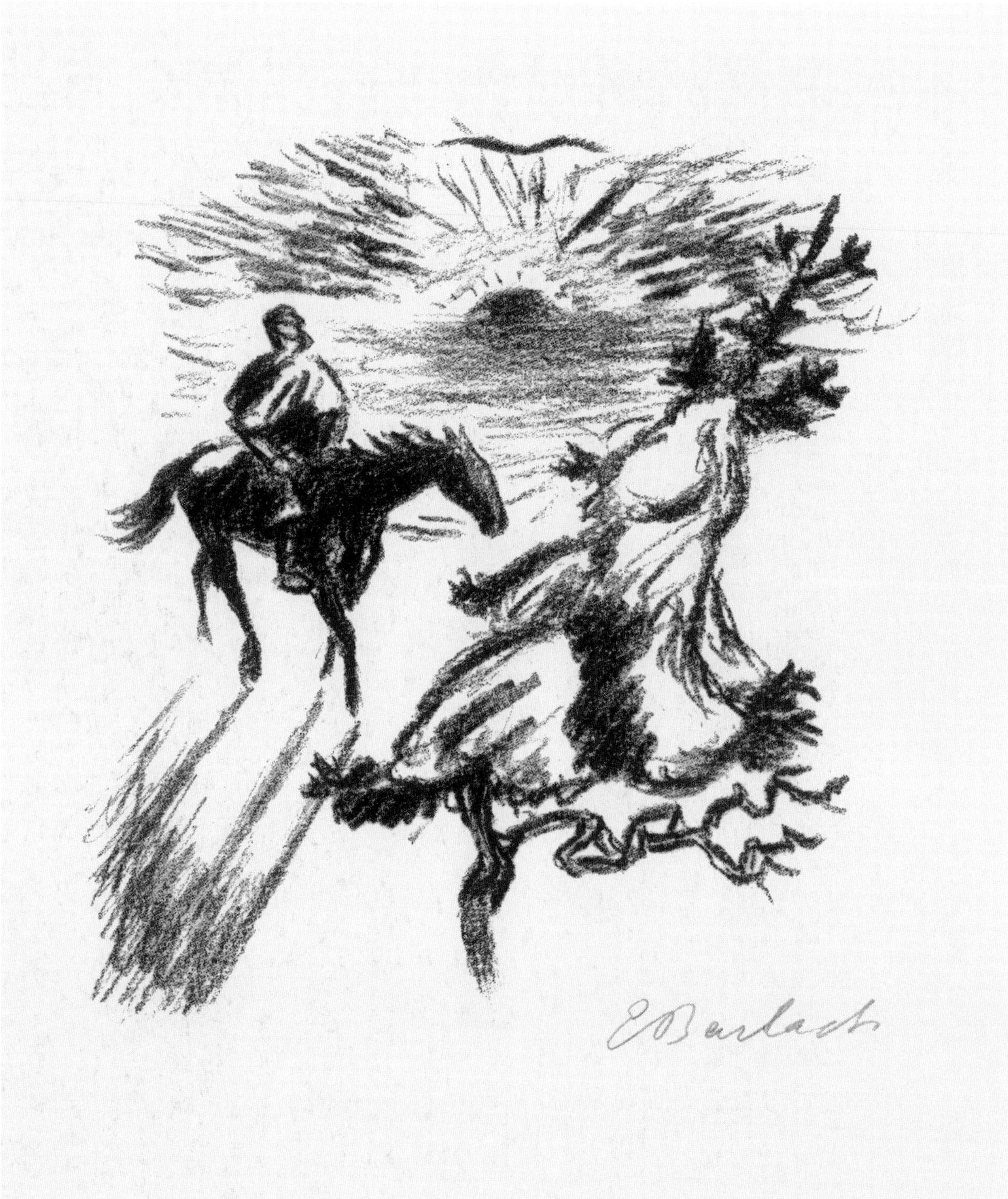

Harzreise im Winter 1
Einsamer Reiter
Lithographie, 1924
Bild 172 x 155
Schult II/253
Ernst Barlach
Museum Wedel

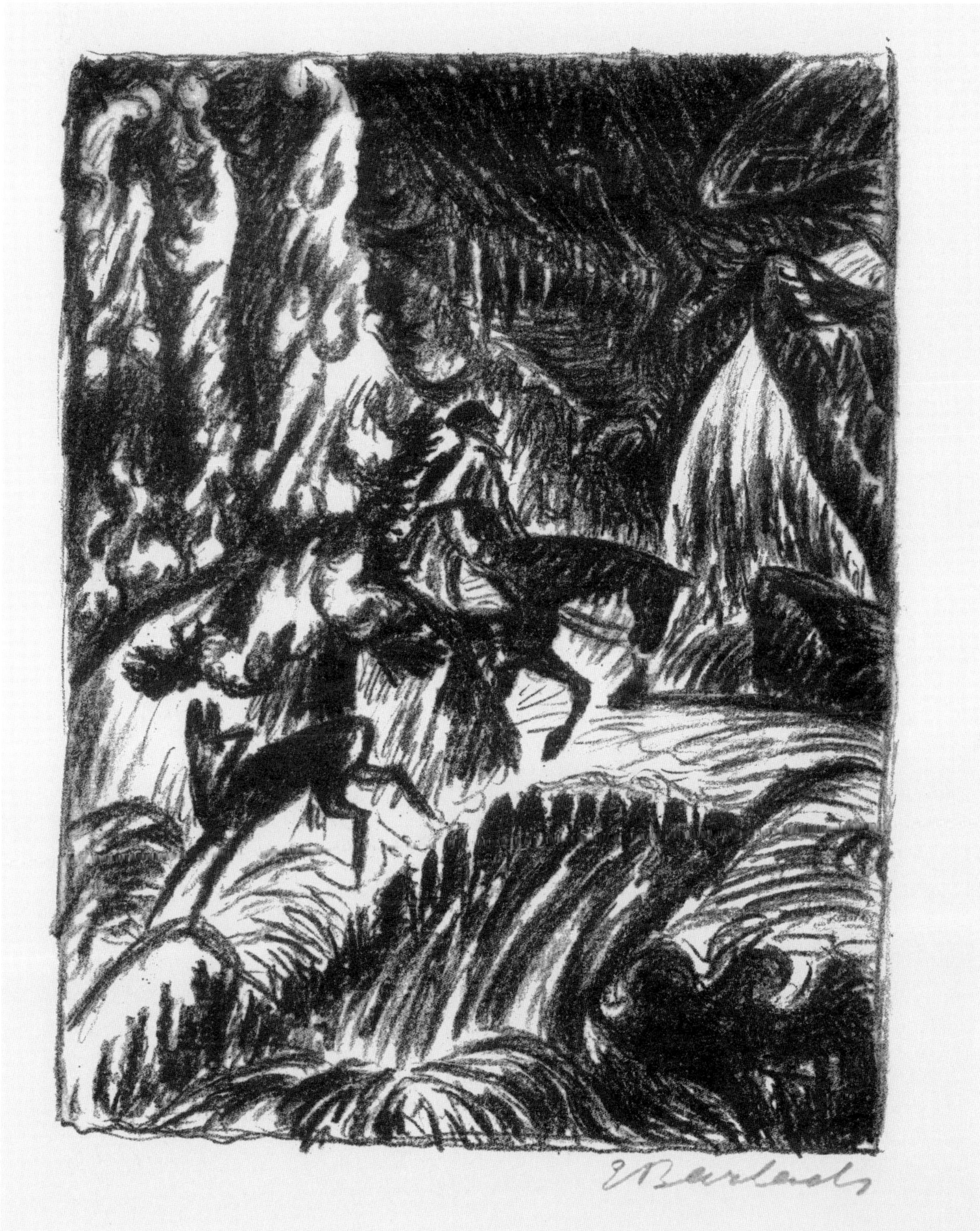

Harzreise im Winter 2
Das Reh
Lithographie, 1924
Bild 273 x 205
Schult II/254
Ernst Barlach
Museum Wedel

Vorzeichnung zu der
gleichnamigen
Lithographie
Harzreise im Winter 3
Einsamer Wanderer
Kohle, 1923/24
Blatt 320 x 215
Schult III/1736
Ernst Barlach Haus
Hamburg – Stiftung
H. F. Reemtsma

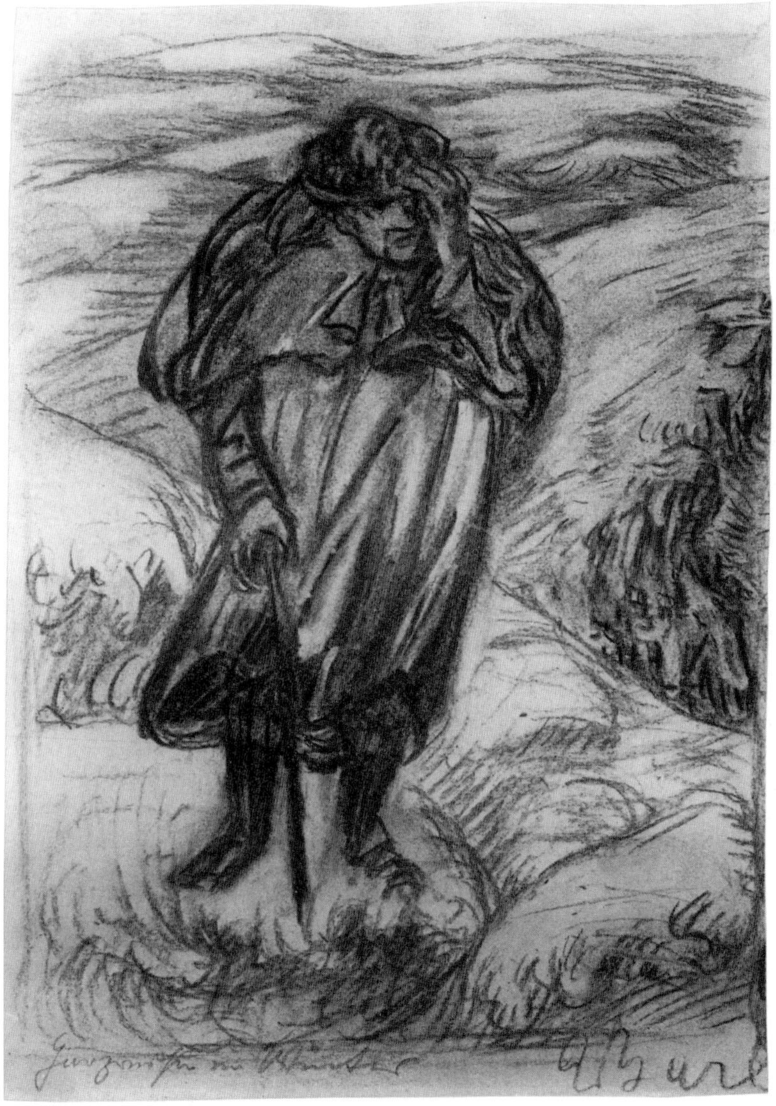

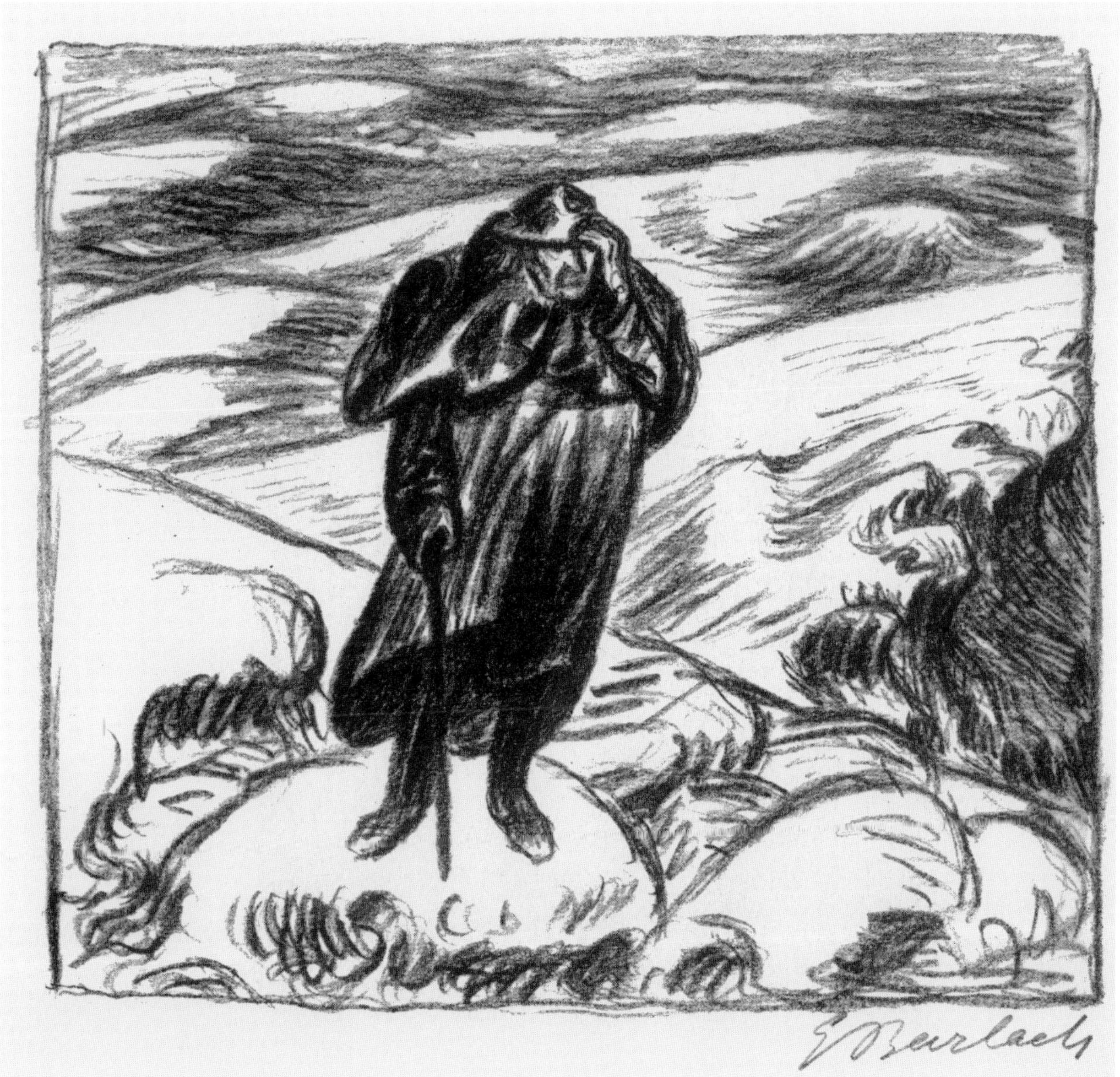

Harzreise im Winter 3
Einsamer Wanderer
Lithographie, 1924
Bild 189 x 202
Schult II/255
Ernst Barlach
Museum Wedel

Der König in Thule

Es war ein König in Thule
Gar treu bis an das Grab,
Dem sterbend seine Buhle
Einen goldnen Becher gab.

Es ging ihm nichts darüber,
Er leert' ihn jeden Schmaus;
Die Augen gingen ihm über,
So oft er trank daraus.

Und als er kam zu sterben,
Zählt' er seine Städt' und Reich',
Gönnt' alles seinen Erben,
Den Becher nicht zugleich.

Er saß beim Königsmahle,
Die Ritter um ihn her,
Auf hohem Vätersaale,
Dort auf dem Schloß am Meer.

Dort stand der alte Zecher,
Trank letzte Lebensglut,
Und warf den heil'gen Becher
Hinunter in die Flut.

Er sah ihn stürzen, trinken
Und sinken tief ins Meer.
Die Augen täten ihm sinken;
Trank nie einen Tropfen mehr.

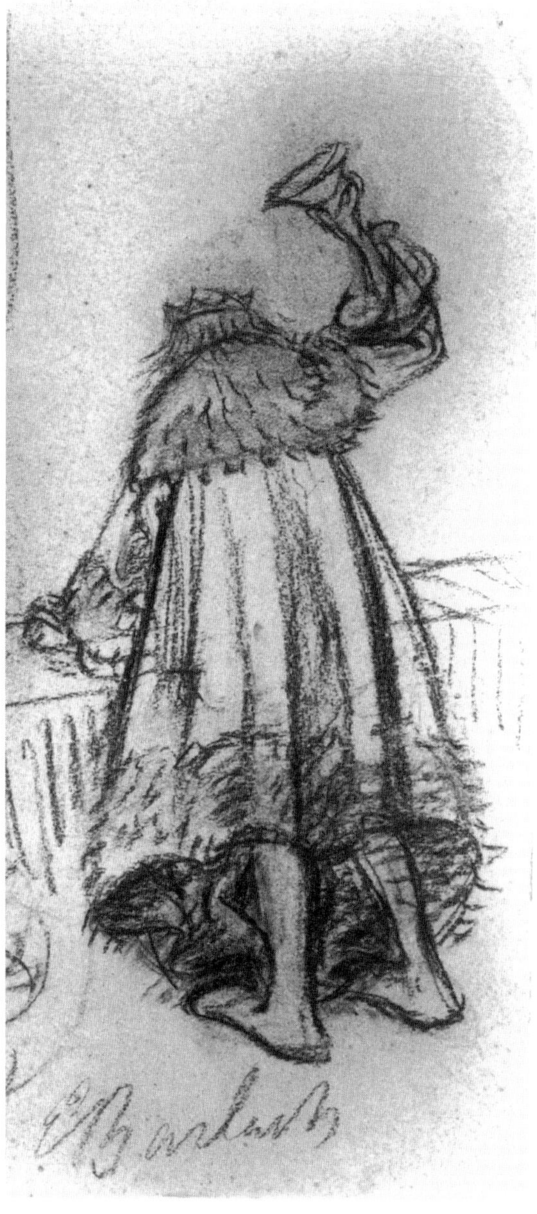

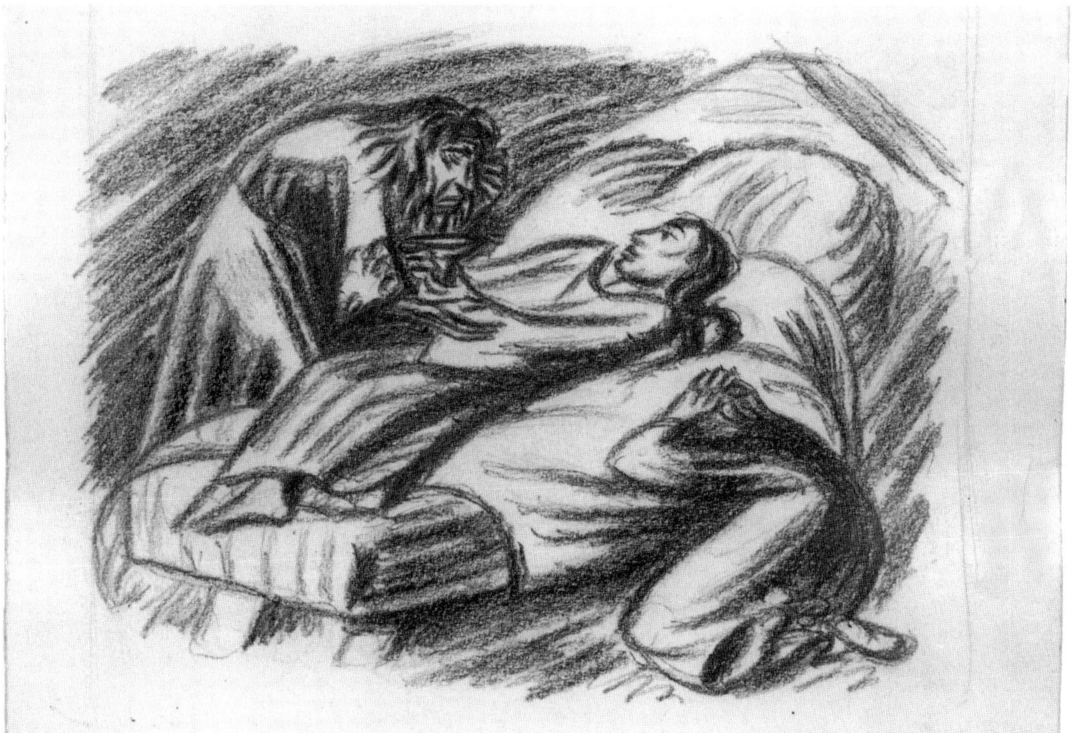

Vorstudie zu der gleichnamigen Lithographie
Der König in Thule 1
Lithographische Kreide, 1923/24
Bild 162 x 203
Schult III/1738
Ernst Barlach Stiftung Güstrow

Abbildung links:
Der König in Thule 2
Kohle, 1924
Blatt 322 x 479
Schult III/1731
Ernst Barlach Stiftung Güstrow

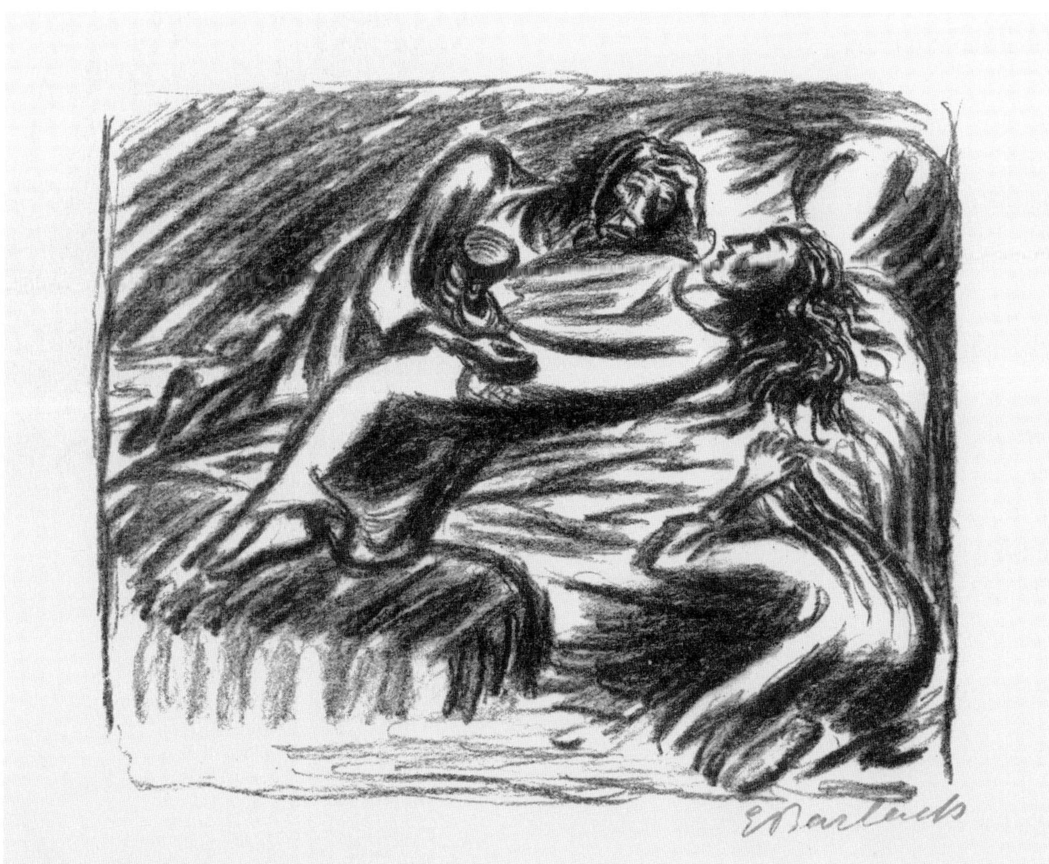

Der König in Thule 1
Lithographie, 1924
Bild 170 x 202
Schult II/256
Ernst Barlach Museum Wedel

Geistesgruß

Hoch auf dem alten Turme steht
Des Helden edler Geist,
Der, wie das Schiff vorüber geht,
Es wohl zu fahren heißt.

„Sieh, diese Sehne war so stark,
Dies Herz so fest und wild,
Die Knochen voll von Rittermark,
Der Becher angefüllt.

Mein halbes Leben stürmt' ich fort,
Verdehnt' die Hälft' in Ruh.
Und du, du Menschen-Schifflein dort,
Fahr immer, immer zu!"

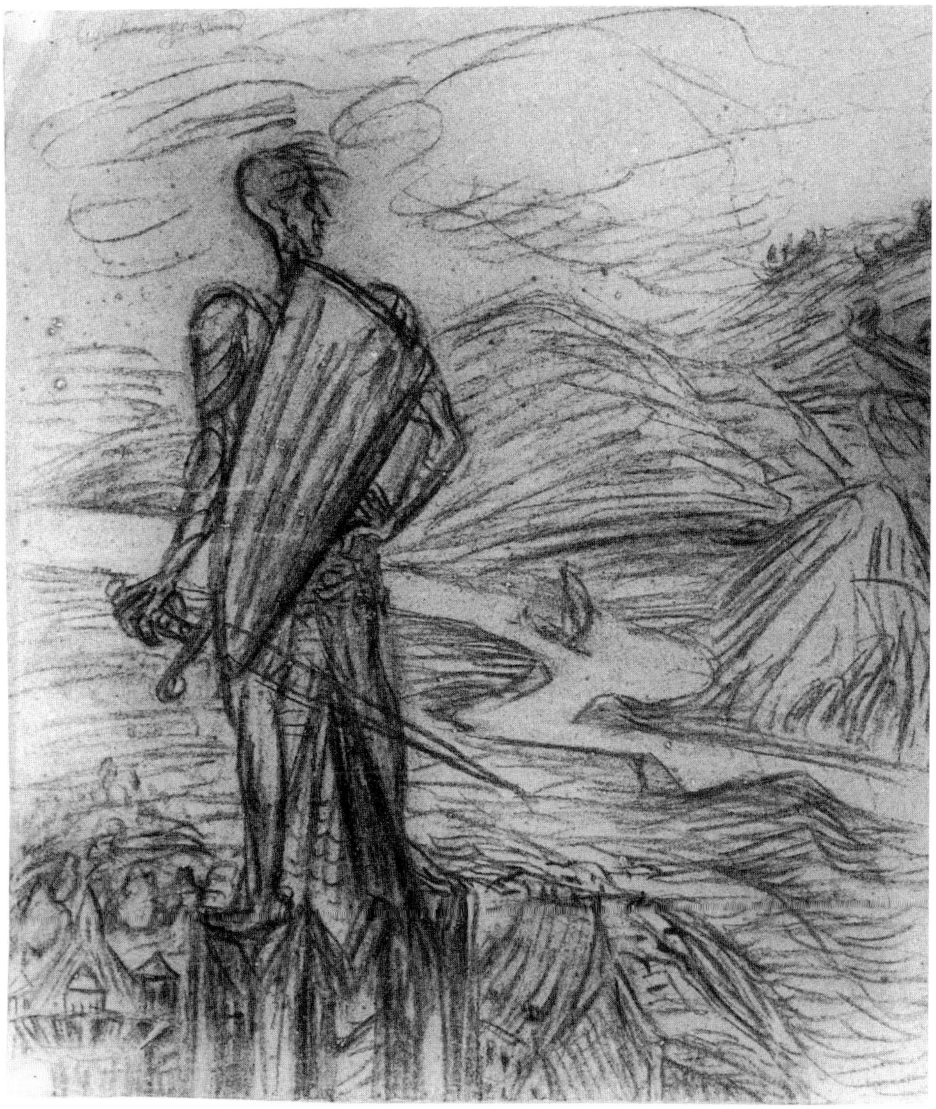

Vorzeichnung zu
der gleichnamigen
Lithographie
Geistes-Gruß
Kohle, 1924
Blatt 324 x 481
Schult III/1732
Ernst und Hans
Barlach
Lizenzverwaltung
Ratzeburg

Der Fischer

Das Wasser rauscht', das Wasser schwoll,
Ein Fischer saß daran,
Sah nach dem Angel ruhevoll,
Kühl bis ans Herz hinan.
Und wie er sitzt, und wie er lauscht,
Teilt sich die Flut empor;
Aus dem bewegten Wasser rauscht
ein feuchtes Weib hervor.

Sie sang zu ihm, sie sprach zu ihm:
„Was lockst du meine Brut
Mit Menschenwitz und Menschenlist
Hinauf in Todesglut?
Ach wüßtest du, wie's Fischlein ist
So wohlig auf dem Grund,
Du stiegst herunter, wie du bist,
Und würdest erst gesund.

Labt sich die liebe Sonne nicht,
Der Mond sich nicht im Meer?
Kehrt wellenatmend ihr Gesicht
Nicht doppelt schöner her?
Lockt dich der tiefe Himmel nicht,
Das feuchtverklärte Blau?
Lockt dich dein eigen Angesicht
Nicht her in ew'gem Tau?"

Das Wasser rauscht', das Wasser schwoll,
Netzt' ihm den nackten Fuß;
Sein Herz wuchs ihm so sehnsuchtsvoll,
Wie bei der Liebsten Gruß.
Sie sprach zu ihm, sie sang zu ihm;
Da war's um ihn geschehn:
Halb zog sie ihn, halb sank er hin,
und ward nicht mehr gesehn.

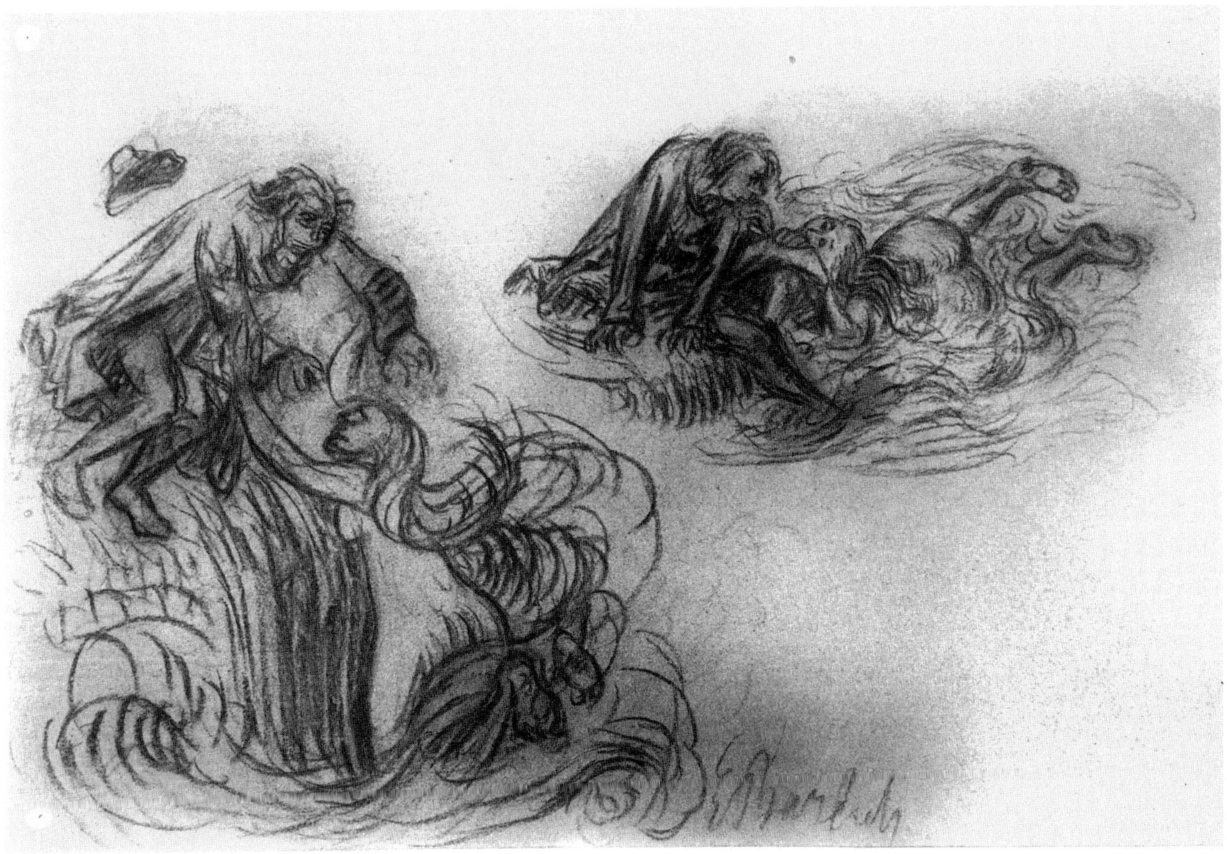

Vorstudien auf
einem Blatt zu
Der Fischer
Kohle, 1923/24
Blatt 325 x 481
Schult III/1741
Ernst und Hans
Barlach
Lizenzverwaltung
Ratzeburg

Diese beiden
Zeichnungen
wurden von
Paul Cassirer
ausgesondert
und nicht
lithographiert.

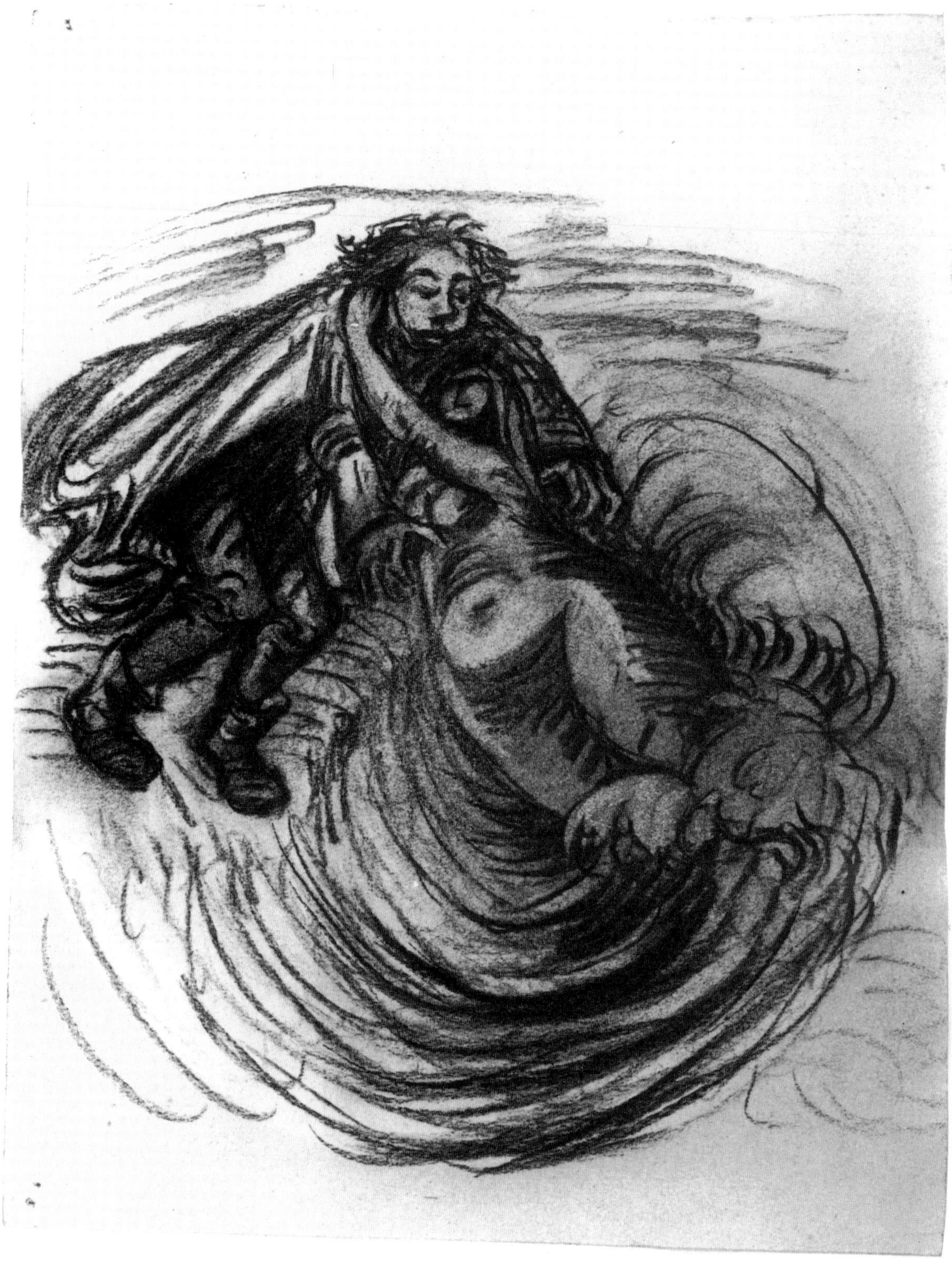

Vorzeichnung
zu der geplanten
Lithographie
Der Fischer
Kohle, 1923/24
Blatt 322 x 243
Schult III/1743
Ernst Barlach
Stiftung Güstrow

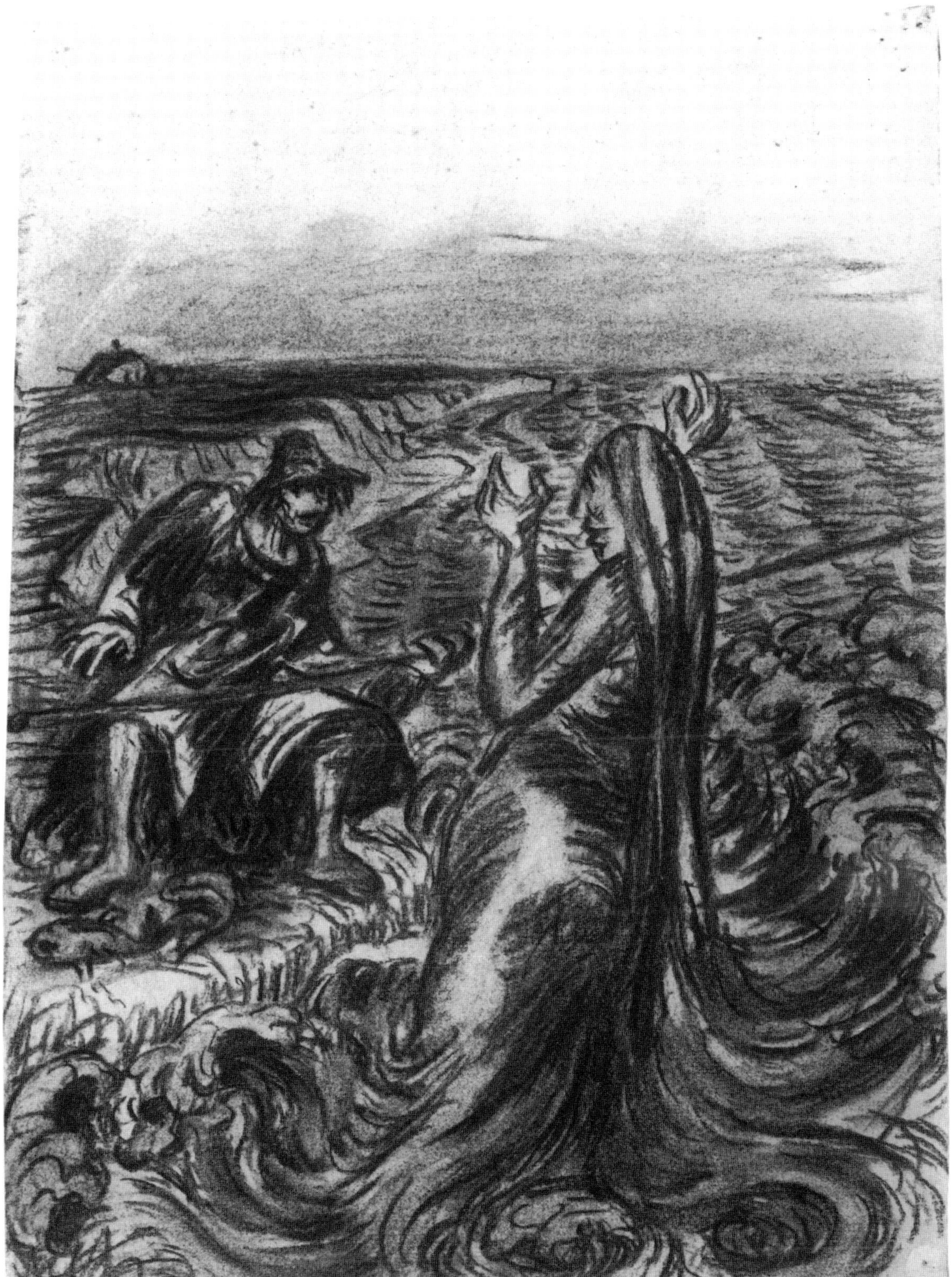

Vorzeichnung
zu der geplanten
Lithographie
Der Fischer
Kohle, 1923/24
Blatt 318 x 235
Schult III/1744
Ernst Barlach
Stiftung Güstrow

Barlach – Chronologie

1870 Am 2. Januar wird Ernst Barlach als erster Sohn von Johanna Luise Barlach und Dr. Georg Barlach in Wedel an der Niederelbe geboren.

1871 Geburt des Bruders Hans.

1872 Die Familie Barlach zieht von Wedel nach Schönberg in Mecklenburg. Geburt der Zwillingsbrüder Nikolaus und Joseph.

1877 Umzug der Familie Barlach nach Ratzeburg (Lauenburg).

1884 Nach dem Tod von Barlachs Vater kehrt die Familie nach Schönberg zurück. Ernst Barlach erhält seinen Onkel Heinrich Barlach als Vormund. Barlach besucht die Realschule in Schönberg.

1888 Barlach wird Schüler an der Allgemeinen Gewerbeschule in Hamburg.

1889 Er besucht die Gewerbeschulein Hamburg. Hornung, Woldemar und der Bildhauer Thiele sind seine Lehrer.

1891 Barlach übersiedelt von Hamburg nach Dresden und besucht dort die Unter- und Mittelklasse der Königlichen Akademie der bildenden Künste. Ab 1892 wird Barlach Meisterschüler von Robert Diez.

1895 Abschlußprüfung an der Dresdner Kunstakademie mit der im Jahr zuvor entstandenen Plastik „Krautpflückerin". Erster Studienaufenthalt Barlachs in Paris an der Akademie Julian und Veröffentlichung des Unterrichtswerkes „Figürliches Zeichnen".

1897 Zweiter Studienaufenthalt Barlachs in Paris. Danach ist er in Hamburg und Altona künstlerisch tätig.

1898 Barlach beteiligt sich mit seiner „Krautpflückerin" und einem Grabrelief an der Großen Berliner Kunstausstellung und es erscheinen vier Zeichnungen von ihm in der Zeitschrift „Jugend". Er arbeitet in Werkstattgemeinschaft mit dem Bildhauer und Freund Karl Gabers. Zusammen realisieren sie das Giebelfeld des Altonaer Rathauses. Frühe literarische Versuche reflektieren die Pariser Zeit und reichen bis in die Hamburger, Berliner und Wedeler Jahre zurück.

1899 Barlachs erster Aufenthalt in Berlin. Begegnung mit Reinhard Piper und Karl Scheffler.

1901 Barlach zieht von Berlin zurück in seine Geburtsstadt Wedel. Erste dramatische Versuche. Freundschaftliche Verbindung zu Karl Gabers und Julius Wohlers. Hier schafft er vor allem Kleinkeramik für die Töpferwerkstatt Mutz in Altona.

1904 Barlach übernimmt ein Lehramt an der Fachschule für Keramik in Höhr-Grenzhausen/Westerwald. Erste Ausstellung seiner keramischen Arbeiten im Kunstsalon Richard Mutz in Berlin. Barlachs Freund, Reinhard Piper, gründet den Piper-Verlag in München.

1905 Barlach gibt die Stelle als Lehrer in Höhr-Grenzhausen auf und übersiedelt zum zweiten Mal nach Berlin.

1906 Aus einer schweren Identitäts- und Lebenskrise heraus reist Barlach nach Rußland. Er fährt mit seinem Bruder Nikolaus über Warschau nach Kiew, Charkow, Pokatilowka, Konstantinowka, Karamatorowka, Belgorod und Bachmut. Er schafft eine Vielzahl von Skizzen und schreibt das „Russische Tagebuch", das 1912 unter dem Titel „Eine Steppenfahrt" mit 13 Lithographien illustriert erscheint. Die Erlebnisse dieser Rußlandreise bewirken bei Barlach einen fundamentalen künstlerischen Neubeginn. Geburt des Sohnes Nikolaus in Berlin-Moabit aus einer Verbindung zwischen Ernst Barlach und Rosa Schwab. Nach einem Rechtsstreit wird Barlach das Sorgerecht zugesprochen.

1907 Auf der 13. Ausstellung der Berliner Sezession werden mit Erfolg zwei von Richard Mutz gebrannte Terrakotten Barlachs (Blinder russischer Bettler; Russische Bettlerin mit Schale) ausgestellt. Barlach sieht die künstlerischen Auswirkungen der Rußlandreise positiv bestätigt. Er beginnt die in Rußland gefüllten Skizzenbücher in bildnerischen und literarischen Werken zu verarbeiten. Sechs seiner zeitkritischen Zeichnungen erscheinen im „Simplicissimus". Beginnende Förderung Barlachs durch Paul Cassirer und August Gaul.

1908 Auf der Winterausstellung der Berliner Sezession ist Barlach mit 7 Plastiken und 20 Zeichnungen vertreten. Erste plastische Bildwerke in Holz: Liegender Bauer, Steppenhirt, Sitzendes Weib, Schäfer im Sturm, Wanderer im Wind, der als erstes Werk Barlachs durch die Kunsthalle Bremen erworben wird. Vertrag mit Paul Cassirer, dem Barlach gegen regelmäßige Zahlungen den Vertrieb seiner Arbeiten überläßt.

1909 Barlach geht als Stipendiat der Villa Romana für 10 Monate nach Florenz und lernt dort den Dichter und Kosmopoliten Theodor Däubler kennen. Berufung zum Jury-Mitglied der Berliner Sezession.

1910 Sonderschau „Ernst Barlach" innerhalb der 21. Ausstellung der Berliner Sezession mit 8 Plastiken und 20 Zeichnungen. Mit 10 Plastiken ist Barlach auf der 10. Ausstellung des „Sonderbundes westdeutscher Kunstfreunde und Künstler" in Düsseldorf vertreten. Karl Ernst Osthaus versucht Barlach zur Übersiedlung nach Hagen zu bewegen. Er geht jedoch nach Güstrow, wo er mit seiner Mutter und dem Sohn Nikolaus zusammen lebt.

1911 Barlach nimmt einen ausgebauten Pferdestall in Güstrow als Atelier. Arbeit an dem Drama „Die Osterleute" später „Der arme Vetter".

1912 Erstveröffentlichung des Dramas „Der tote Tag" mit 27 Lithographien. Zusammentreffen mit Theodor Däubler. Arbeit am „Diario Däubler" und an den Vorstufen zum „Seespeck"-Roman. Beteiligung an der 2. „Sonderbund-Ausstellung" in Köln. Albert Kollmann besucht Barlach in Güstrow.

1914 Barlach wird in den Vorstand der Freien Sezession gewählt. Auf deren 1. Ausstellung sind seine Werke „Die Verlassenen" und „Wanderndes Paar" vertreten. Arbeit am „Güstrower Tagebuch", Beginn der Freundschaft mit Friedrich Schult.

1915 Barlach meldet sich freiwillig zum Kriegsdienst und wird Landsturmsoldat in Sonderburg.

1917 Erste Gesamtausstellung Barlachs im Salon Paul Cassirer mit einem Vortrag von Theodor Däubler. Friedrich Kayßler liest aus dem Drama „Der tote Tag".

1919 Barlach wird zum ordentlichen Mitglied der Preußischen Akademie der Künste gewählt. Er lehnt Lehrämter und Ehrendoktorwürde ab. Uraufführung der Dramen „Der arme Vetter" in Hamburg und „Der tote Tag" in Leipzig.

1920 Tod der Mutter. Veröffentlichung des Dramas „Die echten Sedemunds".

1922 Einweihung von Barlachs erstem Ehrenmal: der Holztafel „Die Schmerzensmutter" in der Kieler Nikolaikirche. Das Drama „Der Findling" erscheint mit 20 Holzschnitten. Graphische Folge „Die Ausgestoßenen" erscheint.

1924 Barlach erhält den Kleist-Preis. Beteiligung an der „I. Allgemeinen Deutschen Kunstausstellung" in Moskau, Saratow und Leningrad. Buchausgabe der „Sündflut" und Uraufführung in Stuttgart.

1925 Beginn der Bekanntschaft mit Bernhard und seiner Frau Marga Böhmer, Barlachs späterer Lebensgefährtin. Arbeit am Drama „Baal" später „Der blaue Boll". Barlach wird Ehrenmitglied der Akademie der bildenden Künste in München.

1926 Barlach hat Ausstellungserfolge in Berlin bei Cassirer und in Dresden. Freitod des Freundes Paul Cassirer und engere Bindung an Bernhard Böhmer.

1927 Barlachs erste Großplastik, das „Güstrower Ehrenmal" wird im Güstrower Dom der Öffentlichkeit zugänglich gemacht.

1928 Veröffentlichung der Autobiographie „Ein selbsterzähltes Leben" und Uraufführung des „Findling" in Königsberg. Erste graphische Selbstbildnisse.

1929 Nach Aufstellung des Magdeburger Mals Beginn einer Verleumdungskampagne reaktionärer Kreise gegen Barlach. Die Entwürfe für ein Mal in Malchin werden von Barlach zurückgezogen.

1930 Zum 60. Geburtstag große Werkschau Barlachs in der Akademie der Künste, Berlin, in Essen, Kiel und Lübeck. Negatives Echo der Bevölkerung auf die provisorische Aufstellung der Großplastik „Bettler auf Krücken" in Lübeck. Bau eines neuen Atelierhauses in Güstrow. Vertrag mit A. Flechtheim über den Bronzeguß mehrerer älterer Gipsmodelle und Ausstellung von 20 Bronzeplastiken in der Galerie Flechtheim in Berlin und Düsseldorf.

1931 Einweihung des „Hamburger Ehrenmals" (Mutter mit Kind). Bezug des Atelierhauses. Barlach verbleibt mit Marga Böhmer im Böhmerschen Nebenhaus, während Bernhard Böhmer mit seiner neuen Frau Hella die neue Wohnung des Atelierhauses bezieht. Barlach ist mit fünf Plastiken auf einer Ausstellung deutscher Kunst des Museum of Modern Art vertreten.

1932 Die Angriffe völkischer und nationalsozialistischer Kreise gegen Barlach werden immer frecher. Er zieht einen Entwurf für das Ehrenmal in Stralsund zurück. Sonderschau „Ernst Barlach" auf der Herbstausstellung der Preussischen Akademie der Künste u.a. mit drei Fassadenfiguren für Lübeck.

1933 Barlach hält die Rundfunkrede „Künstler zur Zeit" sieben Tage vor Hitlers Machtantritt. Er protestiert gegen den Zwangsausschluß von Käthe Kollwitz und Heinrich Mann aus der Preußischen Akademie der Künste. Beschluß des Magdeburger Domgemeinderates über die Entfernung des „Magdeburger Mals". Ausstellung in der Kunsthalle Bern.

1934 Der Entwurf eines Grabmals für den Freund Theodor Däubler wird von der Reichsschrifttumskammer abgelehnt. Das „Magdeburger Ehrenmal" wird in Berlin magaziniert. Hermann F. Reemtsma beauftragt Barlach, den „Fries der Lauschenden" zu Ende zu führen.

1935 Barlach vollendet den „Fries der Lauschenden". In Altona wird die Absetzung des Stückes „Die echten Sedemunds" von den Nazis erzwungen.

1936 Herausnahme der Arbeiten von Barlach, Kollwitz und Lehmbruck aus der Jubiläumsausstellung der Preußischen Akademie der Künste. Die Gestapo beschlagnahmt das Buch „Ernst Barlach – Zeichnungen".

1937 „Das schlimme Jahr". Entfernung des „Güstrower Ehrenmals" und des „Geistkämpfers" in Kiel aus der Öffentlichkeit. Entfernung aller Barlach-Werke aus deutschen Museen. „Das Wiedersehen" und der Band „Zeichnungen" werden im Zusammenhang mit der Ausstellung „Entartete Kunst" in München gezeigt. Erzwungener Austritt aus der Preußischen Akademie der Künste. Ausstellung in der Westermann-Gallery in New York.

1938 Der Hamburger Senat beschließt die Entfernung des „Hamburger Ehrenmals". Ernst Barlach stirbt am 24. Oktober. Gedächtnisausstellung in der Buchholz-Gallery in New York. Die Londoner Protestausstellung zur Ausstellung „Entartete Kunst", „20th Century German Art" zeigt 9 Werke von Ernst Barlach.

Die Autoren

Jürgen Doppelstein, geboren 1952, studierte Literaturwissenschaft, Geschichte und Philosophie in Siegen und Berlin, zahlreiche interdisziplinäre Museumsprojekte, Ausstellungen und Publikationen zur Literatur und Kunst des 20. Jahrhunderts. Verantwortlich für Ausstellung und Katalog der Ernst-Barlach-Retrospektive im Königlichen Museum für Schöne Künste in Antwerpen 1995. Leiter des Ernst Barlach Museums Wedel und Vorsitzender der Ernst Barlach Gesellschaft Hamburg.

Heike Stockhaus, geboren 1957, studierte Germanistik, Philosophie und Kunstgeschichte in Münster und Osnabrück, zahlreiche Ausstellungen, Veröffentlichungen und Veranstaltungen zur Literatur und Kunst des 20. Jahrhunderts. Stellvertretende Leiterin des Ernst Barlach Museums Wedel und Geschäftsführerin der Ernst Barlach Gesellschaft Hamburg.

Susanne Augat, geboren 1967, studierte Kunstgeschichte, Italienisch und Archäologie in Berlin und Marburg, Museumspraktika in Emden und Ratzeburg, arbeitet gegenwärtig an einer Ausstellung zum Hexenbild bei Ernst Barlach.

Ulrich Bubrowski, geboren 1939 in Ostpreußen, Studium der Literaturwissenschaft, Philosophie und Anglistik in Würzburg und Hamburg. Lehrtätigkeit am Smith College, Mass., USA und an der Universität Hamburg. Promotion über Barlach. Lebt als Gymnasiallehrer in Hamburg. Publikationen: Ernst Barlachs Drama „Der arme Vetter". Aufnahme – Kritik – Wirkung. Ein Kapitel deutscher Theatergeschichte. München 1988; Ernst Barlach: Der Graf von Ratzeburg. Ein unvollendetes Drama. Nach der Handschrift neu erstellt, Hamburg 1992; Ernst Barlachs spätes Dramenprojekt „Der Graf von Ratzeburg" (1925 – 1937) (im Druck); Aufsätze zu Ernst Barlach und zu Problemen der Editionswissenschaft.

Volker Probst, geboren 1953, Studium des Bibliothekswesens, Diplom 1978. Studium der Kunstgeschichte, Völkerkunde und Altamerikanistik an der Universität Hamburg, Promotion 1986. Von 1988 bis 1994 Direktor des Albert-König-Museums in Unterlüß (Niedersachsen). Seit Oktober 1994 Geschäftsführer und Leiter der wissenschaftlichen und musealen Einrichtungen der Ernst Barlach Stiftung in Güstrow (Mecklenburg-Vorpommern). Zahlreiche Monographien, Zeitschriften- und Katalogbeiträge zur Kunst und zu Künstlern des 19. und 20. Jahrhunderts.

Literaturnachweis Barlach und Goethe

Ernst Barlach: Das dichterische Werk in drei Bänden. Band I, Die Dramen. In Gemeinschaft mit Friedrich Droß herausgegeben von Klaus Lazarowicz. München 1956; Band II, Die Prosa I. Herausgegeben von Friedrich Droß, München 1958; Band III, Die Prosa II. Herausgegeben von Friedrich Droß mit einem Nachwort von Walter Muschg, München 1959.
Ernst Barlach: Die Briefe I. 1888 – 1924. Herausgegeben von Friedrich Droß. München 1968.
Ernst Barlach: Die Briefe II. 1925 – 1938. Herausgegeben von Friedrich Droß. München 1969.
Johann Wolfgang von Goethe: Werke. Hamburger Ausgabe in 14 Bänden. Herausgegeben von Erich Trunz, Hamburg 1948 – 1964.